普通高等教育"十一五"国家级规划教材

高职高专医药院校系列教材

供中药学和药学类专业用

中医学基础

第 2 版

主　编　何文彬　吴承玉

副主编　姜　惟　李　杰　徐　征　王　莉

编　委　(以姓氏笔画为序)

王　莉(江西中医学院)　　　全建峰(陕西中医学院)

花建华(中国药科大学)　　　李　杰(青海大学)

吴承玉(南京中医药大学)　　何文彬(南京中医药大学)

张同远(南京中医药大学)　　周少林(盐城卫生职业技术学院)

施建梅(山西中医学院)　　　姜　惟(南京中医药大学)

袁冬生(广州中医药大学)　　徐　征(南京中医药大学)

章映欢(中国药科大学)

科学出版社

北京

内 容 简 介

　　本书是普通高等教育"十一五"国家级规划教材,全书主要论述了中医学理论体系的形成和发展、阴阳五行、藏象、气血津液、经络、病因病机、防治原则、诊法、八纲辨证、病性辨证、病位辨证等基本理论与方法,书后附有教学基本要求。本书的编写突出高等职业技术教育的特点,坚持体现三基本(基本理论、基本知识、基本技能)和三特定(特定对象、特定要求、特定限制)教学,注重教学内容的科学性、系统性、先进性、启发性和实用性。

　　本书可供中医药类院校高职高专、成人教育的中药学及药学类专业学生使用,也可作为医学类、护理类、临床医药师及自学中医药者的学习参考书。

图书在版编目(CIP)数据

中医学基础 / 何文彬,吴承玉主编.—2 版.—北京:科学出版社,2011.2
普通高等教育"十一五"国家级规划教材
ISBN 978-7-03-030100-0

Ⅰ. 中… Ⅱ.①何… ②吴… Ⅲ. 中医医学基础-高等学校:技术学校-教材 Ⅳ. R22

中国版本图书馆 CIP 数据核字(2011)第 013258 号

责任编辑:郭海燕　陈　伟 / 责任校对:林青梅
责任印制:赵　博 / 封面设计:黄　超

科学出版社出版

北京东黄城根北街 16 号
邮政编码:100717
http://www.sciencep.com

北京市金木堂数码科技有限公司印刷
科学出版社发行　各地新华书店经销
*

2005 年 2 月第　一　版　　开本:787×1092　1/16
2011 年 2 月第　二　版　　印张:14 3/4
2025 年 1 月第十六次印刷　　字数:348 000

定价:**29.00 元**
(如有印装质量问题,我社负责调换)

第2版编写说明

　　本书是根据"高职高专系列教材修订会议"精神,对21世纪高职高专教材《中医学基础》的修订再版。本教材自2004年出版以来,至今已五次印刷,满足了高职高专院校中医学基础的教学需求,得到广大师生好评,并列入教育部普通高等教育"十一五"国家级规划教材。在本次修订过程中,突出高等职业技术教育的特点,继续坚持"必需"、"够用"和"贴近学生、贴近社会、贴近岗位"的原则,坚持体现三基本(基本理论、基本知识、基本技能)和三特定(特定对象、特定要求、特定限制)的要求,在教材的内容和结构上作了调整。在内容上,中医基础理论部分第1章阴阳学说的基本内容作了较多的修改,与原版比较,概念更加明确;第4章经络中增加了原版略去的经别、别络、经筋、皮部的循行分布及功能特点,保持了内容的完整性。第7章防治原则中增加了调整阴阳的治则;每章后的目标检测在原有问答题的基础上增加了解释题。在结构上,原版中诊法辨证部分的辅助知识点是用小号字表示,为了达到全书体例的统一,特将辅助知识点与解释理解内容统一用链接表示。本次修订还对全书的字词句包括标点、图表及医理、文理等进行认真仔细斟酌,不妥之处进行修改。经过努力,本教材基本上达到了内容规范、精练准确、富有时代性与适应性。

　　全书主体内容分上下篇共15章,在各章设置了学习目标、目标检测和相关链接或片断,书后附教学基本要求和课时分配建议,供教师参考。

　　由于修订时间仓促,书中难免有疏漏之处,请各院校在使用过程中,不断提出宝贵意见,以便进一步修订提高。

编　者

2010年10月

第1版编写说明

本书是高职高专医药院校系列教材之一，根据高职教育中医药类专业的教学计划和教学大纲要求编写而成，供高职高专、成人教育和函授的中药学及药学类专业使用。

《中医学基础》是中医药各专业学生学习中医药学的一门基础课。它系统阐述中医学理论体系的形成和发展、中医学的哲学基础、中医学的基本特点、人体的结构和功能、病因病机、诊法辨证、疾病的防治原则与康复等基本理论、基本知识和基本技能。通过本课程的教学，为学习中医药其他课程打下基础。

本教材的编写，参考了1978年上海科学技术出版社出版的《中医学概论》，1984年上海科学技术出版社出版的《中医基础理论》、《中医诊断学》，1995年上海科学技术出版社出版的《中医学基础》，2002年中国中医药出版社出版的《中医基础理论》、《中医诊断学》等教材，并搜集中医历代文献中的有关资料，吸取近年来教学和教材改革中的经验与成果，充实和优化教学内容。在编写过程中，突出高等职业技术教育的特点，坚持"必需"、"够用"和"贴近学生、贴近社会、贴近岗位"的原则，在教材的结构和内容上作了较大的调整，全书主体内容分上下篇共14章，在各章设置了学习目标、目标检测和相关链接或片断，力求使本教材达到科学性、系统性、先进性、启发性和实用性的要求。书后附教学基本要求和课时分配建议，供教师参考。

由于编写时间仓促，书中难免有疏漏之处，请各院校在使用过程中，不断提出宝贵意见，以便进一步修订提高。

编　者
2004 年 10 月

目　录

第 2 版编写说明

第 1 版编写说明

绪论 ………………………………………………………………………………… (1)

上篇　中医基础理论

第 1 章　中医学的哲学基础 ………………………………………… (6)

第 1 节　阴阳学说 …………………………………………………… (6)

第 2 节　五行学说 …………………………………………………… (11)

第 2 章　藏象 ………………………………………………………… (17)

第 1 节　五脏 ………………………………………………………… (18)

第 2 节　六腑 ………………………………………………………… (28)

第 3 节　奇恒之腑 …………………………………………………… (31)

第 4 节　脏腑之间的关系 …………………………………………… (32)

第 3 章　气血津液 …………………………………………………… (39)

第 1 节　气 …………………………………………………………… (39)

第 2 节　血 …………………………………………………………… (44)

第 3 节　津液 ………………………………………………………… (46)

第 4 节　气、血、津液之间的关系 ………………………………… (47)

第 4 章　经络 ………………………………………………………… (51)

第 1 节　经络系统的组成 …………………………………………… (51)

第 2 节　经络的循行分布 …………………………………………… (53)

第 3 节　经络的生理功能 …………………………………………… (65)

第 4 节　经络学说的临床应用 ……………………………………… (67)

第 5 章　病因 ………………………………………………………… (70)

第 1 节　外感病因 …………………………………………………… (70)

第 2 节　内伤病因 …………………………………………………… (75)

第 3 节　其他病因 …………………………………………………… (78)

第 6 章　病机 ………………………………………………………… (82)

第 1 节　发病机理 …………………………………………………… (82)

第 2 节　病变机理 …………………………………………………… (83)

第 7 章　防治原则 …………………………………………………… (91)

第 1 节　预防原则 …………………………………………………… (91)

第 2 节　治疗原则 …………………………………………………… (93)

下篇　诊法辨证

第 1 章　概论 ………………………………………………………… (99)

第 2 章 问诊 ……………………………………………………………………… (103)

第 1 节 问诊的内容 ……………………………………………………………… (103)

第 2 节 问现在症 ………………………………………………………………… (105)

第 3 章 望诊 ……………………………………………………………………… (116)

第 1 节 全身望诊 ………………………………………………………………… (116)

第 2 节 局部望诊 ………………………………………………………………… (121)

第 3 节 望排出物 ………………………………………………………………… (128)

第 4 节 望小儿食指络脉 ………………………………………………………… (129)

第 5 节 望舌 ……………………………………………………………………… (130)

第 4 章 闻诊 ……………………………………………………………………… (141)

第 1 节 听声音 …………………………………………………………………… (141)

第 2 节 嗅气味 …………………………………………………………………… (145)

第 5 章 切诊 ……………………………………………………………………… (148)

第 1 节 脉诊 ……………………………………………………………………… (148)

第 2 节 按诊 ……………………………………………………………………… (160)

第 6 章 八纲辨证 ………………………………………………………………… (163)

第 1 节 八纲基本证候 …………………………………………………………… (164)

第 2 节 八纲证候间的关系 ……………………………………………………… (169)

第 7 章 病性辨证 ………………………………………………………………… (176)

第 1 节 辨六淫证候 ……………………………………………………………… (176)

第 2 节 辨阴阳虚损证候 ………………………………………………………… (180)

第 3 节 辨气血证候 ……………………………………………………………… (182)

第 4 节 辨津液证候 ……………………………………………………………… (186)

第 5 节 辨情志证候 ……………………………………………………………… (188)

第 8 章 病位辨证 ………………………………………………………………… (191)

第 1 节 脏腑辨证 ………………………………………………………………… (191)

第 2 节 六经辨证 ………………………………………………………………… (215)

第 3 节 卫气营血辨证 …………………………………………………………… (219)

第 4 节 三焦辨证 ………………………………………………………………… (221)

《中医学基础》教学大纲 …………………………………………………………… (224)

《中医学基础》课时分配 …………………………………………………………… (229)

绪　　论

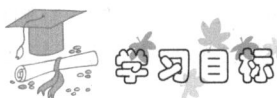

学习目标

1. 掌握中医学的基本特点。
2. 了解中医学理论体系的形成和发展。

中医学有着几千年的历史,是我国劳动人民长期和疾病作斗争的经验总结,是我国优秀文化的重要组成部分。在我国古代朴素唯物主义哲学思想的影响和指导下,经过长期的医疗实践,中医学逐渐形成并发展成为具有独特理论体系的医学科学。它为中华民族的卫生保健和繁衍昌盛作出了巨大的贡献。

一、中医学理论体系的形成和发展

（一）中医学理论体系的形成

中医学理论形成于先秦两汉时期。在这一时期,社会发生了急剧的变化,政治、经济、文化都有了显著的发展,这对中医学理论的形成产生了十分重要的影响。其中影响最大的是先秦时期的阴阳五行思想、秦汉时期的道家思想、汉武帝以后的儒家思想。《黄帝内经》、《难经》、《神农本草经》、《伤寒杂病论》等著作的问世,标志着中医学理论体系已初步形成。

《黄帝内经》全面总结了秦汉以前的医学成就,将长期实践积累的医学知识系统化、理论化,确立了中医学的理论原则。该书分为《素问》和《灵枢》两部分,它系统地阐述了阴阳、五行、藏象、经络、病因、病机、病证、诊法、辨证、治则、针灸、汤液治疗、预防和养生等内容,为后世临床医学的发展奠定了理论基础。

《难经》是继《黄帝内经》之后又一部重要的古典医籍,其原名是《黄帝八十一难经》。书名中"难"即质难之意,该书通过问答的形式,解释了《内经》中较为疑难的问题,并在理论上有所突破。如在脉诊方面,提出了"独取寸口"这一诊断方法,至今仍在临床上运用。

《伤寒杂病论》是东汉末年著名医家张仲景所著。该书在后人整理过程中被分为《伤寒论》和《金匮要略》两部。《伤寒论》以外感病为主,确立了六经辨证论治的纲领,是中医学第一部阐明辨证论治的专书,为中医学辨证论治奠定了坚实的基础。《金匮要略》以内伤杂病为主,根据脏腑的病机理论进行证候分类,记载了四十多种杂病,并发展了病因学说,提出了"千般疢难,不越三条"的观点,对后世病因学理论中的三因学说产生了深刻的影响。

《神农本草经》是我国现存最早的一部药物学专著,成书于东汉时期。该书共收载药物365种,根据养生、治病和有毒、无毒,分为上、中、下三品。并将药物分为寒、凉、温、热四性和酸、苦、甘、辛、咸五味。书中对药物的功效、主治、用法、服法等都有论述,大多数药物在临床都很常用。该书对后世药物学的发展有着重要的影响,是一部难得的药物学专著。

（二）中医学理论体系的发展

继中医学理论体系初步形成之后，从两晋直到明清，历代医家分别从不同的角度充实和发展了中医学理论。

晋·王叔和编撰的《脉经》，是我国第一部脉学专著。书中详述了 24 种脉象的形态和它们所反映的病变，发展了《难经》的"独取寸口"的诊脉方法，规定了寸、关、尺三部和各脏腑的关系。晋·皇甫谧编撰的《针灸甲乙经》在经络、腧穴和针灸治疗的方法及理论等方面较之《灵枢》更加充实和系统。

隋·巢元方等编著的《诸病源候论》，是中医学第一部病因病理和证候学专书。全书分 67 门，论述了 1739 种病候，对许多疾病的病因、病机、分型、鉴别等方面也有了新的看法。

宋·陈无择著《三因极一病证方论》，较详细地阐述了"三因致病说"。他把复杂的病因概括分为内因、外因、不内外因三类，使病因学说由博返约，更加系统化、理论化。

金元时期，出现了许多各具特色的医学流派，使基础医学得到了长足的发展。其中代表性人物是刘完素、张从正、李杲和朱震亨，后世称为"金元四大家"。刘完素倡导"六气皆从火化"、"五志过极皆能生火"，提出了"火热论"的观点，用药善用寒凉之品，后世称之为"寒凉派"。张从正力倡"攻邪"的治病方法，认为"邪去则正安"，并发展了《伤寒论》的汗、吐、下三种祛除病邪方法，后世称之为"攻下派"。李杲认为"内伤脾胃，百病由生"，治疗以补益脾胃为主，后世称之为"补土派"。朱震亨力倡在"相火论"基础上的"阳常有余，阴常不足"之说，治病以滋阴降火为主，后世称之为"养阴派"。总之，金元四大医学流派，各有创见，各自从不同的角度丰富了中医学的内容，促进了中医学的发展。

明代赵献可、张介宾等提出的命门学说，丰富了藏象学的内容。

明清时期，温病学说的形成是中医学理论发展的重要突破。明·吴又可在《温疫论》中指出"温疫"的病原"非风，非寒，非暑，非湿，乃天地间别有一种异气所感"，此乃病因学上的一大创见。清·叶天士、吴鞠通等温病学家，创立了以卫气营血、三焦为核心的温病辨证论治理论和方法，使温病学逐渐发展成为一门独立的学科。

清代医家王清任重视解剖，著有《医林改错》，书中修正了古医书在人体解剖方面的一些错误认识，并发展了瘀血致病的理论，对中医基础理论的发展作出了很大的贡献。

中药是中医治病的主要手段，中药学的发展，是伴随着中医学的发展而发展的。继《神农本草经》之后，则为梁·陶弘景的《本草经集注》对本草学的发展影响较大。它对魏晋以来 300 余年药学的发展作了总结，共载药 730 种，新增药物 365 种，将《神农本草经》的三品分类发展到玉石、草木、虫兽、果、菜、米食、有名未用等七种分类，对药物性味、产地、采集和鉴别等方面的论述也有了显著的提高。

唐朝经济繁荣，文化发达，医药学也有了较大的发展，各地使用的药物种类已达千种。唐显庆四年（公元 659 年）唐政府组织编纂了《新修本草》，又称《唐本草》，全书共收载药物 844 种，新增 144 种，并增加了药物图谱，且附有文字说明，这种图文对照的方法，开创了世界药学著作的先例。该书是世界上第一部由国家颁行的药典，比欧洲纽伦堡药典早 800 多年。此后，由唐朝私人编写的药物学著作甚多，其中当推陈藏器编著的《本草拾遗》影响最大。它以收集《新修本草》遗漏药物为主，增补了大量民间药物，而且较详细描述了辨识品类的方法，并将各种药物功用概括为十类，提出了著名的"十剂"分类法，对后世中药学的发展影响很大。唐至五代时期，对食物药和外来药也有了专门的研究，如孟诜的《食疗本草》、李珣的《海药本草》等，进一步丰富了中药学的内容。

宋元时期是中药学发展的全盛时期，政府对本草的修订十分重视，先后编撰了《开宝本草》、

《嘉祐本草》《图经本草》等本草专著。私人撰述的本草也较多,其中尤为突出的当是唐慎微的《经史证类备急本草》,该书载药 1558 种,新增药物 476 种,该书对药物学的基本理论及各种药物的名称、药理、主治、产地、采收、炮制等均有详细的描述,并于各药之后附列方剂加以印证。宋以前许多本草资料后来已经亡佚,多赖此书的引用得以保存下来。可以说,该书代表了宋代药物学的最高成就。

明代医药学家李时珍编写的《本草纲目》,是一部内容丰富、论述广泛、影响深远的医药学巨著。该书载药 1892 种,新增药物 374 种,附方 11000 多首,改绘药图,订正错误,并按药物的自然属性和生态条件为分类基础,分为 16 纲 60 类,这是当时最先进的药物分类法。该书全面总结了16 世纪前我国的药物学知识和用药经验,是我国古代文化科学宝库中的一份珍贵遗产。继李时珍之后,清代医家赵学敏,对民间草药作了广泛收集和整理,编著成《本草纲目拾遗》一书,这是又一部具有重要科学价值的药物学专著。全书共载药物 921 种,其中新增的有 716 种之多,对药物形态的描述和功效用法的记载,都较翔实可靠,大大丰富了我国药学宝库。

总之,中医药学具有十分悠久的历史,是我国各族人民长期同疾病作斗争的实践经验的总结,是我国优秀文化遗产的重要组成部分,具有独特的理论体系。我们一定要努力学习,继承和发扬这份宝贵的医药学遗产,使之更好地为人类的保健事业服务。

二、中医学的基本特点

中医学理论体系是在中国古代哲学思想的指导下,经过长期的临床实践逐步形成的。中医学对人体的生理功能、病理变化的认识,以及在疾病的诊断和治疗等方面,均有它的许多特点。其中基本的特点是整体观念和辨证论治。

(一) 整体观念

整体,就是系统性和完整性。整体观念,是中医学关于人体自身的完整性及人与自然、社会环境的统一性的认识。它是古代朴素的唯物论和辩证法思想在中医学中的体现,贯穿于中医学的生理、病理、诊法、辨证、养生和治疗等各个领域之中。

1. 人体是一个有机的整体　中医学认为人体是一个有机的整体。人体的各个组成部分之间结构上互相联系,不可分割;功能上互相协调,彼此为用。从结构上看,人体是由许多脏腑组织器官所组成的,各脏腑组织器官密切相连,不可分割,形成以五脏为中心,通过经络配合六腑,联系五体、五官九窍等的一个彼此相连的整体。从功能上看,人体各脏腑组织器官也是相互配合的,共同完成人体的各项功能活动。例如水液的代谢过程,要依靠人体的多个脏器协调作用才能完成,其生成关系到胃、脾、大小肠等脏腑的消化吸收功能,其输布是在脾、心、肺、肾、三焦等脏腑的共同作用下进行的。津液被人体利用后,其剩余水分和代谢废物的排出,需要靠肺、大肠、肾、膀胱等脏腑的共同配合才能完成。

人体的这种整体性,还表现在病理方面。一旦某一局部发生病变,不仅该部位的功能障碍,还将影响到相关部位甚至全体功能的失调。如肝主疏泄,能调节人的情志活动,促进血液运行和水液代谢,通调月经。若肝失疏泄,则会出现情绪低落、月经失调、血液运行及水液代谢障碍等情况。人的情绪低落进而会影响到全身各项功能的正常发挥。由于各脏腑组织器官在结构、功能上的相互联系和病理上的相互影响,所以临床诊断上可以通过五官、形体、色脉等外在变化,了解和判断内在脏腑的病变。治疗上,局部的病变常须从整体出发,采用相应的治疗方法。如耳病治肾、鼻病治肺、目病治肝等,都是在整体观念指导下确定的治疗原则。

2. 人与自然环境密切相关 中医学认为人与自然环境密切相关。人是自然进化的产物,人生活在自然环境之中,必须不断地进行调节以适应自然环境的各种变化,时刻保持着与自然环境的统一。正如《灵枢·邪客》所言:"人与天地相应者也"。如四季的气候特点是春温夏热、秋凉冬寒,人体的阳气也随之有盛衰的变化。由春至夏,阳气渐盛,人体气血趋向于表,皮肤松弛,腠理发泄,津液外出而汗多;由秋至冬,阳气渐衰,人体气血趋向于里,皮肤收缩,腠理致密,汗孔关闭而少汗,津液下流而多尿。正如《灵枢·五癃津液别》所述:"天寒衣薄,则为溺与气。天热衣厚,则为汗"。一日之中,气温的变化也有类似的规律,如早晨至日中,气温渐渐升高,日入至夜半,气温渐渐降低。人体的气血亦随之而变化,白天阳气处于积极活动状态,夜间阳气活动相对静止,人体各部的功能活动便有张有弛地进行着。

不同地区的地理环境及地区气候的差异,对人体也有一定的影响。如南方地势低平,气候温暖而潮湿,人体腠理较疏松;西北地处高原,气候寒冷而干燥,人体腠理较致密。在一种环境中长期生活的人,一旦易地而处,便会感到一时不太适应,须经过一段时间后,人体才会逐渐适应。

人体对自然环境的变化有主动适应的能力,所以一般正常的气候变化,是不会危害人体的。但是,如果变化过于剧烈,超过了人体的调节能力,或人体自身调节机能障碍,不能适应自然环境的变化,疾病就会发生。因此,在不同的季节有不同的常见病、多发病,如春多风温、夏多热病、秋多燥病、冬多寒病等。老年人及小儿、体弱者,由于适应能力差,每当气候变化剧烈或季节交换之际,常容易生病。在一天之中,随着昼夜晨昏的变化,疾病也有"旦慧、昼安、夕加、夜甚"(《灵枢·顺气一日分为四时》)的变化规律。此外,在某些地区,常发生一些地方性疾病,主要与当地的地理环境有关。

中医学在养生及诊治疾病方面也非常重视人体与自然环境的统一性。如《素问·六元正纪大论》云:"用寒远寒,用凉远凉,用温远温,用热远热,食宜同法",是说季节不同,治病用药及饮食调养也应不同。秋冬季节,气候寒凉,治病慎用寒凉之药,饮食以温热为佳;春夏季节,气候转暖至炎热,治病慎用温热之品,饮食也宜清淡。

3. 人与社会环境相统一 中医学认为人与社会环境密切相关。人都是生活在社会中的人,所以社会环境对人们心理和精神的影响也一直被中医学所重视。良好的社会环境,有利于身心健康;不良的社会环境,也会成为致病因素。如:家庭相当于一个小社会,若家庭成员之间关系融洽则有利于身心健康;相反,若家庭中矛盾重重,则容易产生抑郁症、精神分裂症等心理、精神方面的疾病。再如社会地位的变迁、激烈的社会竞争也易使人不堪重负而患上多种疾病。这就需要人们加强意志锻炼和精神修养,善于适应各种社会环境。

(二) 辨证论治

辨证论治是中医学诊断疾病和治疗疾病的基本原则,也是中医学的基本特点之一。

辨证,就是对通过望、闻、问、切四诊所收集的临床资料进行分析、综合,辨清疾病的原因、性质、部位以及邪正之间的关系,并概括、判断为某种性质的证。证,也叫证候。这里应注意区别证与症的概念的不同。证,是指在疾病发展过程中某一阶段的病理概括。它包括疾病的原因、部位、性质和邪正关系,它反映了疾病发展过程中该阶段病理变化的实质。症,是指症状,仅仅是疾病的外在表现。因而证比症更能深刻和准确地反映疾病的实质。论治,就是根据辨证所得出的证候去确定治疗原则和治疗方法。

辨证与论治,是诊治疾病过程中相互联系不可分割的两个部分。辨证是决定治疗的前提,论治是辨证的目的。辨证论治的过程,就是认识疾病和治疗疾病的过程。它是理论与实践相结合的体现,是理法方药在临床上的具体运用。

辨证论治能辩证地看待病与证的关系。病是指有特定病因、发病形式、病机、发展规律和转归的一种完整的过程,如感冒、痢疾等。证是指疾病某一特定阶段的病理变化实质。辨证论治既注意到同一种病在不同的阶段可以出现不同的证,又注意到不同的病在其发展过程中可能出现相同的证。所以在临床治疗上,要着重抓住疾病的本质,即审证论治。因此就有"同病异治"和"异病同治"两种情况。

同病异治,是指同一种疾病,由于发病的时间、地区以及患者机体的反应性不同,或处于不同的发展阶段,所表现的证不同,因而治法也不一样。例如,便秘有虚实寒热的不同,对虚人便秘则以补为主,对实证的便秘应以泻为主;虚人便秘若因阴液亏虚所致,治疗要以滋阴为主,若因阳气亏虚所致,治疗则以温阳为主。实证的便秘,属实热证的要用寒性的泻下药治疗,属实寒证的便秘,治疗要以温热通便药为主。

异病同治,是指不同的疾病在其发展过程中,若出现了相同的证候,则可以采用相同的方法治疗。例如,久泻脱肛与胃下垂、子宫下垂等,虽是不同的疾病,但因其均属于中气下陷所致,所以就都可采用益气升提法来治疗。

可见,中医治病主要是着眼于证的异同,证同治同,证不同治亦不同。所以"同病异治"与"异病同治",实质是辨证论治的具体体现。

目标检测

一、解释题
　　1. 整体观念　2. 辨证论治　3. 证
二、问答题
　　1. 中医学理论体系形成的标志是什么?
　　2. 中医学有哪些基本特点,你是怎样理解的?
　　3. 什么是"同病异治"和"异病同治"? 试举例说明。

上篇 中医基础理论

第1章 中医学的哲学基础

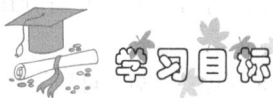

1. 掌握阴阳的基本概念和阴阳学说的基本内容。
2. 掌握五行的基本概念和五行学说的基本内容。
3. 理解阴阳学说和五行学说在中医学中的应用。

科学发展史告诉我们,任何一门科学的发展都离不开哲学的影响和支配。在中医学的形成和发展过程中,也毫不例外地受到了中国古代朴素唯物主义哲学的影响,其中影响最大的是精气学说、阴阳学说和五行学说。这些哲学思想促进了中医学理论体系的形成和发展,成为中医学的哲学基础。

精气学说是世界本原的一元论,它认为世界上的一切事物都是由气构成的。气运动不息,变化不止,万物也运动不息,变化不止。万物运动变化都是气运动变化的体现。这种朴素的唯物主义观点渗透到医学领域的各个层面,引导着中医学沿着正确的方向发展。

阴阳五行学说具有朴素的唯物论和自发的辩证法思想,是古人用以认识自然和解释自然的世界观和方法论。阴阳学说认为世界是物质的,物质世界是在阴阳二气的相互作用下发展变化着的。五行学说是以木、火、土、金、水五种物质的特性及其"相生"和"相克"规律来认识世界、解释世界的一种世界观和方法论。

当中医学由以往的实践经验积累阶段上升到理论总结阶段时,这些哲学思想就成了中医学重要的指导思想和说理工具。阴阳五行学说盛行于春秋战国时期,当时的医学家们以这种学说来认识和阐明人体的生理功能和病理变化,归纳和分析临证诊断与治疗疾病的经验等,形成了系统的中医学理论体系。阴阳五行学说对中医学理论体系的形成起到了推动作用,对中医学的发展产生了深远的影响。

第1节 阴阳学说

阴阳,是对自然界相互关联的某些事物和现象对立双方属性的概括。阴阳最初的含义是指日光的向背,向日的一方为阳,背日的一方为阴。此后根据日光的特点加以引申:凡光明的、温暖的皆属于阳;凡黑暗的、寒冷的皆属于阴。后来引申运用于说明方位的上下、左右、内外,运动状态的躁动和宁静等等。人们在朴素的阴阳概念的基础上又认识到事物之间和事物内部普遍存在着相互对立的阴阳两个方面,这两个方面既相互对立,又相互依赖,并且在不断运动变化和相互作用。由此而总结出阴阳对立、依存、消长、转化等基本理论,并用来认识和解释整个宇宙中事物的存在和变化,这样就形成了我国古代独有的哲学理论——阴阳学说。

计算机用光盘来储存丰富、复杂的图、文、声、像等信息,而在光盘上,信息却是通用光盘表面许多的"凸"、"凹"形式来记录的。在计算机内部,复杂的图、文、声、像等信息是通过电容的"通电"、"断电"两种状态来表示的。这种简单的"凸"、"凹"形式或"通电"、"断电"的状态即可概括为阴阳两个方面。

链接

一、阴阳学说的基本内容

(一) 阴阳对立

对立,含有排斥、斗争之意。阴阳对立,是指阴阳双方在同一个统一体中的相互斗争、相互排斥和相互制约。

为了更好地理解阴阳对立的含义,首先必须了解阴阳的基本特性。《素问·阴阳应象大论》中明确指出:"水火者,阴阳之征兆也","水为阴,火为阳"。它将水火作为阴阳的征象,水火反映了阴阳的基本特性。水性寒、向下、相对静,则属于阴;火性热、向上、相对动,则属于阳。如此推演下去,即可较广泛地运用来说明许许多多事物或现象的阴阳属性。如剧烈运动的、外向的、上升的、温热的、明亮的等等都属阳;相对静止的、内守的、下降的、寒冷的、晦暗的等等都属阴。

由此可见,对立的阴阳双方既可以代表相互对立的两种事物,又可用以分析一个事物内部相互对立的两个方面。

事物的阴阳属性,并不是绝对的,而是相对的。这种相对性,一方面表现为在一定条件下,阴、阳之间可以发生转化。另一方面表现为阴阳之中还可再分阴阳,即阴阳的无限可分性。

以昼夜分阴阳,则昼为阳,夜为阴。白天又可分上、下午,上午为阳中之阳,下午为阳中之阴。夜晚也可分为上半夜、下半夜,上半夜为阴中之阴,下半夜为阴中之阳。所以说,阴阳之中还再可分阴阳。

链接

阴阳对立双方并不是平平静静或各不相干地共处一个统一体内,而是不断地相互斗争、相互排斥、相互制约,这就是阴阳的对立。

(二) 阴阳依存

阴阳依存,又称阴阳互根,是指阴阳相互对立的两个方面,具有相互依赖、互为根本的关系。阴阳学说认为,阴阳所代表事物对立的两个方面,既是相互对立的,又是相互依存的,任何一方都不能脱离另一方而单独存在,每一方都以相对的另一方的存在作为自身存在的前提和条件。如:上属阳,下属阴,没有上的属阳,就无所谓下的属阴;没有下的属阴,也就无所谓上的属阳。正如《质疑录》所说:"阴不可无阳,阳不可无阴"。《医宗必读》中所言:"无阳则阴无以生,无阴则阳无以化"以及"孤阴不生,独阳不长",也说明了这一问题。

著名的丹麦物理学家、诺贝尔奖获得者,尼尔斯·玻尔在量子理论方面提出了"互补原理",他认为任何事物都有许多不同的侧面,这些侧面之间是"互斥"的,同时又是"互补"的。玻尔在设计国王授予自己的勋章上的族徽时,特意选用了中国的阴阳鱼太极图,以显示他的"对立即互补"的思想。

链接

（三）阴阳消长

消,减少之意;长,即增长。阴阳消长,是指阴阳双方彼此消减、增长的运动变化形式。阴阳学说认为,相互对立的阴阳双方不是处于静止不变的状态,而是不断地变化着的。由于阴阳两个对立面的相互排斥与斗争,其结果必然会出现一增一减或一减一增的情况,这就是事物阴阳消长的运动变化,它含有"量变"的意思。

阴阳消长的基本形式为:此长彼消,包括阴长阳消和阳长阴消;此消彼长,包括阴消阳长和阳消阴长。

阴阳的此消彼长,此长彼消,主要出现在阴阳的对立制约过程中。例如四时气候的变化,从冬至春及夏,气候从寒冷逐渐转暖变热,即表现为阴消阳长的过程;由夏至秋及冬,气候由炎热逐渐转凉变寒,即是阳消阴长的过程。由于气候有阴阳消长的变化,所以就形成了春温、夏热、秋凉、冬寒四时正常气候的变易。

在阴阳消长过程中,只要阴阳仍然维持在相对平衡的范围之内,就属于正常的状态。如果由于某种原因破坏了阴阳的相对平衡,导致阴阳消长的失调,出现一盛一衰或一衰一盛的现象,就属于不正常的状态。所以,阴阳消长在医学上既可以用来说明人体的生理变化,又可用以分析人体的病理变化,但两者在程度和性质上是有区别的。

（四）阴阳转化

阴阳转化,是指阴阳双方在一定条件下彼此向其相反方向转化的运动变化形式。阴阳转化是阴阳运动的又一基本形式,一般是指事物总体阴阳属性的改变。阴阳学说认为,阴阳对立的双方,在一定的条件下,可以各自向其对方转化,即阴可以转化为阳,阳可以转化为阴。如《素问·阴阳应象大论》所说:"重阴必阳,重阳必阴","寒极生热,热极生寒"。

阴阳运动变化的形式有消长和转化两个方面,消长与转化之间,又是密切联系的。阴阳消长是一个量变过程,而阴阳转化则是在量变基础上的质变。阴阳之所以能够转化,一方面是因为事物内部阴阳双方的互藏互寓,即存在着阴阳依存的关系,这就是阴阳转化的内在根据。如果没有这种内在根据,事物就不可能发生转化。另一方面,阴阳转化还必须具备一定的外部条件。事物转化的条件是各种各样的,事物的不同,促使其转化的条件也就不一样。如前所述,对于阴阳转化,古人已经认识到事物必须发展到"重"的程度与"极"的阶段,才能发生转化。这种转化的条件,对于不同的事物要不同对待,对各种转化条件的研究可以控制事物的阴阳转化,这对于疾病的预防、控制疾病的传变非常重要。

综上所述,阴阳学说内容的四个方面是密切联系的,阴阳对立、依存是阴阳消长、转化的基础;阴阳的消长、转化是在阴阳依存基础上的阴阳对立运动的结果。阴阳消长又是一个量变过程,而阴阳转化,又是阴阳消长量变到一定程度时的质变过程。

二、阴阳学说在中医学中的应用

阴阳学说,贯穿于中医学领域的各个方面,可用以说明人体的组织结构、生理活动、病理变化,以及指导疾病的诊断和治疗。

（一）说明人体的组织结构

运用阴阳学说,可以说明人体组织结构上的对立统一关系。中医学认为人体是一个有机整体,其内部的各个组织结构之间都存在着阴阳对立依存的关系。如《素问·宝命全形论》说:"人生有形,不离阴阳"。《素问·金匮真言论》说:"夫言人之阴阳,则外为阳,内为阴。言人身之阴阳,则背为阳,腹为阴。言人身之脏腑中阴阳,则脏者为阴,腑者为阳。肝、心、脾、肺、肾五脏皆为阴,胆、胃、大肠、小肠、膀胱、三焦六腑皆为阳"。

人体组织结构的阴阳属性,就大体部位来说,上部属阳,下部属阴;体表属阳,体内属阴。就背胸腹来说,则背属阳,胸腹属阴;胸腹又可分阴阳,则胸属阳,腹属阴。对四肢而言,四肢外侧属阳,内侧属阴。以脏腑来说,五脏——心、肝、脾、肺、肾属阴,六腑——胆、胃、大肠、小肠、膀胱、三焦属阳;五脏之中,心、肺属阳,肝、脾、肾属阴。就构成人体的基本物质而言,气属阳,血、津液属阴等等。由此可见,人体组织器官均可用阴阳来划分,其内部的阴阳属性也是相对的,阴阳之中还可以再分阴阳,这体现了事物阴阳属性的无限可分性。

(二) 说明人体的生理活动

《素问·阴阳应象大论》云:"阴阳者,天地之道也,万物之纲纪,变化之父母,生杀之本始,神明之府也"。神明,即自然万物运动变化的内在动力。这说明自然万物的运动变化也是阴阳对立统一运动的结果。

> 质能互换原理是爱因斯坦相对论的基本理论核心,它认为物质的质量是能量的存在方式,而能量则是物质的动态属性。二者的关系是对立统一的,离开物质运动就无所谓能量,相反,若没有能量的聚集就无法形成物质。可见质量和能量之间的关系,也体现了阴阳之间的对立、依存、消长、转化的关系。
>
> 链接

如构成人体的基本物质属阴,人体的功能活动属阳。人体的生理功能(阳)需要以物质(阴)为基础,并要消耗一定的营养物质(阴);而物质(阴)的代谢,又依赖于人体的生理功能(阳),并消耗一定的能量(阳)。这种物质与功能之间的关系,正体现了阴阳之间的相互对立、依存、消长、转化的关系。在这一系列复杂的生理活动过程中,阴阳之间必须保持着相对的平衡状态,才能维持人体正常的生命活动。正如《素问·生气通天论》所言:"阴平阳秘,精神乃治;阴阳离决,精气乃绝"。

(三) 说明人体的病理变化

人体内阴阳平衡是维持正常生命活动的基本条件。阴阳失调则是一切疾病发生的基本原理之一。人体疾病的发生和发展变化,关系到正气和邪气两方面。邪正斗争破坏了人体阴阳的平衡协调关系,则导致疾病的发生。正气,是指人体所有物质结构的总称。可用阴阳来区分其属性,如正气中的血、津液属阴,气属阳。邪气,是指各种致病因素,也可用阴阳来区分其属性,如邪气中的六淫分阴阳,则寒、湿为阴邪,风、暑、热(火)、燥为阳邪。阳邪容易耗伤人体的阴液,阴邪容易损伤人体的阳气。疾病的过程,多为邪正斗争的过程,其结果是引起阴阳失调,包括阴阳的偏盛、偏衰、互损、转化等病理变化,分别讨论如下。

1. 阴阳偏盛 阴阳偏盛是指阴邪或阳邪偏盛,属于阴或阳的一方高于正常水平的病理状态。

阳偏盛,一般是指阳邪致病而引起体内阳气的绝对亢盛。"阳胜则热"(《素问·阴阳应象大论》),临床上见高热、烦躁、面赤等实热证表现。阳热亢盛,就会损伤机体的阴液,出现阴液不足的表现,症见口干唇燥、舌红少津等。即所谓的"阳胜则阴病"(《素问·阴阳应象大论》),临床上见阳热盛兼阴液不足的证候表现。

阴偏盛,一般是指阴邪致病而引起体内阴气的绝对亢盛。"阴胜则寒"(《素问·阴阳应象大论》),临床上见形寒、脘腹冷痛、泻下清稀等实寒证的表现。阴寒内盛,必然伤及人体的阳气,出现面色苍白、少气懒言、畏寒肢冷、舌淡胖苔白滑等。即所谓"阴胜则阳病"(《素问·阴阳应象大论》),临床上见阴盛兼阳虚的证候表现。

无论是阴偏盛或是阳偏盛,病变发展至一定的程度,在一定的条件下,均可以向各自相反的方向转化,即阴证可转化为阳证,阳证可转化为阴证,这就是"阴阳转化"。

2. 阴阳偏衰　阴阳偏衰是指人体的阴液或阳气任何一方低于正常水平的病理状态。

阴偏衰,是指体内的阴液亏虚所致的病理变化。阴液亏虚不能制约阳气而致阳气相对偏亢,出现虚热之象,即所谓"阴虚则热"。临床常见潮热、盗汗、五心烦热、口干舌燥、脉细数等表现。

阳偏衰,是指体内的阳气亏虚所致的病理变化。体内阳气亏虚,不能制约阴而致阴相对偏盛,出现虚寒之象,即所谓"阳虚则寒"。临床常见面色苍白、畏寒肢冷、神疲蜷卧、脉微等表现。

根据阴阳互根互用的原理,人体的阴或阳任何一方虚损到一定程度时,必然会导致另一方的不足,所谓"阴损及阳"、"阳损及阴",最后都能导致阴阳两虚。此即为"阴阳互损"的病理变化。

(四) 用于疾病的诊断

阴阳学说用于疾病的诊断,是用阴阳来概括复杂的临床表现和千变万化的病证的总的属性。下面分别从分析症状及证候的阴阳属性两方面来阐述。

1. 分析临床表现的阴阳属性　《素问·阴阳应象大论》说:"善诊者,察色按脉,先别阴阳"。中医诊断疾病通过望、闻、问、切四种诊法来搜集临床资料,对具体症状和体征,多用阴阳进行分析。如望诊方面,以色泽分阴阳,鲜明者属阳,晦暗者属阴。闻诊方面,以语声分阴阳,高亢宏亮者属阳,低微无力者属阴。问诊方面,以喜恶寒热分阴阳,喜寒恶热属阳,喜热恶寒属阴。切诊方面,以脉象分阴阳,浮、数、洪、滑等属阳,沉、迟、细、涩等属阴。弄清楚了复杂的临床表现的阴阳属性,就为辨证时区别阴阳证候,提供了可靠的依据。

2. 分析证候的阴阳属性　辨证方面,阴阳是"八纲辨证"的总纲。"八纲辨证"指的是表、里、寒、热、虚、实、阴、阳八纲,其中阴、阳两纲,可以概括其他六纲而作为总纲。表证、实证、热证均属于阳证;里证、虚证、寒证均属于阴证。对病证的阴阳属性,《医学心悟》作了很好的概括:"热者为阳,实者为阳,在表者为阳;寒者为阴,虚者为阴,在里者为阴"。临床辨证中,首先分清阴阳证候,有利于抓住疾病的本质,更好地指导临床治疗。

(五) 用于疾病的治疗

阴阳学说用于疾病的治疗,一方面是确定治疗原则;另一方面是运用阴阳来归纳药物的性能,作为临床用药的依据。

由于疾病的基本病理变化是阴阳失调,所以治疗疾病就是要根据阴阳失调的情况,采取相应的措施,调整其偏盛或偏衰,从而恢复阴阳的相对平衡、协调的状态。正如《灵枢·邪客》所言"补其不足,泻其有余"。《素问·至真要大论》亦云:"谨察阴阳所在而调之,以平为期"。

阴阳偏盛的治疗原则是"泻其有余",也称"实则泻之",包括"清热"和"祛寒"两个方面。具体言之,对于阴盛的实寒证,用"祛寒"的治则;阳盛的实热证,用"清热"的治则。即《素问·至真要大论》所言："寒者热之,热者寒之"。阴阳偏衰的治疗原则是"补其不足",也称"虚则补之",包括"滋阴"和"补阳"两个方面。具体言之,对于阴虚不能制阳而致阳亢的虚热证,用"滋阴"的治则;阳虚不能制阴而致阴盛的虚寒证,用"补阳"的治则。即《素问·阴阳应象大论》所言："阳病治阴,阴病治阳"。亦如王冰所称："壮水之主,以制阳光","益火之源,以消阴翳"。

药物的性能,包括药物的性、味和升降浮沉几个方面。对于药物的性能均可用阴阳来归纳说明。如药性主要有寒、凉、温、热四种,又称"四气"。其中寒、凉属阴,温、热属阳。药味主要有"五味",即酸、苦、甘、辛、咸,另还有一种淡味。其中辛、甘、淡属阳,酸、苦、咸属阴。药物的作用趋向概括为升降浮沉,升是上升,降是下降,浮是发散,沉是泄利。其中升、浮属阳,沉、降属阴。

第2节　五行学说

五行,即是木、火、土、金、水五种物质的运动变化。"五"是指木、火、土、金、水五种基本物质,故又有"五材"之称;"行"是指五种物质的运动变化。

我国古代劳动人民在长期的生产生活实践中,逐渐认识到木、火、土、金、水五种物质是日常生活中不可缺少的五种基本元素,并且认为世界上一切事物都是由这五种物质的运动变化而生成的。在这一认识的基础上,又发现这五种物质之间存在着相生、相克的关系,并以此来分析事物之间的相互关系,这样进而形成了五行学说。五行学说是一种朴素的唯物主义哲学。我国古代医家将五行学说引入医学领域,很好地说明了人体五脏、六腑、形体官窍的生理功能和病理变化,并有效地指导着疾病的诊断和治疗。

一、五行学说的基本内容

（一）五行的特性

五行的特性,是古人通过长期的生活实践,在对木、火、土、金、水五种物质特性的朴素认识的基础上,进行引申、归纳得出来的理性概念。《尚书·洪范》中言"水曰润下,火曰炎上,木曰曲直,金曰从革,土爰稼穑",就是对五行特性的简要概括。下面对五行的特性分别作详细的阐述:

水的特性"润下",滋润、向下之意,引申为具有滋润、向下、寒凉、闭藏等特性的事物或现象均属于水。

火的特性"炎上",炎热、上升之意,引申为具有温热、升腾、向上等特性的事物或现象均属于火。

木的特性"曲直",指树木生长自然条畅,有曲有直的特点,引申为具有舒展、升发、条达等特性的事物或现象均属于木。

金的特性"从革",变革之意,引申为具有肃杀、收敛等特性的事物或现象均属于金。

土的特性"稼穑",播种、收获之意,引申为具有受纳、承载、生化等特性的事物或现象均属于土。

（二）事物的五行属性

五行学说将自然界的各种事物和现象,以及人体的脏腑组织器官的生理和病理现象进行了广泛的联系,并以取象比类和推演的方法,按照事物的不同形态、作用和性质,分别归属于木、火、土、金、水五行之中。

取象,即采取事物的形象(指事物的性质或作用,或形态)。比类,通过比较,将形象相同的个体进行归类。例如:对五脏进行五行属性归类,以肝为例,肝主疏泄,喜升发、条达,这种性质与木的特性相似,故将肝归属于五行中的木类。又如以方位分属于五行,其中东方则被归属于木行,原因是日出东方,与木的升发的特性相似,故得出东方属木。

> 系统,是由若干要素以一定结构形式联结构成的具有某种功能的有机整体。系统论,是从系统观点出发,始终着重从整体与部分之间,整体与外部环境之间的相互联系、相互作用、相互制约的关系中综合地精确地考察对象,以达到最佳处理问题的学问。中医学将人体生命活动和自然的事物与现象联系起来,形成了联系内外环境的五行系统,也反映了系统论的思想,是一种朴素的系统论。
>
> 链接

运用推演法进行事物的五行属性归类,就是根据已知事物的五行属性,推演至其他相关事物,以得知这些事物的五行属性。例如:我们已知心属于五行中的火行,由于心与小肠相表里、心主脉、心开窍于舌、心在志为喜、汗为心之液,故可以推演出小肠、脉、舌、喜、汗均属于五行中的火行。

根据上述两种方法,我们可以将人体生命活动和自然的事物与现象联系起来,形成联系内外环境的五行系统。事物五行属性的具体内容见表1-1-1。

表1-1-1　事物的五行属性归类

自然界							五行	人体						
五音	五味	五色	五化	五气	五方	五季		五脏	五腑	五官	五体	五志	五液	五脉
角	酸	青	生	风	东	春	木	肝	胆	目	筋	怒	泪	弦
徵	苦	赤	长	暑	南	夏	火	心	小肠	舌	脉	喜	汗	洪
宫	甘	黄	化	湿	中	长夏	土	脾	胃	口	肉	思	涎	缓
商	辛	白	收	燥	西	秋	金	肺	大肠	鼻	皮	悲	涕	浮
羽	咸	黑	藏	寒	北	冬	水	肾	膀胱	耳	骨	恐	唾	沉

（三）五行的生克制化

五行的生克制化是指木、火、土、金、水五行之间相互资生、相互制约的正常关系。事物之间正因为有这种生克关系才能维持彼此间协调平衡的正常状态。

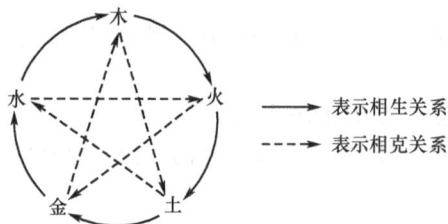

图1-1-1　五行生克制化图

→ 表示相生关系

┈→ 表示相克关系

1. 五行相生　相生,是指一事物对另一事物的促进、资生作用。五行之间的促进和资生作用就称为五行相生。

五行之间按一定次序相生。其次序是:木生火,火生土,土生金,金生水,水生木。任何一行都有"生我"和"我生"两方面关系。这种关系在《难经》中被形象地比喻为"母子关系",即生我者为母,我生者为子。例如:木能生火,即木是火之母,火是木之子。五行之间这种相生关系循环无端,可用一圆环来表示,具体情况见图1-1-1。

2. 五行相克　相克,是指一事物对另一事物的抑制、制约作用。五行之间的抑制、制约作用就称为五行相克。

五行之间按一定次序相克。其次序是：木克土，土克水，水克火，火克金，金克木。在相克关系中，存在着"克我"和"我克"两方面的关系。这种关系在《内经》中被称为"所胜"和"所不胜"的关系。"克我"者为我"所不胜"，"我克"者为我"所胜"。例如：木克土，即木为土之所不胜，土为木之所胜。五行相克关系见图1-1-1。

3. 五行制化　五行制化，是五行生克关系的相互结合。五行的相生和相克是不可分割的两个方面：没有生，就没有事物的发生和成长；没有克，事物就会失去约束而过分亢盛。如《类经图翼》所言："盖造化之机，不可无生，亦不可无制。无生则发育无由，无制则亢而为害"。

> 控制论是研究各类系统的调节和控制规律的科学。五行系统中的每一行既是控制系统，也是被控对象。所以从控制论的观点来看，五行系统的生克制化就是由控制系统和被控对象所组成的复杂调控系统通过反馈对机体生理活动进行控制和调节，以保持人体的平衡。如木能克土，土能生金，金又能克木，防止木克土太过，这种反馈调节称为"子报母仇"。

链　接

（四）五行的非正常关系

如果五行之间的正常关系遭到破坏，就会出现一系列异常反应。主要有母子相及和相乘相侮。

1. 母子相及　母子相及是相生关系的反常。所谓"及"，即连累的意思。母子相及包括母病及子、子病及母两个方面。

母病及子，是指五行中作为母的一行异常，难以维持母生子的正常关系，即母不能资生和促进子，结果致子病，最终是母子皆病，这种情况就叫母病及子。

子病及母，是指五行中作为子的一行异常，影响到母行，结果母子皆异常，这种情况就叫子病及母或子盗母气。

2. 相乘相侮　相乘相侮是相克关系的反常。乘，即乘虚侵袭，以强凌弱之意；侮，即欺侮之意。

相乘，是指相克太过，超过了正常的制约程度，使事物之间失去了正常的协调关系。所以相乘的次序与相克一致，具体是：木乘土，土乘水，水乘火，火乘金，金乘木。

导致相乘的原因主要有两个方面：一方面是五行中一行太强，去欺凌它所克的一行；另一方面是一行太弱，克它的一行乘虚而侵。例如：木与土，正常情况下是木克土，若木太强或土太弱都会形成木乘土。

相侮，是指五行中原来被克的一行，反而去欺侮克己的一行，从而使正常的相克关系遭到破坏，故又称反侮。所以相侮的次序与相克的次序相反，具体是：木侮金，金侮火，火侮水，水侮土，土侮木。

导致相侮的原因主要也有两个方面：一方面是五行中一行太强，去欺侮克它的一行；另一方面是五行中的一行太弱，原来它所胜的一行反过来欺侮它。例如：正常情况下是金克木，若木太胜或金太弱，则会形成木侮金。

二、五行学说在中医学中的应用

五行学说在中医学中的应用，是以五行的特性来分析人体脏腑、组织器官等的五行属性；以五行的生克制化来分析人体脏腑、组织器官之间正常的生理联系；以五行的母子相及、相乘相侮来阐述脏腑、组织器官病变的相互影响;五行学说还被用于疾病的诊断、治疗和预防。因此,五行学说在中医学中的应用十分广泛。

(一) 说明脏腑组织器官的五行属性及它们之间的生理联系

1. 说明脏腑组织器官的五行属性　首先,运用"取象比类"的方法,归类出五脏的五行属性:木性曲直,以生长、升发、条达为其特性,肝主疏泄,喜条达而恶抑郁,类似于木的特性,故将肝归属于木;火性炎上,具有温热、升腾的特性,心在上焦属阳,心之阳气能够温煦、推动血液在全身周流不息,故将心归属于火;土爱稼穑,能生长万物,为人类提供营养物质,脾主运化,能化生水谷精微,为人体提供必需的养料,所以脾应归属于土行;金性肃杀、收敛,肺主肃降,故将肺归属于金行;水性润下,其有滋润、向下、闭藏等特性,肾主水,主藏精,故将肾归为水行。

其次,通过"推演法"得出人体其他组织器官的五行属性。肝属木,肝与胆相表里,开窍于目,主筋,在志为怒,在液为泪,故将胆、目、筋、怒、泪均归属于木行。心属火,心与小肠相表里,开窍于舌,主脉,在志为喜,在液为汗,故将小肠、舌、脉、喜、汗均归属于火行。脾属土,脾与胃相表里,开窍于口,主肉,在志为思,在液为涎,所以将胃、口、肉、思、涎均归属于土行。肺属金,肺与大肠相表里,开窍于鼻,主皮,在志为悲,在液为涕,所以将大肠、鼻、皮、悲、涕都归属于金行。肾属水,肾与膀胱相表里,开窍于耳,主骨,在志为恐,在液为唾,所以将膀胱、耳、骨、恐、唾都归属于水行。由此在人体形成了以五脏为中心,联系人体内外环境的五大系统。

2. 说明脏腑组织器官之间的生理联系　人体的脏腑组织器官通过五行属性的归类后,就可以用五行生克制化理论来说明它们之间的生理关系。以五脏为例说明如下:

(1) 五脏之间的相生关系:肝生心,肝主疏泄的功能正常能够促进心血的运行,即肝可以促进心;心能推动血行以养脾,即为心生脾;脾运化水谷精微以养肺,则为脾生肺;肺主肃降有助于肾主水、纳气,则为肺生肾;肾藏精以滋生肝之阴血,则是肾生肝。

(2) 五脏之间的相克关系:肝主疏泄,能防止脾土的壅滞,则是肝克脾;脾能运化水液,以防止肾水泛滥,即为脾克肾;肾主水,能上济于心,防止心火亢盛,即是肾克心;心阳可以克制肺气,防止其肃降太过,即是心克肺;肺气肃降,可以抑制肝阳的上亢,则为肺克肝。

(二) 说明脏腑组织器官病变的传变规律

五行学说的生克关系异常同样可以用来说明脏腑、组织器官病变的传变规律。一脏有病可以传及子脏,也可能影响到母脏,或者会波及其所胜或所不胜之脏。详细言之,包括相生关系异常导致的传变和相克关系异常导致的传变。

1. 母子相及的传变　母子相及,包括母病及子、子病及母两个方面。母病及子,是指疾病由母脏传及子脏,如五脏之间的母子关系是肝生心,心生脾,脾生肺,肺生肾,肾生肝,那么肝病传及心、心病传及脾、脾病传及肺、肺病传及肾、肾病传及肝都属于母病及子的传变。子病及母,是疾病由子脏传及母脏,如心病影响到肝、脾病影响到心、肺病影响到脾、肾病影响到肺、肝病影响到肾,都属于子病及母的传变。

2. 相乘、相侮的传变　相乘,是相克太过所致。五脏之间相克关系是:肝克脾,脾克肾,肾克心,心克肺,肺克肝。若克己的一脏太强,或被克的一脏过弱,都会形成相乘的病理变化,如肝旺乘脾,或脾虚肝乘。肝旺乘脾,肝旺在先,脾病在后,所以临床见胸胁苦满、脘腹胀痛、泛酸、泄泻等表现。脾虚肝乘,脾虚在先,肝气乘虚侵袭,所以临床表现为头晕乏力、纳呆嗳气、胸胁胀满、腹痛泄泻等症状。

相侮,又称反侮,即反向克制而为病。其原因是克己的一脏太弱,或者是被克的一脏过强,都会使五脏间正常的制约关系被破坏,形成相侮的病理状态。如木火刑金,是由于肝火太旺,影响到肺气清肃所致。临床可见急躁易怒、面红目赤,甚则咳逆上气、咯血等木侮金之象。另外,如果肺金虚弱,也可造成肝木反侮肺金。

（三）用于指导疾病的诊断

人体是一个有机的整体,人体的内脏与五官九窍、形体、脉象之间有着密切的联系。所以人体内部有病,在外也会有相应的病理表现。即《灵枢·本藏》所言"有诸内者,必形诸外","视其外应,以知其内脏,则知所病矣"。五行学说在诊断上的运用也很广泛,这里仅举出色、味、脉的例子,来说明五行学说对于临床诊断的指导意义。

首先,根据五行学说中脏腑与五色、五味、脉象等的配合关系,综合望、闻、问、切四诊所得的资料,来诊断疾病。如《难经·六十一难》所言:"望而知之者,望见其五色,以知其病。闻而知之者,闻其五音,以别其病。问而知之者,问其所欲五味,以知其病所起所在也。切脉而知之者,诊其寸口,视其虚实,以知其病在何脏腑也"。如黄色、甘味、缓脉与脾同属土行,若临床见面色黄,口中甜腻,脉缓,则多为脾病。又如脾虚病人,面见青色,而青色与肝同属木行,则为木来乘土,肝脾同病。

其次,还可以运用五行学说中色脉之间的生克关系来推测病情的轻重,判断疾病的预后。如《医宗金鉴·四诊心法》云:"色脉相合,青弦赤洪,黄缓白浮,黑沉乃平。已见其色,不得其脉,得克则死,得生则生"。如肾病面色黑(属水),脉象沉(属水),则为色脉相符;若不见沉脉,反见缓脉(属土),属相克之脉,即克色之脉(土克水),为逆,预后不佳;若得浮脉(属金),属相生之脉,即生色之脉(金生水),为顺,预后较好。

（四）用于指导疾病的治疗

五行学说用于指导疾病的治疗,主要有以下几方面:

1. 指导脏腑用药　药物的五色、五味与五脏的五行属性的相合关系可作为临床用药参考。药物的青、赤、黄、白、黑五色,酸、苦、甘、辛、咸五味与五脏相合,可以提高疗效。如肝阴不足者可用味酸入肝的白芍以滋补肝阴。心火亢盛,可用味苦的黄连以泻心火。肾阴不足,可用色黑味咸的玄参、生地以补肾阴。

2. 控制疾病的传变　某脏疾病在其发展过程中,可能会波及它脏,从而使疾病发生传变和加重。中医学根据五行学说中母子相及、相乘相侮等理论来掌握和控制疾病的传变。早在《难经·七十七难》中即言"见肝之病,则知肝当传之于脾,故先实其脾气"。即肝发生病变,根据木乘土的相乘规律,肝病易传至脾,发生脾病。所以在治疗肝病时加上健脾药,可以防止肝病传脾。当然,临床还要根据病人的体质情况具体分析。若是患者脾气健旺,则肝病不易传至脾,此时未必见到肝病就要补脾。正如《金匮要略》所云:"见肝之病,知肝传脾,当先实脾。四季脾旺不受邪,即勿补之"。

3. 确定治则和治法　根据五行之间的相生、相克关系,可以确立疾病的治疗原则和制定具体的治疗方法。

（1）根据五行相生规律确定治则治法

1）确立治则:根据相生关系确定的治疗原则可以概括为"补母泻子",即《难经·六十一难》所言"虚则补其母,实则泻其子"。虚则补其母,若一脏虚,在补本脏之虚同时补其母脏,通过相生作用促使其康复。如肝虚补肾,就是虚则补其母的方法,通过"水生木"的作用促使肝脏恢复。

2）确定治法:根据相生规律确定的治法举例如下:滋水涵木法,即滋肾阴以养肝阴的方法,适用于肾阴亏损而肝阴不足证。培土生金法,即通过健脾助运以补益肺脏的方法,适用于脾失健运而肺脏虚弱病证。

(2) 根据五行相克规律确定治则治法

1) 确立治则:相克关系的传变包括相乘、相侮两个方面。无论是相乘、相侮,其原因都是原来相克的两方,一方过强,或者是一方过弱。所以治疗时要抑制太强的一方,扶助过弱的一方。可以概括为"抑强扶弱"的治则。如肝木乘脾土,若因肝木太过,则必须泻之;若因脾土太弱,则必须补之。

2) 确定治法:根据相克规律确定的治法举例如下:抑木扶土法,是疏肝与健脾相结合治疗肝旺脾虚的一种治法,又称疏肝健脾法,调理肝脾法,适用于木旺乘土或土虚木乘之证。佐金平木法,是补肺与疏肝相结合治疗肝旺肺虚的一种治法,适用于金虚木侮或木旺侮金之证。因肺属金,肝属木,正常情况下肺能制肝,若肺虚无力或肝木过旺,则肝木反侮肺金。治疗时一方面要抑制肝木过旺,另一方面,要辅佐肺金,以恢复金克木的正常制约关系。

当然,对于五行学说在中医学中的应用不能机械地理解,而应该实事求是地分析。

小结

阴阳是对自然界相互关联的某些事物和现象对立双方属性的概括。它既可以代表相互关联而性质相反的两种事物或现象,又可用以说明同一事物内部相互对立的两个方面。阴阳具有普遍性和相对性。阴阳学说的基本内容包括阴阳对立、依存、消长和转化。阴阳学说在中医学中用以说明人体的组织结构、生理功能、病理变化,并有效地指导疾病的诊断与治疗。

五行是指木、火、土、金、水五种物质的运动变化。五行的特性是:木曰曲直、火曰炎上、土爱稼穑、金曰从革、水曰润下。五行学说的主要内容可以概括为相生、相克、相乘、相侮和母子相及四部分。中医学用五行学说的理论,说明人体脏腑组织器官的生理功能及其相互关系,分析疾病传变的规律。在诊断疾病时,通过四诊收集临床症状与体征,用五行归类,并据此判断疾病的部位和预后。五行学说用于疾病的治疗,一是指导脏腑用药;二是控制疾病的传变;三是确定治则和治法。

目标检测

一、解释题

1. 阴阳　2. 阴阳对立　3. 阴阳依存　4. 阴阳消长　5. 阴阳转化　6. 重阴必阳,重阳必阴　7. 阳胜则热,阴胜则寒　8. 阳胜则阴病,阴胜则阳病　9. 阳虚则寒,阴虚则热　10. 阳病治阴,阴病治阳　11. 五行　12. 五行制化　13. 母子相及　14. 滋水涵木　15. 培土生金　16. 抑木扶土　17. 佐金平木

二、问答题

1. 怎样确定自然界某些事物或现象的阴阳属性?

2. 简述阴阳学说的基本内容。

3. 试用阴阳学说分析人体的病理变化。

4. 如何根据阴阳学说确定治疗原则?

5. 何谓五行相生、相克、相乘、相侮? 其次序分别是怎样的?

6. 试用五行学说说明五脏之间的生理关系和病理影响。

7. 如何根据五行学说确定治则和治法?

第2章 藏　　象

1. 掌握藏象的基本概念。
2. 掌握五脏及六腑共同的功能特点。
3. 掌握五脏的主要功能。
4. 掌握六腑的主要功能。
5. 掌握脑和女子胞的主要功能。
6. 理解五脏和形体官窍之间的特定关系。
7. 理解脏与脏、腑与腑、脏与腑之间的生理联系。
8. 了解藏象学说的概念、形成和特点。
9. 了解奇恒之腑的概念。
10. 了解心包和命门学说。

"藏象"二字，首见于《素问·六节藏象论》。藏，通"脏"，即指隐藏于体内的内脏；象，是指内脏表现于外的生理、病理现象。所以，藏象是指藏于体内的内脏及其表现于外的生理、病理现象。正如张景岳《类经·藏象类》所说："象，形象也。藏居于内，形见于外，故曰藏象"。

藏象学说是研究内脏和躯体组织器官的形态结构、生理功能、病理变化及其相互关系的学说。它是中医学所特有的关于人体脏腑组织器官生理病理的系统理论，是中医学理论体系的核心，对于养生防病和疾病的诊断、治疗均具有普遍的指导意义。

藏象学说的内容，以脏腑为重点，并联系躯体组织器官。脏腑，是内脏的总称。根据生理功能特点的不同，分为脏、腑和奇恒之腑三类。脏，包括心、肺、脾、肝、肾，合称"五脏"。腑，包括胆、胃、小肠、大肠、膀胱、三焦，合称"六腑"。奇恒之腑，包括脑、髓、骨、脉、胆、女子胞六种组织器官。五脏共同的功能特点，是化生和贮藏精气；六腑共同的功能特点，是受盛和传化水谷。所以，《素问·五藏别论》说："所谓五脏者，藏精气而不泻也，故满而不能实；六腑者，传化物而不藏，故实而不能满也"。这里的"满"和"实"是针对五脏和六腑各自的功能特点而言的，五脏"藏精气"，所以五脏中宜一直保持精气充满，并不断向全身布散，以供给生理活动的需要；六腑"传化物"，所以六腑内应是水谷充实，并不断传导、变化，虚实更替。五脏、六腑在功能特点上的区别，对于临床治疗具有一定的指导意义，一般认为，脏病多虚，腑病多实，所以五脏宜补，六腑宜泻。奇恒之腑，形态上中空有腔，与六腑相似，而功能是贮藏精气，又与五脏相似，所以总体上与五脏、六腑都不完全相同，故称之为"奇恒之腑"。躯体组织器官，主要指五体和五官九窍。五体，亦称形体，包括脉、筋、皮、肉、骨。五官，指目、耳、鼻、口和舌。窍，指孔穴的意思，是人体与外界相通的窗口。五官有七窍，再加前阴、后阴二窍，共九窍。五体、五官九窍虽各有不同的生理功能，但它们功能的产生都与脏腑特别是五脏有着密切的关系。

藏象学说，在《内经》中已经形成了比较完整的理论体系。它的形成主要有以下几方面的基础：一是古代解剖知识。最初，人们可能为了饱腹或者祭祀而宰杀动物、杀戮奴隶，由此获得了一些解剖形态方面的知识。随着社会的进步、人类医学活动的发展，对动物和人体内部的解剖观察,逐渐演变成有医学目的的探索,通过解剖来认识脏腑的生理功能。如《灵枢·经水》说:"夫八尺之士,皮肉在此,外可度量切循而得之,其死可解剖而视之。其脏之坚脆、腑之大小、谷之多少、脉之长短、血之清浊……皆有大数"。古代的解剖虽然是大体的、粗浅的,但它为藏象学说的形成奠定了形态学方面的基础。二是对人体生理、病理现象的长期观察。古人通过日常生活的长期观察,逐渐认识人体某些脏腑组织器官的生理功能及其相互关系,这是藏象学说形成的主要依据。如古人在生活实践中,通过观察而获知耳能听、目能视、鼻能嗅、舌能辨味等。又如人们在日常生活中观察发现,当体表受凉以后,会出现恶寒无汗、鼻塞流涕、胸闷咳嗽等症状,从而得知皮毛、鼻、肺这三者之间有着密切的关系,在此基础上又进一步总结出"肺主皮毛"、"肺开窍于鼻"等理论。三是医疗实践经验的总结。在医疗实践中,通过病理表现和治疗效应来反证脏腑的生理功能,从而丰富藏象学说的理论。例如,临床有些眼疾,从肝着手治疗可获痊愈,在此基础上,认识到肝与目之间有着密切的关系,而后逐渐总结出"肝开窍于目"的理论。再如,对骨折病人,运用某些补肾药,可加速骨折的愈合,从而认识到肾中精气有促进骨骼生长的作用,以后便逐渐形成了"肾主骨"的理论。

藏象学说的主要特点,是以五脏为中心的整体观。藏象学说认为,人体是由许多组织器官构成的,这些组织器官之间是密切联系的。如五脏之间、六腑之间、五脏与六腑之间、五脏与五体和五官九窍之间,不仅在结构上是不可分割的,而且在功能上是相互配合的,在病理上又是相互影响的。在这些组织器官中,是以五脏为中心,五脏与六腑相为表里,又联系五体、五官九窍等躯体组织器官,从而把全身各组织器官都紧密联系起来,形成一个统一的整体,这就是中医学中独特的"五脏系统"。

> 五脏系统的具体关系是这样的:心,与小肠相为表里,在体合脉,开窍于舌,其华在面;肺,与大肠相为表里,在体合皮,开窍于鼻,其华在毛;脾,与胃相为表里,在体合肉,开窍于口,其华在唇;肝,与胆相为表里,在体合筋,开窍于目,其华在爪;肾,与膀胱相为表里,在体合骨,开窍于耳及二阴,其华在发。
>
> 链接

藏象学说对于内脏的认识,有关解剖形态方面的描述比较简略,而是注重用气、血、阴、阳来概括内脏的物质基础,认为气、血、阴、阳是构成内脏和维持其功能活动的基本物质。虽然每个脏腑都存在气、血、阴、阳,但各脏腑中的气、血、阴、阳并非等同,有的气、血、阴、阳并重,有的以气、阴为主,有的以阳、气为主等。气、血、阴、阳在内脏功能活动中又各有不同的作用,一般说来,气和阳都有推动、固摄及温煦作用,其中气主要有推动、固摄作用,阳主要有温煦作用;血和阴都有营养和滋润作用,其中血主要有营养作用,阴主要有滋润作用。由于各个内脏中气、血、阴、阳的不同,气、血、阴、阳又各自发挥着特殊的作用,所以各个脏腑表现出不同的生理功能。

藏象学说,虽有一定的解剖学基础,但主要是通过对活着的人体生理病理现象的长期观察,并结合临床医疗实践的经验,逐渐形成的独特的理论体系。所以,藏象学说中的脏腑特别是五脏就不单纯是解剖形态学的概念,更重要的是一个综合性的功能单位。就五脏而言,虽然与西医解剖学脏器名称完全相同,但中、西医学同名脏器的生理功能却不完全相同。中医学所述五脏的功能范围比较广泛,中医学中某一内脏的功能,可能包括西医学许多个脏器的功能在内。所以,不能把藏象学说中的脏腑与西医学中的同名脏器等同起来。

第1节　五　　脏

五脏,即心、肺、脾、肝、肾。它们共同的功能特点是化生和贮藏精气,但在整个人体的生命活动中，又各有各的生理功能。藏象学说以五脏为中心，五脏和躯体组织器官又有着非常密切的关系，所以本节的内容，除重点介绍五脏的生理功能外，同时简介五脏与五体、五官九窍、五华、五液等的联系。

一、心

心，位于胸中，两肺之间，膈膜之上，外有心包卫护，其形如倒垂的莲蕊。

> 五脏与五体之间的特定关系，《内经》称作"五脏所主"，如《素问·宣明五气篇》说："五脏所主：心主脉，肺主皮，肝主筋，脾主肉，肾主骨，是谓五主"。五脏与五官九窍之间的特定关系又称"五脏开窍"。五脏与五华的特定关系，统称为"五脏外华"。华，可作光彩、色泽解释。五华，是指面、毛、唇、爪、发五者。五脏外华，是指五脏虽藏于体内，但其功能活动正常与否可在体表相应的组织或部位表现出来。五液，指汗、涕、泪、涎、唾五种津液。五液分属于五脏，五脏与五液之间的特定关系统称为"五脏化五液"。
>
> 链接

心在五脏六腑中居于首要地位，对整个人体的生命活动起着主宰作用，故被称为"君主之官"、"五脏六腑之大主"。

心的主要功能是主血和藏神。心在体合脉，其华在面，开窍于舌，在液为汗。

（一）心的主要功能

1. 主血 心主血，主要是指心气能推动血液在脉中运行全身，其次心与血液的生成有关。

血液运行于脉中，依赖于心脏的搏动而循环全身。正如《素问·五藏生成篇》所说："诸血者，皆属于心"。心脏的搏动，依靠心气的推动、心阳的温煦、心血和心阴的营养与滋润作用，其中主要是心气的推动作用，所以说心气能推动血液运行全身。心的气、血、阴、阳充足并协调，心脏搏动正常，血液循环运行全身，营养和滋润各脏腑组织器官，而见面色红润光泽、舌淡红荣润、脉象和缓有力等表现。如果心的气、血、阴、阳失常，势必影响血液的正常运行，如心气不足、心血亏虚，可见面色淡白无华、脉象细弱无力等症。心气不足，推动无力，血行瘀阻，可见面色灰暗、唇青舌紫、胸闷刺痛等症。

心参与血液的生成。具体是指饮食经脾胃的消化，吸收其中的水谷精微，上输到心肺，经心肺的气化作用而生成血液。其中心的气化作用是通过心阳的温煦实现的，也称作"化赤"作用。所以《素问·阴阳应象大论》说："心生血"。

2. 藏神 神的含义有广义和狭义之分。广义之神，是指整个人体生命活动的外在表现。狭义之神，是指人的意识、思维、情志等精神活动。心藏神，主要是指心有主管精神活动的功能，又称"心主神明"、"心主神志"。如《素问·宣明五气篇》说："心藏神"。《素问·灵兰秘典论》说："心者，君主之官，神明出焉"。《灵枢·邪客》说："心者，五脏六腑之大主也，精神之所舍也"。

人的精神活动实际上是大脑的功能，是大脑对客观外界事物的反映，但在中医藏象学说中将人的精神活动归属于心。如早在《灵枢·本神》就指出："所以任物者谓之心"，任，有担任、接受之义，即指心能接受客观外界的信息，产生精神活动。心主神明主要依赖于心血和心阴的作用，心血与心阴都能滋养心神，其次与心气、心阳亦有关。心的气、血、阴、阳充足，心藏神的功能正常，则精神振奋、神志清晰、思维敏捷、反应灵敏。心的气、血、阴、阳失调，就会导致心藏神功能失常。如心血不足,血不养神,则可导致心神不安,出现心悸、失眠、多梦、精神萎靡、反应迟钝等症。

心的生理功能主血与藏神两者之间是密切相关的。一方面,心主血,为心藏神提供物质基础;另一方面,心藏神,精神活动又能影响和调节血液运行。所以,在病理情况下,两者常常相互影响。心血不足,可以导致心神不安;心神不安,又可引起血行不畅。

(二) 心与形体官窍的联系

1. 在体合脉　脉,又称脉管,此即指血脉。脉是血液运行的通道,故《素问·脉要精微论》说:"脉者,血之府也"。心主脉,是指全身的血脉皆属于心。如《素问·痿论》说:"心主身之血脉"。《素问·六节藏象论》说:"心者,其充在血脉"。血液运行于脉中,脉对血的运行有约束的作用,心又与脉在结构上直接相连,心气对血液运行有推动的作用。这样,心、脉、血构成了一个相对独立的系统,由于心与脉的共同作用,血液才能营周不休。其中起主要作用的是心,心脏是血液循环的枢纽,心气是推动血液运行的动力,所以说心主脉。心气充盛,脉道通利,血液充盈,才能循行周身,营养各组织器官。若心气不足,血脉空虚,则脉象细弱无力;心气不足,推动无力,或脉道不利,均可导致血行不畅,则可见脉象细涩或结代。

2. 其华在面　其华在面,是指心的功能是否正常,可从面部色泽的变化上反映出来。因为心主血脉,而头面部血脉十分丰富,所以心华在面。如《灵枢·邪气脏腑病形》说:"十二经脉,三百六十五络,其血气皆上于面而走空窍"。如果心气旺盛,血脉充盈,则面部红润光泽,神采奕奕。若心气不足,血脉空虚,则面色淡白无华;心血瘀阻,则可见面色青紫。

3. 在窍为舌　舌的功能是主司味觉、搅拌食物、辅助发音等。心开窍于舌,又称"舌为心之苗",即舌为心之外候,心的功能是否正常可从舌上反映出来。在结构上,心经的别络联系于舌;在生理上,心主血和藏神的功能与舌的色泽、运动、味觉、语言等密切相关。若心的功能正常,那么舌质淡红润泽,舌体柔软灵活,舌的味觉灵敏,语言流利。心有病,亦可在舌上表现出异常。如果心血不足,则舌质淡白,饮食乏味;心血瘀阻,则舌质紫暗或有瘀斑;心火上炎,则舌红糜烂生疮;心神失常,则可见舌卷、舌强、语謇等。

4. 在液为汗　汗是津液通过阳气的蒸腾气化,而从汗孔排出的液体,如《素问·阴阳别论》所说:"阳加于阴谓之汗"。汗是由津液转化而来的,津液在脉内即是血液的重要组成部分,而血液又为心所主,所以说"汗为心之液"。在病理情况下,心气不足,气虚不能固摄津液,可见自汗;心阴亏虚,虚热内生,可见盗汗等。所以说,心在液为汗,实际上包括了心、血、津液、汗之间的复杂关系。

附　心包络

心包络,简称"心包",亦称"膻中",是包裹在心脏外面的包膜,有保护心脏的作用。藏象学说认为,心为"君主之官",不能遭受邪气的侵害。若外邪侵犯心,则由心包代心受邪,如《灵枢·邪客》指出:"心者,五脏六腑之大主也,精神之所舍也。其脏坚固,邪弗能容也。容之则心伤,心伤则神去,神去则死矣。故诸邪之在于心者,皆在于心之包络"。临床上心包受邪所出现的病证,多表现为心主神明功能的失常。如外感热病中出现的高热、神昏、谵语、狂乱等心神失常的病症,称为"热入心包";痰浊引起的神志异常,表现为神志昏糊、意识障碍,称为"痰浊蒙蔽心包"。心包的这些病变,往往是从心论治。

二、肺

肺,位于胸腔,左右各一,在膈膜之上,上连气道。肺覆盖于其他脏腑之上,在五脏六腑中位置最高,故称之为"华盖"。肺上通鼻窍,外合皮毛,与外界环境直接相通,容易受到外邪的侵袭,所以说肺叶娇嫩,不耐寒热,又称之为"娇脏"。

肺的主要功能是主气,主通调水道,朝百脉、主治节。肺在体合皮,其华在毛,开窍于鼻,在液为涕。

肺气的运动特点是宣发和肃降。宣发,即宣通、发散,有向上、向外之义。肃降,即清肃、下降,有向下、向内之义。肺气的宣发与肃降不仅体现在肺的生理活动中,而且同时也是肺进行一切生理活动的基础,两者相互依存、相互制约。在病理情况下,肺失宣发与肺失肃降常常相互影响,同时并见。

（一）肺的主要功能

1. 主气　肺主气的功能包括两个方面:一是主呼吸之气;二是主一身之气。

（1）主呼吸之气:肺主呼吸之气,又称"肺司呼吸",指肺主管呼吸运动,是体内外气体交换的场所。

肺司呼吸,主要依赖肺气的宣发和肃降运动。通过肺气的宣发,呼出体内的浊气;通过肺气的肃降,吸入自然界之清气。肺的呼吸运动,不断地进行吐故纳新,实现体内外气体的交换。肺气宣发肃降正常,则表现为气道畅通,呼吸均匀而和调。如肺气失宣,或肺失肃降,呼吸功能失常,可出现咳嗽、气喘、胸闷等症状。

（2）主一身之气:肺主一身之气,指肺具有主持和调节全身之气的功能。如《素问·五藏生成篇》说:"诸气者,皆属于肺"。

肺主一身之气主要体现在两个方面:一是参与宗气的生成。宗气是由肺吸入的自然之清气和脾运化的水谷之精气相结合而生成的。宗气是整个人体气的重要组成部分,宗气充足与否关系到一身之气的盛衰,所以肺的呼吸功能是否正常,不仅影响宗气的生成,也影响着一身之气的盛衰。二是调节全身气机。气机,指气的运动。肺的呼吸功能,对一身之气的升、降、出、入运动起着重要的调节作用。肺气宣发肃降,呼吸均匀协调,则全身各脏腑经络之气均随着肺有节律的一呼一吸,而运动不止,并保持调畅。肺失宣降,就会导致气的运动不畅,产生种种病变。

肺主气,是以肺的呼吸功能为基础的。肺司呼吸,是宗气生成和全身气机调畅的重要条件。如果肺的呼吸功能失常,势必影响宗气的生成和气的运动,所以说,肺主一身之气的作用,主要取决于肺的呼吸功能。

2. 主通调水道　通,即疏通;调,即调节;水道,指水液输布和排泄的道路。肺主通调水道,是指肺具有疏通和调节水液的输布和排泄的功能,又称"肺主行水"。

肺主通调水道,实际上是肺气的宣发和肃降运动对水液代谢作用的概括。水液摄入人体,经脾的运化,转输于肺,一方面肺气宣发,将水液向上、向外布散,向上行于头面诸窍,向外达于体表皮毛,以濡养各组织器官,其中到达体表者,经体表组织利用后有一部分津液化为汗,从汗孔排出体外,同时呼气时也排出部分水分。另一方面,肺气肃降,将水液向下、向内输布,到达内脏组织器官,发挥其濡养的作用,经内脏组织器官利用后,有一部分水液在肾的气化作用下,转化成尿液,由膀胱排出体外,也有一部分水液在大肠的传导作用下从大便排出。

由于肺为华盖,在五脏六腑中位置最高,又主通调水道,参与水液代谢,所以称"肺为水之上源"。肺气的宣发肃降,对水液的输布与排泄起着重要的作用。如果肺失宣降,通调失职,以致水液的输布、排泄障碍,可发生汗、尿的排泄异常,水湿内停则可形成痰饮、水肿等病变。

3. 朝百脉、主治节　朝,即朝向、聚会的意思;百脉,全身的血脉。肺朝百脉,是指全身的血液都要通过脉聚会于肺,经过肺的呼吸进行气体交换,然后再输布全身。所以,心主血,心气是推动血液运行的基本动力;肺朝百脉,肺气的宣发肃降对血液运行也起着重要的作用,故通常说肺"辅心行血"。

治节,即治理、调节的意思。肺主治节是指肺辅助心,对全身之气、血、津液的治理、调节作用。如《素问·灵兰秘典论》所说:"肺者,相傅之官,治节出焉"。肺主治节的作用,主要体现在四个方面:一是肺司呼吸,治理、调节呼吸运动;二是肺主一身之气,调节全身气机;三是辅心行血,促进血液运行;四是主行水,治理和调节津液的输布和排泄。所以说,肺主治节,实际上是对肺的生理功能的高度概括。

(二) 肺与形体官窍的联系

1. 在体合皮　皮,指皮肤,包括汗孔、毫毛等组织。皮肤覆盖于人体的表面,具有护卫人体、排泄汗液,以及感觉等功能。肺主皮,主要是指肺气宣发,将卫气和津液等营养物质输布至体表,以温养、滋润皮肤,维持其正常的生理功能。其次,皮肤上的汗孔,不仅可以排泄汗液,也可随着肺气的宣降进行着体内外气体的交换,所以说汗孔有"宣肺气"以助呼吸的作用,因而汗孔又称为"玄府"或"气门"。生理情况下,肺气宣发,皮肤得养,则致密润泽,汗液排泄适度,抵御外邪能力较强。如果肺气、肺阴不足,宣发失司,皮肤失养,以致卫表不固,则可出现自汗、易感冒等病症。

2. 其华在毛　毛,即毫毛,毫毛附着在皮肤上面。肺华在毛,是指肺的功能是否正常可以从毫毛上反映出来。因为肺能宣发卫气和津液到达体表,温养、滋润毫毛,所以肺的宣发功能正常,则毫毛润泽而不易脱落;若肺失宣发,毫毛失养,则表现为憔悴枯槁,容易脱落。肺在体合皮,毛附于皮上,又肺华在毛,所以常常合称为"肺主皮毛"。正如《素问·五藏生成篇》所指出:"肺之合皮也,其荣毛也"。

3. 在窍为鼻　鼻为呼吸时气体出入的门户,也是嗅觉器官。鼻与喉相通而下连于肺,肺司呼吸,与鼻息息相通,鼻的嗅觉功能又依赖于肺气的通利,所以说"肺开窍于鼻"。《灵枢·脉度》指出:"肺气通于鼻,肺和则鼻能知香臭矣"。肺气宣畅,鼻窍通利,则呼吸通畅,嗅觉灵敏;肺失宣发,鼻窍不通,则可见呼吸不畅、鼻塞流涕、嗅觉不灵等症。

> 喉也是呼吸之气出入的通道,并且是发音器官,其功能亦受肺气的影响,所以说"肺主喉"。肺气、肺阴充足,肺气通利,则声音清晰洪亮,古人比喻为"金空则鸣"。如肺气、肺阴不足,或邪气壅肺,可致声音嘶哑或失音等症。因此,古人比喻虚证为"金破不鸣",实证为"金实不鸣"。

链接

4. 在液为涕　涕是鼻腔分泌的黏液,有滋润鼻窍的作用。因为肺开窍于鼻,涕由鼻腔分泌,故肺在液为涕。生理情况下,肺气通利、肺阴充足,鼻涕分泌正常。如风寒犯肺,肺气失宣,可致鼻塞流清涕;风热犯肺,肺失肃降,可致鼻塞、涕黄稠浊;燥邪犯肺,肺阴受损,可致鼻腔干燥少涕或无涕等。

三、脾

脾,位于腹腔,在膈之下。《素问·太阴阳明论》说:"脾与胃以膜相连"。

脾是人体饮食物消化、营养物质吸收和转输的主要脏器,人在出生以后生命活动的继续和气血津液的化生,均有赖于脾胃运化的水谷精微,所以称脾为"后天之本"、"气血生化之源"。脾气的运动特点以上升为主,即脾气主升,具体体现于脾主运化的生理功能中。脾的生理特性,与胃相对而言是喜燥恶湿。

脾的主要功能是主运化和主统血。脾在体合肉,主四肢,其华在唇,开窍于口,在液为涎。

(一) 脾的主要功能

1. 主运化 运,即转运、输送;化,即消化、吸收。脾主运化,指脾具有消化饮食物,吸收其中的精微物质和水液,并将其转输至心肺乃至全身的功能。

脾的运化功能,具体表现为运化精微和运化水液两个方面。

(1) 运化精微:饮食由口入胃,经胃的受纳、熟腐,进行初步消化,然后脾进行进一步消化,吸收其中的精微物质,并转输到心肺,通过心肺的气化作用化生气血,敷布周身。脾的运化功能,主要依赖于脾气的推动作用,与脾阳的温煦也有密切关系。脾的运化功能正常,通常称为"脾气健运"。所以,脾气、脾阳充足、运化功能强健,才能为气血的化生提供足够的精微物质,才能保证全身各脏腑组织器官得到充分的营养,以维持正常的生理活动。脾的运化功能失常,称为"脾失健运"。脾气或脾阳不足,脾失健运,消化、吸收功能减弱,可致腹胀、便溏、食欲不振等症,久之则可导致气血的生成不足,甚至影响整个机体的生命活动。

> 由于脾能将吸收的水谷精微向上转输至心肺、头目,所以脾主运化的功能以"升清"为其主要特点,通常称"脾主升清"。升,即由脾上升至心肺、头目;清,即指水谷精微。此外,脾主升清还包括升提内脏,保持内脏位置的相对恒定。如果脾气虚弱,脾失升清,水谷精微不能运化,气血生化无源,可见头晕目眩、神疲乏力等症;脾气虚弱,不能固摄内脏,可见脘腹坠胀、内脏下垂、久泻脱肛等病变,称脾气下陷(或中气下陷)。
>
> **链接**

(2) 运化水液:脾在消化饮食物,吸收精微物质的同时,也吸收其中的水液,并将其转输至心肺,而后输布全身,滋养各脏腑组织器官。所以,脾气健运,既能化生津液,保证全身各脏腑组织器官得到津液的滋养,又能转输水液,防止水液在体内停滞,从而维持人体水液代谢的平衡。脾失健运,运化水液的功能减弱,可致水液的输布障碍,水湿停滞,形成痰饮、水肿等病变。所以古人有"脾为生痰之源"之说,《素问·至真要大论》指出:"诸湿肿满,皆属于脾"。不仅脾的运化功能失常,导致湿从内生,而且外感湿邪,也易困遏于脾,影响脾的运化,所以说脾喜燥恶湿。

2. 主统血 统,即统摄、控制的意思。脾主统血,是指脾具有统摄血液,控制血液在脉中运行,防止其溢出脉外的功能。

脾主统血的功能主要依赖于脾气的固摄作用。如《金匮要略注》说:"五脏六腑之血,全赖脾气统摄"。如果脾气充足,就能固摄血液在脉中流行;脾气虚弱,统摄无权,血逸脉外,就会导致便血、尿血、皮下紫斑以及女子月经过多等多种出血病症,通常称为"脾不统血"。

（二）脾与形体官窍的联系

1. 在体合肉、主四肢　肌肉,泛指机体的肌肉和脂肪组织。它具有保护内脏、主司运动等功能。脾主肌肉,是指肌肉的营养来于脾所运化的水谷精微。脾气健运,水谷精微充足,肌肉得养,则丰满、壮实,运动有力;若脾失健运,水谷精微亏乏,肌肉失养,则可见肌肉消瘦、软弱无力,甚至痿废不用。所以《素问·痿论》说:"脾主身之肌肉"。

四肢,又称"四末"。四肢是肌肉比较集中的地方。脾主四肢,是指四肢同样依赖于脾运化的水谷精微才能维持正常的功能活动。脾气健运,营养充足,则四肢强壮,活动轻劲有力;若脾失健运,四肢失养,则表现为肢体瘦弱、倦怠无力,甚至痿废不用。正因为脾主肌肉、四肢,所以《素问·痿论》指出"治痿独取阳明"。

2. 其华在唇　脾华在唇,是指口唇的色泽变化可以反映脾的运化功能正常与否,如《素问·五藏生成篇》说:"脾之合肉也,其荣唇也"。脾气健运,气血充足,则口唇红润而有光泽;若脾失健运,气血亏虚,则口唇淡白无华,或萎黄不泽。

3. 在窍为口　口,即口腔,包括口唇、齿龈、舌等。口是消化道的起始端,具有咀嚼、尝味、初步消化等功能。脾开窍于口,是指饮食、口味等与脾的运化功能有着密切关系。脾气健运,则食欲良好,口味正常,所以《灵枢·脉度》说:"脾气通于口,脾和则口能知五谷矣"。如脾气虚弱,运化失司,则可见食欲不振、口淡乏味等症;若湿邪困脾,脾运失健,又可见纳呆、口甜或口腻等症。

4. 在液为涎　涎,是唾液中的清稀者。唾液有滋润和保护口腔的作用,进食时分泌较多,可湿润和溶解食物,以利于吞咽和消化。因脾开窍于口,涎又由口腔分泌,所以说"脾在液为涎"。在生理情况下,脾气充足,涎的分泌适量而不外溢。若脾气虚弱,气不摄津,可致涎的分泌异常增多,甚至自口角流出。

四、肝

肝,位于腹腔,横膈之下,右胁之内。

肝的生理特性是主动主升,喜条达而恶抑郁,体阴用阳,故称之为"刚脏",《素问·灵兰秘典论》将其比作"将军之官"。

肝的主要功能是主疏泄和主藏血。肝在体合筋,其华在爪,开窍于目,在液为泪。

（一）肝的主要功能

1. 主疏泄　肝主疏泄,指肝具有疏通全身气机,使之畅达的功能。肝的疏泄功能,关系到全身各脏腑组织器官的功能活动。因为脏腑组织器官的生理活动,依赖于气的升降出入运动,而肝主疏泄,调畅气机,所以肝的疏泄功能正常,则气机调畅,血脉通利,各脏腑组织器官的功能活动正常。若肝的疏泄功能失常,气机失调,就会导致各种病变。

肝的疏泄功能,主要表现在以下几个方面:

（1）促进血液运行和津液代谢:血液的运行和津液的代谢,均依赖于脏腑之气的推动作用,而脏腑之气的调畅,又依赖于肝气的疏泄。所以,肝的疏泄功能正常,气机调畅,便能促使血液营周不休、津液正常代谢,即所谓"气行则血行","气行则水行"。若肝失疏泄,肝气上逆,以致血随气逆,可见面红目赤、头痛头胀、吐血、咯血,甚则卒然昏倒、不省人事等症;肝气郁结,可致血行不畅,形成瘀血,见癥积、局部刺痛等症,或导致津液代谢障碍,水湿内停,形成痰饮、水肿等病变。

（2）促进脾胃的消化吸收：饮食的消化、吸收，主要依赖于脾胃的功能，而肝主疏泄，能促进脾胃的消化、吸收。肝的这种促进作用，具体表现在两个方面：一是调畅脾胃气机。肝主疏泄，使脾胃之气畅达，脾主升清，胃主降浊，升降有序，协调平衡，从而保证饮食的正常消化、吸收。若肝失疏泄，气机失调，影响及脾，以致脾运失健，可见腹胀、腹痛、便溏等症，此称肝气犯脾；影响及胃，以致胃失和降，可见胃脘胀痛、恶心呕吐、呃逆嗳气等症，此称肝气犯胃。二是分泌、排泄胆汁。胆汁有帮助消化的功能，它是肝之余气所化，而且胆汁的分泌和排泄，也依赖于肝的疏泄功能。即肝主疏泄，肝胆之气调畅，胆汁的分泌、排泄才能正常。若肝失疏泄，可致胆汁分泌、排泄障碍，出现胁肋胀痛、食欲不振、口苦、黄疸等症。

（3）调畅情志活动：情志活动属于精神活动的范畴，心主神明，故情志活动应由心所主，但与肝的疏泄功能也有非常密切的关系。因为正常的情志活动，依赖于气机的调畅，而肝的疏泄功能即是疏通气机，所以能调畅情志活动。肝的疏泄功能正常，气机畅达，则情志舒畅，精神愉快，心情开朗，不易抑郁，也不易发怒。若肝失疏泄，就会引起情志活动的异常，主要有两种表现：肝气郁结，可见情志抑郁、多愁善虑、嗳气太息、胸胁或少腹胀痛等症；肝气亢奋，可见急躁易怒、面红目赤、头胀头痛等症。

（4）促进女子行经和男子排精：女子的月经来潮和男子的精液排泄与肝的疏泄功能有密切的关系。肝主疏泄，气机调畅，血脉流通，则月经通调。肝失疏泄，气机郁结，可致月经失调，主要表现为月经周期紊乱，经行乳房、少腹胀痛，甚至发生痛经、闭经、不孕等。由于肝气的疏泄对女子的月经来潮及生殖功能至关重要，所以有"女子以肝为先天"之说。男子的排精，亦依赖于肝气的疏泄，如《格致余论·阳有余阴不足论》说："主闭藏者，肾也；司疏泄者，肝也"，指精液的封藏靠肾，精液的排泄靠肝。肝的疏泄功能正常，则精液排泄通畅；肝失疏泄，则可致排精不畅、生殖功能异常等病症。

2. 主藏血 肝主藏血，指肝具有贮藏血液和调节血流量的功能。肝是人体贮藏血液的主要器官。在生理情况下，肝内贮藏有一定量的血液，一方面濡养肝脏自身，使肝之阴血充足，以制约肝阳，勿使亢逆，利于肝气的冲和条达；另一方面贮藏血液也有防止出血的作用。肝在贮藏血液的基础上，可根据机体生理活动需要，来调节各部分的血流量。当人体活动剧烈或情绪激动时，外周所需血量相应增加，肝就将所贮藏的血液向外周输布，以满足机体活动的需要，这样，肝藏血相应减少；当休息或情绪稳定时，全身活动量小，外周所需血量相应减少，部分血液又归藏于肝脏，因而肝的藏血也相应增加。正如《素问·五藏生成篇》说："人卧血归于肝"。王冰注释说："肝藏血，心行之，人动则血运于诸经，人静则血归于肝脏。何者，肝主血海故也"。

肝藏血功能失常，主要表现为两个方面：一是藏血不足，即肝血不足，以致脏腑组织器官失养，出现头昏目眩、肢体麻木，以及女子月经量少色淡，甚至闭经等症状。二是藏血失职，即肝不藏血，以致多种出血病症，如吐血、衄血、咯血，以及女子月经量多，甚至崩漏等。

■（二）肝与形体官窍的联系

1. 在体合筋 筋，是联结肌肉、骨和关节的一种组织，包括肌腱、韧带等。筋的功能与人体的运动有着密切的关系，由于筋的收缩和弛张，使肢体关节屈伸、转侧运动自如。肝主筋，是指筋依赖于肝之阴血的滋养，才能发挥正常的功能。肝阴、肝血充足，筋得其养，则关节运动灵活，肢体强健有力。若肝阴、肝血不足，筋失所养，则表现为肢体关节运动不灵活，易于疲劳，所以《素问·六节藏象论》称肝为"罢极之本"。

2. 其华在爪 爪，即爪甲，包括指甲和趾甲。由于爪甲为筋延续在外的部分，故称"爪为筋之余"。肝华在爪，是指肝血能营养爪甲，爪甲的荣枯可反映肝血的盛衰，故《素问·五藏生成篇》说:"肝之合筋也,其荣爪也"。肝血充足,爪甲坚韧,红润有光泽;肝血不足,则爪甲淡白、软薄,容易脆裂。

3. 在窍为目　目,是视觉器官,又称精明。肝开窍于目,是指肝与目的关系最为密切。肝的经脉上连于目系,肝之阴血能濡养两目。所以《灵枢·脉度》说:"肝气通于目,肝和则目能辨五色矣"。如果肝阴、肝血不足,目失所养,可见两目干涩、视物不清;肝火上炎,可见目赤肿痛;肝风内动,可见眩晕、两目上视等症。

> 目不仅与肝关系密切,而且与其他内脏也有联系,如《灵枢·大惑论》说:"五脏六腑之精气,皆上注于目而为之精"。具体可将目分成白睛、黑睛、瞳仁、眼睑和两眦五个部分,这五个部分分属于五脏。后世在此基础上发展成了"五轮学说"。即白睛为气轮,属肺;黑睛为风轮,属肝;瞳仁为水轮,属肾;眼睑为肉轮,属脾;两眦为血轮,属心。"五轮学说"对临床眼科疾患的辨证论治具有重要的指导意义。 **链接**

4. 在液为泪　泪,即眼泪,有滋润和保护眼睛的作用。因为肝开窍于目,泪从目出,故泪为肝之液。肝之功能正常,泪液分泌适量而不外溢。如肝阴、肝血不足,则泪液分泌减少,常见两目干涩;肝经湿热蕴结,则可见目眵增多;肝经风热,又可见迎风流泪等症。

五、肾

肾位于腰部,脊柱两侧,左右各一,形如豇豆。如《素问·脉要精微论》说:"腰者,肾之府"。

因为肾藏先天之精,主生殖,为人体生命之本原,故称"肾为先天之本"。肾的生理特性是主闭藏。如《素问·六节藏象论》说:"肾者主蛰,封藏之本,精之处也"。肾的这一生理特性具体体现在肾的生理功能中。

肾的主要功能是藏精、主生长发育与生殖,主水,主纳气,濡养、温煦其他脏腑。肾的这些功能,是肾中精气阴阳作用的结果。肾在体合骨,其华在发,开窍于耳及二阴,在液为唾。

(一) 肾的主要功能

1. 藏精,主生长发育与生殖　肾藏精,是指肾具有贮存、闭藏精气的功能。

精气是构成人体和维持人体生命活动的基本物质。肾所藏之精包括"先天之精"和"后天之精"。先天之精,禀受于父母,与生俱来,藏于肾中,是构成胚胎的原始物质,是生命的本原。如《灵枢·决气》说:"两神相搏,合而成形,常先身生,是谓精"。后天之精,主要指脾胃化生的水谷之精,人出生以后,通过脾胃的运化功能从饮食中摄取。

先天之精和后天之精虽来源不同,但同归于肾,两者相互依存,相互为用。先天之精依赖于后天之精的培育和充养,才能保持旺盛不衰;后天之精不仅以先天之精为基础,而且依赖于先天之精的推动和资助,才能生化不绝。实际上,在肾中先天之精与后天之精已融为一体,共同组成肾中精气。

肾中精气具有促进人体生长发育和生殖繁衍的作用。也就是说,肾主生长发育与生殖主要是肾中精气的作用。其次,与肾阴、肾阳也有一定的关系。

人体从胚胎形成到胎儿出生,从婴幼儿到成年时期的生长发育,再到中老年时期走向衰老,这样在生命过程的不同阶段呈现出的生、长、壮、老、已的变化,都是由肾中精气的盛衰所决定的。人体的生长发育情况,可以从头发、牙齿、骨骼及生殖功能等方面反映出来。在幼年时期,随着肾中精气的逐渐充盛,生长发育也比较迅速,主要表现为头发生长较快、渐渐稠密,牙齿更换,骨骼生长而身体增高等;青年时期,肾中精气比较充盛,身体各组织器官逐渐发育成熟,智齿长出,骨骼长成而达到一定的高度,并开始具有生殖能力;壮年时期,肾中精气最为充盛,常常表现为身体健壮,骨骼强健,精力充沛;老年时期,随着肾中精气的衰减,身体也逐渐衰老,以致出现面色憔悴、发脱齿落、脏腑组织器官功能衰退、生殖功能丧失等一系列表现。可见肾中精气对人体的生长发育有十分重要的作用。如果肾中精气不足,就会影响人体的生长发育,在小儿主要表现为生长发育不良;在成人主要表现为未老先衰,出现形体衰老、发脱齿摇、耳鸣耳聋、腰膝酸软、反应迟钝等。

人的生殖功能也与肾中精气有密切的关系。人出生以后,随着年龄的增长,肾中精气逐渐充盛,到了青年时期,肾中精气已相当充盛,即产生一种叫"天癸"的物质。天癸可促进生殖器官的发育成熟,并维持正常的生殖机能。于是,男子有精液排泄,女子有月经来潮,也就具备了生殖能力。进入老年时期,由于肾中精气逐渐衰减,天癸的产生也日渐减少,以至竭绝,生殖功能就随之衰退,直至最后完全丧失。如果肾中精气不足,就会影响人体的生殖功能,可见生殖器官发育不良、性功能低下、男子不育、女子不孕等表现。

实际上,人的生殖功能与整个机体的生长发育是密切联系的,并且两者的变化都取决于肾中精气的盛衰。

2. 主水 肾主水,指肾具有主管人体水液代谢的功能。

人体的水液代谢,包括水液的生成、输布和排泄,是由多个脏腑共同参与完成的复杂的生理过程。肾主水的功能,包括两方面:一是直接参与水液的输布和排泄;二是对其他参与水液代谢的脏腑的功能起推动和促进作用。肾主水主要依赖于肾阳肾气的气化作用。肾的气化功能正常,则分清泌浊,开合有度,使清者重新上升,复归于心肺,布散全身;浊者转化为尿液,下输膀胱,排出体外,以维持体内水液代谢的平衡。如果肾阳肾气虚弱,气化失司,就会引起水液代谢障碍,气虚失固,可见小便清长,或遗尿,或尿失禁等;气化不利,可见小便不利,或尿少、尿闭,甚至水肿等症。

此外,水液代谢还与脾、肺、三焦、膀胱等脏腑功能密切相关,而肾不仅本身对水液有气化功能,而且对脾、肺等脏腑的功能有推动和促进的作用。所以说,肾主管整个水液代谢。

3. 主纳气 纳,有受纳、固摄的意思。气,是指肺所吸入的自然之清气。肾主纳气,指肾具有摄纳肺所吸入的自然之清气的功能。

人的呼吸运动虽为肺所主,但还必须得到肾主纳气的帮助。肺司呼吸,吸入自然之清气,肃降下达于肾,由肾气摄纳、潜藏,这样才能使呼吸具有一定的深度,以利于体内外气体的交换。所以,《类证治裁·喘证论治》说:"肺为气之主,肾为气之根,肺主出气,肾主纳气,阴阳相交,呼吸乃和"。若肾气虚弱,不能摄纳肺所吸入之清气,就会出现呼吸表浅、呼多吸少、动辄气喘等病症,此称作"肾不纳气"。

4. 濡养、温煦其他脏腑 肾阴、肾阳是全身阴阳的根本,肾阴又称元阴、真阴,对机体各脏腑组织有濡养作用;肾阳又称元阳、真阳,对机体各脏腑组织有温煦作用。所以,在病理情况下,肾阴、肾阳不足,可导致其他脏腑阴虚、阳虚,如肾阴虚,可致肝阴虚、心阴虚、肺阴虚等;肾阳虚,可致脾阳虚、心阳虚等。反之,其他脏腑阴虚、阳虚,日久也可累及肾,耗损肾阴、肾阳,此即《景岳全书》所谓"五脏之伤,穷必及肾"。

(二) 肾与形体官窍的联系

1. 在体合骨 骨,即骨骼,是人体的支架,供肌肉附着,是肌肉运动的杠杆,并且还有保护内脏的作用。肾主骨,是指骨的营养来源于肾。肾藏精,精生髓,髓居于骨中即为骨髓,骨髓对骨有滋养作用。肾精充足,骨髓充盈,骨骼得到骨髓的滋养,则强劲坚固,肢体活动有力。若肾精不足,骨髓空虚,骨骼失养,则可见小儿骨骼发育不良、囟门迟闭、骨软无力,老年人腰膝酸软、易骨折等症。

齿为骨之余,是指齿与骨同出一源,也依赖于肾精的充养。牙齿是人体最硬的器官,具有磨碎食物、辅助发音的功能。肾中精气充盛,则牙齿坚固、不易脱落;肾中精气不足,则小儿牙齿生长缓慢,成人牙齿易于松动、脱落。可见,牙齿的生长、脱落与肾中精气的盛衰有密切关系,所以《万病回春》说:"齿者,肾之标,骨之余也"。

2. 其华在发　肾其华在发,是指肾精充足与否可显露于头发。因为头发依赖于肾精的充养,所以,头发的生长与脱落、润泽与枯槁,常常反映肾精的盛衰。在幼年时期,随着肾精的逐渐充盛,头发生长快而密;青壮年时期,肾精比较充盛,所以头发浓密乌黑而有光泽;老年时期,肾精渐亏,则头发花白、枯槁,容易脱落。若肾精不足,头发失养,小儿可见头发生长迟缓,或稀疏枯黄;成人可见头发干枯没有光泽,或过早地发白,易于脱落。头发也依赖于血的营养,所以说"发为血之余"。

3. 在窍为耳及二阴　耳是人体的听觉器官。耳的听觉功能灵敏与否,与肾中精气的盛衰密切相关。《灵枢·脉度》曰:"肾气通于耳,肾和则耳能闻五音矣"。肾中精气充足,髓海充盈,濡养耳窍,则听觉灵敏。如肾中精气虚衰,髓海空虚,耳失所养,则听力减退,或见耳鸣、耳聋等。老年人每多出现听力下降,就是因为肾中精气衰减的缘故。

二阴,即前阴和后阴。前阴,包括尿道和外生殖器,是人体排尿和生殖的器官。肾与人体的生殖机能及尿液排泄的关系,在其生理功能中已详述,此不再重复。后阴,即肛门,是人体排泄粪便的通道。粪便的排泄虽是大肠的传导功能,但与肾阴、肾阳也有密切关系。即肾阳可温煦脾阳,以助脾运化;肾阴可濡润肠腑,使排便通畅。因此,肾阳虚弱,火不暖土,可出现五更泄泻;肾阴亏虚,肠道干枯,可出现大便干结;肾气不足,固摄无权,又可见大便失禁、久泻滑脱等症。

4. 在液为唾　唾与涎同为唾液,唾是其中较稠厚的部分。由于肾的经脉上夹舌根通舌下,通常认为唾为肾精所化,所以说肾在液为唾。若肾精亏虚,可致唾少咽干;肾虚水泛,可致唾多、清冷。古代气功家常用吞咽唾液的方法以养肾精,并将这种方法叫做"饮玉浆"。

附　命门

命门,即生命的关键、根本的意思。

"命门"一词,首见于《内经》。《灵枢·根结》曰:"命门者,目也"。自《难经》提出"左肾右命门"之说,始将命门与肾联系起来,并逐渐形成了命门学说。历代医家对命门的部位及功能,有许多不同的见解。一般认为,命门为水、火之宅,命门之火即肾阳,命门之水即肾阴。肾阴、肾阳是人体阴阳的根本,故称之为命门是强调了肾的阴阳在生命活动中的重要性。

第2节　六　腑

六腑,包括胆、胃、小肠、大肠、膀胱和三焦。六腑共同的功能特点是受盛和传化水谷,主要关系到饮食的消化、精微物质的吸收和糟粕的排泄。

六腑"传化物",泻而不藏,具有通降下行的生理特性,所以说"六腑以降为顺"、"六腑以通为用"。

饮食在被传导的过程中,要经过七道关隘,《难经》称为"七冲门"。如《难经·四十四难》说:"唇为飞门,齿为户门,会厌为吸门,胃为贲门,太仓下口为幽门,大肠小肠会为阑门,下极为魄门,故曰七冲门也"。

链　接

一、胆

胆位于右胁,附于肝下,内贮胆汁。胆汁味苦,是一种黄绿色的液体,又称精汁、清汁,所以胆又被称为"中精之府"、"中清之府"。

胆的主要功能是贮存和排泄胆汁。胆汁来源于肝,是肝之余气溢入于胆而成。胆不仅贮存胆汁,而且在肝气的疏泄作用下,将其泄入肠中,以帮助食物的消化。所以,胆汁的生成和排泄均受肝的疏泄功能的影响。若肝失疏泄,胆汁排泄障碍,就会影响饮食的消化吸收,出现胁痛、口苦、食欲不振、腹泻以及黄疸等病变。

二、胃

胃位于腹腔上部,上连食管,下通小肠。胃,又称胃脘,分上、中、下三部。胃的上部称上脘,包括贲门;胃的下部称下脘,包括幽门;上、下脘之间的部分即胃体部称中脘。

胃的主要功能是受纳和腐熟水谷。受纳,即接受、容纳的意思。腐熟,是指胃对饮食物初步消化的作用。饮食由口食入,经过食道,容纳于胃,在胃中进行初步消化,形成食糜,然后下传小肠。因为胃主受纳水谷,而水谷精微是化生气血的主要物质基础,所以胃又被称为"太仓"、"水谷之海"、"水谷气血之海"。如《灵枢·玉版》说:"人之所受气者,谷也;谷之所注者,胃也。胃者,水谷气血之海也"。因此,在临床诊治疾病时,必须十分重视保护卫气。

胃主受纳和腐熟的功能,除与胃阴的滋润作用有关外,主要依赖于胃气的推动作用。胃气的运动特点是"降",即胃对饮食进行初步消化后,必须将其下降于小肠。胃气要"降",首先必须"通",即胃对饮食物的传导必须畅通。所以说胃"以降为顺"、"以通为和"、"胃主通降"。胃主通降,才能受纳、熟腐水谷,并将食糜下降于小肠。胃失通降,就会导致各种病理变化。胃气不和,食物不能消化,可见胃脘胀痛、纳呆厌食、嗳腐吞酸等症;胃气不降,反而上逆,可见恶心、呕吐、嗳气、呃逆等症。

三、小　　肠

小肠位于腹中,是一个相当长的管道器官。其上口在幽门处与胃相接,其下口在阑门处与大肠相接。

小肠的主要功能是受盛化物和泌别清浊。受盛化物,指小肠接受胃下传的初步消化过的食物,并进行进一步的消化。所以《素问·灵兰秘典论》说:"小肠者,受盛之官,化物出焉"。泌别清浊,是指小肠对食物进一步消化以后,将其中的清者即水谷精微吸收,再经脾气的转输,输送到心肺,化生气血,布散周身;浊者即食物糟粕,则继续向下经阑门传入大肠。小肠的受盛化物和泌别清浊,实际上就是对饮食物的消化、吸收。小肠的消化吸收功能,在藏象学说中,往往归属于脾主运化的范围之内。小肠功能失常,消化吸收障碍,出现腹胀、腹痛、肠鸣、便溏等症,则属于"脾失健运",临床常用健脾助运的方法进行治疗。

小肠的吸收功能与尿量有一定关系。因为小肠在吸收水谷精微的同时,也吸收大量的水液,参与水液的代谢,故《灵枢·经脉》有"小肠主液"之说。若小肠吸收功能良好,则大便成形,小便通畅;若小肠吸收功能障碍,则可见腹泻便稀、小便短少等症。所以临床上治疗泄泻可用"利小便即所以实大便"的方法。

四、大　肠

　　大肠也居于腹中,是一个管道样的器官。其上口在阑门处与小肠相接,其下端连着肛门。肛门又称"魄门"。

　　大肠的主要功能是传化糟粕。大肠接受小肠下传的食物残渣,并继续把它向下传导,在传导的过程中吸收其中的部分水分,使其形成粪便,最后排出体外。所以《素问·灵兰秘典论》说:"大肠者,传道之官,变化出焉"。由于大肠能吸收食物残渣中的部分水分,故有"大肠主津"之说。大肠传化糟粕的功能失常,主要表现为排便的异常,可见大便秘结或腹泻等症。

五、膀　胱

　　膀胱位于小腹中央,是一个囊状的器官,其上有输尿管与肾相连,其下与尿道相接。

　　膀胱的主要功能是贮存和排泄尿液。尿液为津液所化,即人体代谢后多余的水液及废物,经肾的气化作用生成尿液,下输于膀胱,由膀胱暂时贮存。当膀胱中的尿贮存到一定量时,便从尿道排出体外。如《素问·灵兰秘典论》说:"膀胱者,州都之官,津液藏焉,气化则能出矣"。在病理情况下,膀胱气虚失固,可见尿频、遗尿,或尿失禁;膀胱气化不利,则可见排尿不畅、尿少,甚至尿闭等症。

六、三　焦

　　三焦是上焦、中焦、下焦的合称。对于三焦的概念历来有"有形"和"无形"之争。即使是"有形"论者,对三焦形态的看法也不尽相同。对三焦生理功能的认识,基本上是一致的。

（一）三焦的主要功能

　　1. 通行元气　元气是人体最根本的气,是生命活动的原动力。元气根源于肾,通过三焦布达于全身,从而激发和推动各脏腑组织器官的功能活动。如《难经·六十六难》说:"三焦者,原气之别使也,主通行三气,经历于五脏六腑"。

　　2. 运行水液　人体的水液代谢,是由肺、脾、肾等多个脏腑协同完成的。水液入口,经脾的运化,上输于肺;肺通调水道,将水液输布全身;肾司气化,分清泌浊,如此水液在体内的运行,都必须以三焦为道路。所以《素问·灵兰秘典论》说:"三焦者,决渎之官,水道出焉"。决,疏通的意思;渎,指沟渠。决渎,即疏通水道。就是说,三焦是水液运行的通道。如果三焦水道不利,就可出现尿少、水肿等津液代谢失常的病变。

（二）三焦部位的划分及其功能特点

　　用上、中、下三焦来划分人体的部位:上焦是指横膈以上的胸部及头面部,中焦是指横膈以下、脐以上的上腹部,下焦是指脐以下的下腹部。

　　上、中、下三焦的功能特点,实际概括了相应部位的某些内脏的功能特点。

　　上焦如雾:上焦包括心、肺两脏。上焦如雾,是指心肺将精气宣发、布散全身,如雾露一样。所以《灵枢·决气》指出:"上焦开发,宣五谷味,熏肤、充身、泽毛,若雾露之溉"。

　　中焦如沤:中焦包括脾、胃、肝、胆等脏腑。中焦如沤,主要概括了脾胃以及肝胆消化饮食,吸收和输布水谷精微以化生气血的生理功能。

下焦如渎：下焦主要包括大小肠、肾和膀胱等脏腑。下焦如渎，主要概括了大小肠、肾和膀胱排泄二便的生理功能。

第3节　奇恒之腑

奇恒之腑，包括脑、髓、骨、脉、胆、女子胞六种组织器官。奇恒之腑在形态上多属中空有腔与六腑相似，在功能上又是贮藏精气与五脏相似，故称之为"奇恒之腑"。其中的胆，形态中空，并参与六腑"传化物"的过程，故属于六腑；但胆不直接容纳水谷，内藏有精汁，与五脏藏精气相似，故又属于奇恒之腑。

奇恒之腑中的脉、骨、髓、胆在本章五脏六腑中已述及，所以这里只介绍脑和女子胞。

一、脑

脑位于头颅内，由髓汇聚而成，故《素问·五藏生成篇》说："诸髓者，皆属于脑"。《灵枢·海论》说："脑为髓之海"。

（一）脑的主要功能

1. 主宰生命活动　脑是人体生命活动的中枢，能主宰人体的一切生命活动。《素问·刺禁论》说："刺头，中脑户，入脑，立死"。说明脑是生命活动的中枢所在，若针刺得太深，损伤了生命中枢，就会危及生命。如果脑的功能正常，能主宰全身，各脏腑组织器官在脑的统领下，各司其职，又相互配合，那么人体的生命活动健旺。

2. 主管精神活动　人的意识、思维、情志活动等，都是客观外界事物反映于脑的结果。如明代李时珍在《本草纲目》中指出："脑为元神之府"。清代汪昂在《本草备要》说："人之记性，皆在脑中"。清代王清任在《医林改错·脑髓说》中更明确指出："灵机记性不在心在脑"。这些都说明脑主管人的精神活动。脑主管精神活动的功能正常，则精神振奋，意识清楚，思维敏捷，记忆力强，情志正常。反之，脑的功能失常，则可见精神萎靡、意识模糊、思维迟钝、健忘、情志异常，或精神错乱、狂躁妄动、举止失常等症。

3. 主管感觉和运动　早在《内经》中即将人的视觉、听觉等感觉功能归属于脑。如《灵枢·海论》说："髓海不足，则脑转耳鸣，胫痠眩冒，目无所见，懈怠安卧"。后来，人们又进一步认识到人的听、视、嗅等感觉功能及舌的语言功能与脑密切相关。如《医学原始》说："五官居于身上，为知觉之具。耳目口鼻聚于首，最高最显，便与接物。耳目口鼻之所导入，最近于脑，必以脑先受其象而觉之，而寄之，而剖之，而存之也"。《医林改错·脑髓说》也说："两耳通脑，所听之声归于脑"；"两目系如线长于脑，所见之物归于脑"；"鼻通于脑，所闻香臭归于脑"；小儿"至周岁，脑渐生……舌能言一二字"。肢体的运动也属脑主管。脑主管感觉和运动的功能正常，则表现为耳目聪明、嗅觉灵敏、语言流畅、肢体运动自如等。若其功能失常，则可见耳目失聪、嗅觉不灵、语言謇涩、肢体运动障碍等。

（二）脑与五脏的关系

在藏象学说中，强调以五脏为中心，因而将脑主管精神活动的功能分属于五脏。如《素问·宣明五气篇》说："心藏神，肺藏魄，肝藏魂，脾藏意，肾藏志"。《素问·阴阳应象大论》说："人有五脏化五气,以生喜、怒、悲、忧、恐"。在五脏中,又以心、肝、肾三脏与脑的关系尤为密切。这是因为心藏神,主管精神活动;肝主疏泄,调畅情志活动;肾藏精,生髓充脑。

二、女 子 胞

女子胞,又称胞宫、子宫,是女性生殖器官。女子胞位于小腹部,在膀胱之后,直肠之前,下口与阴道相连,呈倒置的梨形。

（一）女子胞的主要功能

1. 主持月经　月经,又称月信、月事,是子宫周期性出血的生理现象。女子从 14 岁左右开始,随着肾中精气的充盛,产生天癸,女子胞等生殖器官发育成熟,便有月经按时来潮。到了 49 岁左右的时候,随着肾中精气的衰减,天癸的产生减少直至竭绝,月经也逐渐紊乱,乃至停止来潮,称为"绝经"。

2. 孕育胎儿　女子胞发育成熟后,月经按时来潮,也就具备了生殖能力。如果受孕,月经就停止来潮,大量的气血汇聚于子宫,以养育胎儿,直至分娩。可见,女子胞是胎儿在母体内发育的场所。

（二）女子胞与脏腑经络的关系

女子胞主持月经和孕育胎儿的功能,是一个复杂的生理过程,主要与以下脏腑经络有关:

1. 肾中精气的作用　女子胞的发育成熟及生殖机能的维持,主要依赖于肾中精气的作用。青年时期,由于肾中精气的充盛,产生了天癸;天癸产生后,又促进生殖器官的发育成熟。女子胞发育成熟了,就开始有月经来潮,也具有了生殖能力。女子进入老年期后,由于肾中精气日渐减少,天癸衰少以至竭绝,月经也逐渐停止来潮,并失去生殖能力。

2. 冲、任二脉的作用　冲、任二脉同起于胞中,其中冲脉能调节十二经脉的气血,有"冲为血海"之说;任脉为"阴脉之海","任主胞胎"。所以女子胞的功能,亦离不开冲任二脉的作用。人体的气血由于冲任二脉的调节,下注胞宫,发生月经,或养育胎儿。若冲、任二脉气血亏少,可致月经失调、闭经、生殖机能障碍等病变。

此外,女子胞的生理功能还与心、肝、脾等脏有密切的关系。因为不管是月经来潮,还是孕育胎儿,都需要血液,而心主血,推动血液运行;肝主疏泄,调畅气机,促进血液运行,肝又主藏血,调节血流量;脾主运化,为气血生化之源,又主统血,固摄血液,因此心、肝、脾三脏的功能失调,均可影响女子胞的生理功能。

附　精室

精室,又名精宫,是男子独有的生殖器官。精室的主要功能是化生和贮藏精液,生殖繁衍。如《医经精义》说:"女子之胞,男子为精室,乃血气交会,化精成胎之所"。精室的功能与肾中精气的盛衰有密切关系。

第 4 节　脏腑之间的关系

脏腑之间的关系是整体观念在藏象学说中的具体体现。五脏六腑虽然各有各的生理功能,但它们之间不是彼此孤立的,而是密切联系的。脏腑之间的联系除表现在结构上的相互沟通外,更主要的是表现为生理功能上的相互协调、相互为用,病理上也常常互相影响。脏腑之间的关系,主要有三方面的内容:脏与脏、腑与腑以及脏与腑之间的联系。

一、脏与脏的关系

五脏之间的关系,不能仅局限于用五行生克乘侮的理论来分析,更重要的是以各脏的生理功能为依据阐述其间的关系,这样对临床的诊断、治疗更具有实际意义。

(一) 心与肺

心与肺的关系,主要体现在心主血与肺主气之间的相互依存关系,亦即气血之间的相互依存关系。

肺主气,又朝百脉,辅心行血,可促进心脏推动血液运行;心主血,运行血液营养于肺,以维持肺主气的功能。因此,心肺功能正常,则气血和调。又因为宗气积聚于胸中,温养心肺,贯心脉以行气血,走息道以司呼吸,所以宗气是联结心主血和肺主气的中间环节。

在病理情况下,心与肺的病变可相互影响。如肺气虚弱,或邪气犯肺,肺失宣降,可影响心的行血功能,出现胸闷、心悸、唇舌青紫等心血瘀阻症状;反之,心气不足,血行无力,也会引起肺的呼吸功能失常,出现咳嗽、气喘、胸闷等病症。

(二) 心与脾

心与脾的关系,主要体现在血液的生成及运行方面。

心主血又生血,心血供养于脾,以保证脾的运化功能。脾主运化,消化饮食物,吸收水谷精微,以奉心"化赤"。脾气健运,才能心血充盈。若心血不足,不能营养于脾,可致脾运失健;而脾气虚弱,运化失职,亦可导致心血不足。两者都可形成心脾两虚之证,临床常见面色无华、心悸、失眠、多梦,以及食少、腹胀、便溏等症。

心主血,心气是推动血液运行的动力;脾主统血,脾气充足,可固摄血液循行于脉中,故两者互相配合,共同维持血液的正常循行。若心气不足,行血无力,或脾气虚弱,血失统摄,均可导致血行失常,前者多见气虚血瘀,后者多为气虚失血。

(三) 心与肝

心与肝的关系,主要体现在血液运行及精神情志方面。

心主血,心气推动血液运行全身;肝主疏泄,促进血液运行,肝又主藏血,贮藏血液、调节血流量。两者不仅相互协同,而且相互依存。在病理情况下,心血不足与肝血亏虚常常互相影响,以致形成心肝血虚,出现面色无华、心悸、头昏、目眩、肢体麻木、妇女月经量少等症状。

心藏神,主管精神活动;肝主疏泄,调畅情志活动。心神正常,有助于肝气疏泄;情志舒畅,亦有利于心神安宁。所以,两者在精神情志活动方面也是相互协同、相互依存的关系。在病理情况下,心神不安可影响肝之疏泄,肝失疏泄,情志异常,也往往会导致心神不安,而出现心烦、失眠、急躁易怒、头胀头痛等症状。

（四）心与肾

心与肾的关系，主要体现在水火既济与精血互化两方面。

心属火，位于上焦；肾属水，位于下焦。心火必须下降于肾，以温煦肾阳，使肾水不寒；肾水必须上济于心，以滋养心阴，使心火不亢。由于心肾阴阳之间的上下交通、互济，维持着两脏阴阳的协调平衡。这种关系被称为"心肾相交"或"水火既济"。若肾阴不足，不能上济心阴，以致心火偏亢，可见心烦、失眠、心悸、眩晕、耳鸣、腰膝酸软等症，此属于"心肾不交"。

心主血，肾藏精。心血可充养肾精，肾精又能化生心血，心血与肾精之间，是相互资生、相互转化的密切关系。在病理情况下，心血不足与肾精亏损可相互影响，出现心悸、失眠、多梦、健忘、耳鸣、腰膝酸软等心肾两虚的症状。

（五）肺与脾

肺与脾的关系，主要体现在宗气的生成与水液代谢两方面。

肺司呼吸，吸入自然之清气；脾主运化，吸收、转输水谷之精气。自然之清气与水谷之精气在胸中相结合，生成宗气。所以说，宗气的生成依赖于肺脾两脏的协同作用。如果脾气虚弱，运化失司，或肺气虚弱，呼吸不利，皆可导致宗气的生成不足，形成气虚，出现少气懒言、语音低微、咳喘无力，以及食少、腹胀、便溏等症状。

脾主运化，能吸收和转输水液；肺主通调水道，能疏通和调节水液的输布与排泄，肺脾两脏在津液代谢中密切配合。如果脾气虚弱，运化失健，或肺失宣降，通调失职，都可导致水液代谢障碍，水湿内停，酿生痰饮，可见痰多、咳喘、尿少、水肿等症，所以有"脾为生痰之源，肺为贮痰之器"之说。

（六）肺与肝

肺与肝的关系，主要体现在气机升降的调节方面。

肺主一身之气，司呼吸而调节气机；肝主疏泄，疏通、调畅全身气机。肺气肃降，以下降为顺；肝气升发，以上升为宜。并且，肺气的肃降与肝气的升发是相反相成的。肺肝两脏密切配合，升降协调，相互制约，对全身气机的调畅起着十分重要的作用。在病理情况下，若肝气郁结，气郁化火，气火上逆，灼伤肺阴，可见面红目赤、急躁易怒、咳嗽胸痛，甚则咯血等症，称作"肝火犯肺"或"木火刑金"。相反，燥热伤肺，肺失清肃，也可累及于肝，以致肝失疏泄，气机不利，常常在咳嗽的同时，出现胸胁胀痛、烦躁易怒等症。

（七）肺与肾

肺与肾的关系，主要体现在水液代谢、呼吸运动等方面。

肺为水之上源，肾为主水之脏，两者协同维持水液的正常代谢。肺气宣发肃降，通调水道，有助于肾的气化功能；而肾主管水液代谢，又能促进肺主行水。两者之间又是互相依存的关系。在病理情况下，肺之通调失常和肾之气化不利，可互相影响，导致水液代谢障碍，常见水肿、尿少及咳嗽、气喘、腰酸膝软等症状。

肺司呼吸，肾主纳气，两者共同维持呼吸功能。呼吸运动虽为肺所主，但必须依赖肾主纳气的协助，才能保证呼吸的深度。肾气充盛，能摄纳清气，则有助于肺气的肃降；而肺气肃降也有利于肾之纳气。所以说"肺为气之主，肾为气之根"。在病理情况下，肺气虚弱，不能肃降，久必及肾,或肾气亏虚,摄纳无权,均可导致肾不纳气,出现呼吸表浅、动辄气喘等症状。

(八) 肝与脾

肝与脾的关系,主要体现在饮食的消化和血液运行方面。

肝主疏泄,调畅脾胃气机,并分泌、排泄胆汁,促进脾胃的消化、吸收;脾主运化,吸收水谷精微,化生气血,濡养于肝,使肝气冲和条达,有利于肝的疏泄功能。若肝气郁结,横逆犯脾,脾运失健,可见情志抑郁、胁肋胀痛、腹胀、便溏等症。脾失健运,生湿化热,湿热熏蒸肝胆,肝之疏泄失常,可见食欲不振、腹胀便溏、胁痛、黄疸等症。

肝主藏血,贮藏血液,调节血流量,又主疏泄,促进血液运行。脾主统血,控制血液行于脉中。两者共同维持血液正常运行。肝不藏血,或脾失统血,均可导致血液运行失常,出现多种出血病症。

(九) 肝与肾

肝与肾的关系,有"肝肾同源"、"乙癸同源"之说,主要体现在精血同源、藏泄互用及阴液互滋三方面。

肝藏血,肾藏精,肝血能充养肾精,肾精又可以滋养肝血,肝血与肾精之间的相互滋生和相互转化的关系,称为"精血同源"。在病理情况下,肝血不足与肾精亏虚常常相互影响,以致出现头昏目眩、耳鸣耳聋、腰膝酸软等肝肾精血两亏之证。

肝主疏泄,肾主闭藏,疏泄与闭藏,相互制约,相互为用,共同调节着女子的月经来潮和男子的排精等功能。若肝肾藏泄失调,可见女子月经失调,男子遗精、滑泄等症。

肝阴与肾阴之间也是息息相通、相互滋生的关系。若肾阴不足,可致肝阴不足;肝阴不足,日久影响及肾,两者均可形成肝肾阴虚,阴虚不能制阳,肝阳上亢,可见面红目赤、急躁易怒、烦热盗汗、眩晕耳鸣、腰膝酸软等症。

(十) 脾与肾

脾与肾的关系,主要体现在先后天相互促进和水液代谢方面的协同作用。

脾主运化,为后天之本、气血生化之源;肾为先天之本,藏精、主生长发育与生殖。脾吸收的水谷精微可充养肾精,使其保持旺盛;肾阳可温煦脾阳,促进脾的运化。因此,先天促后天,后天养先天,脾与肾之间相互资助,相互促进,共同维持着人体的生命活动。脾气虚弱,脾运失健,可致肾精不足,表现为食少、腹胀、便溏、腰酸、耳鸣等症;而肾阳不足,火不暖土,可致脾阳虚弱,脾运失健,表现为形寒肢冷、腹部冷痛、下利清谷或五更泄泻等症。

脾主运化水液,参与水液的生成和输布;肾主水,司气化,分清泌浊。脾肾两脏相互协同,共同参与水液代谢过程。在病理情况下,脾运失健,或肾之气化不利,均可导致水液代谢障碍,出现尿少、水肿、痰饮等症。

二、腑与腑的关系

六腑的主要生理功能是受盛和传化水谷,所以六腑之间的关系,主要体现在饮食的消化、吸收及糟粕的排泄过程中的相互协同作用。

饮食由口入胃,经胃的受纳腐熟,下传于小肠。小肠接受胃下传的初步消化过的食物,进行进一步的消化,其间有胆排泄胆汁入肠以帮助消化。小肠泌别清浊,吸收水谷精微,由脾上输心肺,化生气血以营养全身;糟粕继续下传入大肠。大肠主传导变化,吸收食物残渣中的部分水分,形成粪便而后排出体外。被人体利用后的水液,经肾的气化作用生成尿液,下归膀胱,由膀胱排出体外。三焦之气贯通上下,所以与消化、吸收、排泄等过程均有关。可见,六腑在传化水谷的过程中是有分工的,消化主要是胃、小肠和胆的作用;吸收主要是小肠,其次大肠也吸收了部分水分;排泄则是膀胱和大肠的作用。

在病理情况下,六腑的病变常常相互影响。如胃有实热,消灼津液,可致大肠传导不利,大便秘结;而大肠腑气不通,肠燥便秘,亦可导致胃失和降,胃气上逆,可见恶心、呕吐等症。又如胆失疏泄,常可影响及胃,导致口苦、食少、恶心、胁痛、黄疸等症;影响及小肠,则可见腹胀、腹泻等症。

三、脏与腑的关系

脏与腑的关系,主要指脏腑阴阳表里配合关系。因为脏属阴,腑属阳,阴主里,阳主表,所以一脏一腑、一阴一阳、一表一里互相配合,就形成了脏腑之间的密切关系。这种关系,也称为"脏腑相合"。脏腑相合的主要依据有三:结构上通过经脉相互络属,生理功能上相互配合,病理上相互影响。

（一）心与小肠

心主血,运行血液以滋养小肠;小肠受盛化物,吸收水谷精微以化生心血,两者存在着相互依赖的关系。在病理情况下,心与小肠的病变可相互影响,常常表现为心火亢盛,可下移于小肠,出现尿少、尿赤、尿痛等症;或小肠有热,亦可上炎于心,出现心烦、舌红、口舌糜烂等症。

（二）肺与大肠

肺主肃降,大肠主传导。肺气清肃下降,津液布散,濡润肠腑,则有利于大肠的传导;而大肠的传导正常,也有利于肺气的肃降。所以肺气肃降与大肠传导功能之间是相辅相成的。病理上,肺失肃降,津液不能下行,以致大肠传导失司,可见肠燥便秘等症;反之,大肠腑气不通,亦可影响肺气肃降,出现胸闷、气喘等症。

（三）脾与胃

脾与胃是饮食物消化吸收的主要脏器,同为后天之本、气血生化之源,因此两者在生理上的关系非常密切。脾与胃的关系,主要体现在以下三个方面:

1. 纳运协调　胃主受纳、腐熟,脾主运化,两者相互协作,又相互依存。饮食摄入人体,首先由胃受纳、腐熟,胃的受纳、熟腐是脾主运化的基础和前提;而脾主运化,进一步消化、吸收并转输精微,又是适应胃继续受纳的需要。两者密切配合、纳运协调,才能保证消化吸收功能的正常进行。若胃气失和,可影响脾的运化,脾运失健,也可影响胃的受纳、熟腐,从而出现纳少、脘痞、腹胀、便溏等症状。

2. 升降相因　脾胃居于中焦,为气机升降之枢纽。脾气宜升,胃气宜降,两者相反相成。脾主升清,能将水谷精微向上转输至心肺;胃主降浊,能将初步消化的食物下降于小肠,使糟粕得以下传和排泄。脾胃之气一升一降,升降相因,保证其纳运功能的正常进行。如《临证指南医案·脾胃》说:"脾宜升则健,胃宜降则和"。若胃失和降,可致脾失升清,脾气下陷,也可导致胃失和降,甚至上逆,升降失调,则可见脘腹胀满、头晕目眩、泄泻、呕吐、呃逆、内脏下垂等症。如《素问·阴阳应象大论》指出:"清气在下,则生飧泄;浊气在上,则生䐜胀"。

3. 燥湿相济 脾喜燥恶湿,胃喜润恶燥,两者燥湿相济。脾为脏,属阴,以阳气用事,脾阳旺则能运化升清,而湿邪容易困遏脾土,故脾喜燥恶湿;胃为腑,属阳,赖阴液滋润,胃阴足才能受纳腐熟降浊,而燥邪容易损伤胃津,故胃喜润恶燥。如《临证指南医案·脾胃》说:"太阴湿土,得阳始运;阳明燥土,得阴自安。以脾喜刚燥,胃喜柔润也"。脾胃虽然燥湿之性相反,但又是相互制约,相互为用的。脾胃燥湿相济,才能保证纳运、升降协调。如果胃燥阴伤,亦可影响及脾,出现口渴、纳少、腹胀、便秘、消瘦等症。湿邪困脾,亦可影响及胃,出现纳呆、脘痞、呕恶、苔腻等症。

(四) 肝与胆

肝与胆在生理上的关系,主要体现在肝胆同主疏泄方面。肝主疏泄,分泌和排泄胆汁;胆附于肝,贮存和排泄胆汁。由于肝胆的共同作用,胆汁才能排泄入肠,帮助消化。在病理情况下,肝失疏泄,就会影响胆汁的分泌与排泄;反之,胆汁排泄不畅,也可影响肝之疏泄,出现胁肋胀痛、食欲不振、口苦、黄疸等肝胆同病的症状。

(五) 肾与膀胱

肾与膀胱在生理上的关系主要体现在尿液排泄方面的协同作用。肾为水脏,人体的水液经肾的气化作用,其浊者下降,由膀胱贮存,并排出体外。膀胱的贮尿和排尿功能,依赖于肾的固摄和气化作用。若肾之阳气不足,气化失常,或固摄无权,则膀胱开合失度,可见小便不利、癃闭或尿多、遗尿、甚至小便失禁等症。如膀胱湿热,开合不利,也会影响及肾,出现尿频、尿急、尿痛及腰痛等症。

小结

藏象学说研究的主要内容是内脏的生理功能、病理变化及其相互关系。

内脏主要包括五脏、六腑及奇恒之腑。五脏化生和贮藏精气,"满而不能实";六腑受盛和传化水谷,"实而不能满";奇恒之腑,形态上多中空,与六腑相似,功能上又与五脏贮藏精气相似。

每一个内脏都有各自不同的生理功能:心主血,藏神;肺主气,通调水道,朝百脉、主治节;脾主运化,主统血;肝主疏泄,主藏血;肾藏精,主生长发育与生殖,主水,主纳气,濡养、温煦其他脏腑。胃主受纳、腐熟;胆贮存、排泄胆汁;小肠受盛化物,泌别清浊;大肠传化糟粕;膀胱贮存、排泄尿液;三焦运行元气和水液。脑是生命活动的主宰,主管精神活动,主管感觉和运动;女子胞主持月经,孕育胎儿等等。尽管如此,内脏之间不是彼此孤立的,无论是脏与脏之间、腑与腑之间,还是脏与腑之间,它们在结构上密切联系,在生理功能上相互协作、相互为用,在病理上相互影响。

藏象学说的主要特点是以五脏为中心的整体观,所以藏象学说不仅研究内脏,而且也研究内脏与躯体组织器官的关系。五体、五官九窍虽然也各有各的功能,但它们功能活动的发挥,都与内脏特别是五脏的功能有非常密切的关系。五脏与形体官窍之间有特定的联系,这就是"五脏所主"、"五脏开窍"及"五脏外华"的内容。当五脏发生疾病时,在相应的形体官窍也会有症状表现出来。

目标检测

一、解释题

1. 藏象　2. 心主血　3. 心藏神　4. 心华在面　5. 肺为娇脏　6. 肺为水之上源　7. 肺朝百脉

8. 肺主治节　9. 脾为后天之本(气血生化之源)　10. 脾主升清　11. 肝主疏泄　12. 肾为先天之本

13. 天癸　14. 中精(清)之腑　15. 水谷之海　16. 受盛之官　17. 上焦如雾　18. 中焦如沤　19. 下焦如渎　20. 奇恒之腑　21. 水火既济　22. 肝肾同源(乙癸同源)　23. 精血同源　24. 脏腑相合

二、问答题

1. 五脏、六腑共同的功能特点各是什么？

2. 藏象学说是怎样形成的？它的主要特点是什么？

3. 如何理解心主血的功能？

4. 如何理解心主神明？

5. 肺气的运动特点是什么？

6. 试述肺主气的功能。

7. 如何理解肺主行水？

8. 试述脾主运化的功能。

9. 如何理解脾主升清？

10. 试述脾主统血的功能。

11. 肝的疏泄功能主要表现在哪些方面？

12. 如何理解肝主藏血的功能？

13. 试述肾中精气的来源及主要功能。

14. 如何认识肾主水的功能？

15. 如何理解肾主纳气的功能？

16. 简述五脏与五体的特定关系。

17. 简述五脏与五官九窍的特定关系。

18. 简述五脏外华。

19. 何谓"七冲门"？

20. 胆的主要功能是什么？

21. 胃有何生理功能？

22. 小肠的生理功能是什么？

23. 脑的主要功能有哪些？

24. 女子胞的主要功能是什么？其影响因素有哪些？

25. 心与肺、心与肝、心与脾之间的关系分别表现在哪些方面？

26. 肺与脾、肺与肝、肺与肾之间的关系主要表现在哪些方面？

27. 肝与脾的关系如何？

28. 简述肝与肾之间的生理、病理联系。

29. 脾与肾之间的关系是怎样的？

30. 试述脾与胃之间的生理、病理联系。

第3章 气血津液

学习目标

1. 掌握气的生理功能及分类,掌握元气、宗气、营气、卫气的生成、分布与主要功能。
2. 掌握血的基本概念、生成、运行和生理功能。
3. 掌握津液的基本概念、生成、输布与排泄及其生理功能。
4. 理解气、血、津液之间的关系。
5. 了解气的基本概念、气的生成、气机的概念及气运动的基本形式。

气、血、津液是构成人体和维持人体生命活动的基本物质。气血津液学说,是研究人体基本物质的生成、输布、生理功能及其相互关系的理论,是中医基础理论的主要内容之一。

气、血、津液与脏腑经络等组织器官之间存在着密切的关系。脏腑经络等组织器官是以气、血、津液为基本物质构成的,同时脏腑经络等组织器官功能活动的正常发挥,也是以气、血、津液为物质基础。另一方面,气、血、津液的生成、运行及其在体内的代谢,又依赖于脏腑经络等组织器官的生理活动。所以说,气、血、津液与脏腑经络等组织器官之间,在生理上是相互依存、相互为用的关系。

人体的基本物质,除气血津液外,还有阴、阳、精。作为人体物质的阴阳在第2章藏象中已述及。精有广义与狭义之分,狭义之精,也就是生殖之精,是指藏于肾中的具有生殖功能的精微物质,在第2章中亦已论述;广义之精,泛指人体的一切精微物质,包括气血津液、五脏六腑之精、水谷之精等,常常与气并称,叫做"精气"。

第1节 气

一、气的基本概念

在中医学中,所谓气是一类活力很强的、不断运动着的精微物质,是构成人体和维持人体生命活动的最基本物质。

气,本来是古人对自然界的一种朴素认识。早在春秋战国时期,唯物主义哲学家就认为,气是构成世界的最基本物质,宇宙间的一切事物都是由于气的运动变化产生的。如《周易·系辞》云:"精气为物","天地氤氲,万物化醇"。这种观点被引进医学领域,逐渐形成了医学中气的基本概念。

链接

气是构成人体的最基本物质。人体的构成,是以气为最基本的物质基础。如《素问·宝命全形论》云:"人以天地之气生","天地合气,命之曰人"。就是说,人是"天地之气"的产物,也就是自然界的产物,人的形体是以气为基本的物质构成的。

气又是维持人体生命活动的最基本物质。生命活动的正常进行也是以气为物质基础,人体需要不断从自然界中摄取营养物质,才能维持生理活动,如肺司呼吸、吸入自然之清气,脾胃消化饮食物,吸收水谷之精气,这些自然之气被摄入人体,经过脏腑组织器官的一系列功能活动,转化成人体生命活动的重要物质,所以,气是维持生命活动的基本物质。

二、气的生成

气的来源有两个方面:一是从先天获得,即在胚胎形成时禀受于父母的肾气,也称为"先天之气";二是从后天获得,包括从饮食物中摄取水谷之精气(简称"谷气")和从自然界吸入清气。因此,气的来源既与先天禀赋有关,又依赖于后天的饮食营养和良好的自然环境。

气的生成依赖于脏腑的功能活动。先天之气依赖肾藏精气的生理功能,才能发挥其生理效应;水谷之精气依赖于脾胃的消化吸收功能,才能从饮食物中摄取、化生;自然之清气依赖于肺的呼吸功能,才能从自然界吸入人体。由于肾、脾胃、肺等脏腑的综合作用,将先天之气与后天的水谷之精气、自然之清气相结合,从而生成人体的气。所以说,气的生成主要与肾、脾胃、肺关系密切。若肾、脾胃、肺等脏腑功能正常,就能保证气的不断产生;反之,若其中某一脏腑功能异常,就会影响气的生成,从而产生气虚等病理变化。

三、气的运动

气是具有很强活力的精微物质,在人体是不断运动着的。气的运动,称作"气机"。机,是指枢机、关键的意思。把气的运动称为气机,是因为气只有在运动中才能体现其存在,才能发挥它的各种生理功能,所以运动对气来说是非常重要的。而气的运动对整个人体的生命活动,也具有十分重要的意义。正是由于气在全身各脏腑、经络等组织器官中的运动,才产生了它们的各种生理活动。气的运动一旦停止,生命也就会随之终止。

气的运动形式,是多种多样的,但总的来说,可概括为升、降、出、入四种基本形式。升,是气自下而上的运动;降,是气自上而下的运动;出,是气自内向外的运动;入,是气自外向内的运动。升、降、出、入之间是密切联系的。升与降、出与入是对立统一的矛盾运动,既互相促进,又相互制约。不仅如此,升降与出入之间,也是相辅相成的。如《读医随笔·升降出入论》云:"无升降则无以为出入,无出入则无以为升降,升降出入互为其枢者也"。

气的升、降、出、入运动,是在脏腑经络等组织器官中进行的,正如《素问·六微旨大论》所云:"升降出入,无器不有"。人体各脏腑经络组织器官的生理功能都是气升、降、出、入运动的具体体现。如肺的呼吸功能就具体体现了气的升、降、出、入运动:呼出浊气,既是出,又有升;吸入清气,既有入,也有降。又如脾与胃、肠的消化、吸收与排泄功能,其间也是既有气的升降运动,又有气的出入运动。因此,气的升、降、出、入运动,在人体是十分重要的,脏腑经络组织器官的生理活动必须通过气的运动才能完成。

升、降、出、入是对气运动形式的总概括。就某一脏腑而言,气在其间的运动可能有侧重,如,肝、脾主升,肺、胃主降。但就整个机体来说,升、降、出、入必须保持协调平衡。升、降、出、入协调平衡,才能确保生理活动的正常进行,所以说,气的升、降、出、入运动是维持机体生命活动的必要条件。气的运动失常,轻则为病,重则危及生命。因此《素问·六微旨大论》云:"出入废,则神机化灭;升降息,则气立孤危。故非出入,则无以生长壮老已;非升降,则无以生长化收藏"。

四、气的功能

气既是构成人体的最基本物质,也是维持人体生命活动的重要物质,所以,气在人体具有十分重要的生理功能。如《难经·八难》说:"气者,人之根本也"。《类经》亦说:"人之有生,全赖此气"。气的生理功能概括起来主要有以下几个方面:

1. 推动作用　气是活力很强的精微物质,它能推动人体的生长、发育和生殖,推动各脏腑、经络等组织器官的生理活动,包括饮食物的消化吸收与糟粕的排泄,血液的生成与运行,以及津液的生成、输布与排泄等,都依赖于气的推动作用。而气的这些推动作用,又是靠相关的脏腑之气来完成的。如肾气能推动人体的生长发育和生殖,脾胃之气促进饮食物的消化吸收与糟粕的排泄,心气推动血液运行,脾、肺、肾之气推动津液的代谢等等。

如果气虚而推动作用减弱,就会影响人体的生长、发育和生殖,亦可导致脏腑、经络等组织器官的生理活动失常,如出现消化吸收功能减弱,或血液的生成不足、运行迟缓,或津液生成不足、输布与排泄障碍等病理变化。

2. 温养作用　气具有温煦和营养作用。《难经·二十二难》说"气主煦之",是指气对人体有温煦作用。其实,气不仅有温煦作用,也有营养作用。气的温养作用主要表现在三个方面:①人体体温的正常恒定,需要气的温煦作用来维持;②各脏腑、经络等组织器官生理功能的正常进行,需要气的温养作用;③血和津液等液态物质在气的温煦作用下才能正常运行、输布。

如果气的温养作用失常,可出现畏寒喜暖、四肢欠温、体温偏低,或脏腑经络等组织器官功能活动低下,或血和津液运行迟缓等病理变化。

3. 防御作用　气具有护卫机体、抗御邪气的作用。具体表现在两方面:一是能护卫全身的肌表,抵御邪气的入侵;二是当邪气入侵后,正气与邪气斗争,驱邪外出,防止邪气对机体造成进一步的伤害,以促进疾病的痊愈。所以,气的防御功能正常时,邪气不易入侵;或虽有邪气入侵,也不易发病;即使发病,也易于治愈。

气的防御作用减弱时,机体的抗邪能力下降,不但容易感邪发病,而且患病后难以治愈,或可能由于正不敌邪,病邪步步深入,使病情加重,甚至恶化。

4. 固摄作用　气的固摄作用主要是指对血和津液等液态物质具有固护、统摄和控制的作用。具体表现在以下几方面:①固摄血液,使之循脉而行,防止其溢出脉外;②固摄汗液、尿液、唾液等,控制其分泌量、排出量,防止其异常流失;③固摄精液,防止精液妄泄。此外,大便的正常排泄也与气的固摄作用有关。

若气的固摄作用减弱,则可导致体内液态物质异常流失,如气不摄血,可致各种出血;气不摄津,可致自汗、多尿或小便失禁、流涎等;气不摄精,可致遗精、滑精和早泄等症;气虚肛肠失固,可致久泻、脱肛、大便失禁等症。

对于血液的运行和津液的输布与排泄来说,气的固摄与推动是相反相成的两个方面的作用。一方面气能推动血液的运行和津液的输布、排泄,另一方面气又能固摄血和津液,防止其异常流失。这两个方面作用的相互协调,才能维持血液的正常运行和津液的正常代谢。

5. 气化作用　气化,是指气的运动而产生的各种变化。它主要包括人体精、气、血、津液各自的新陈代谢及其相互转化。例如,精、气、血、津液的生成,需要将饮食物转化成水谷精微,然后再化生成气、血、津液等;津液经过代谢,转化成汗液和尿液;饮食物经过消化和吸收后,其残渣转化成糟粕等等,都是气化作用的具体表现。气化的过程是体内物质代谢和转化的过程,气化作用存在于生命过程的始终,气化是生命活动的基本方式。

如果气化功能失常,就会影响饮食物的消化吸收和糟粕的排泄,影响精、气、血、津液的新陈代谢,影响汗液、尿液的生成和排泄,从而产生各种病变。

五、气的分类

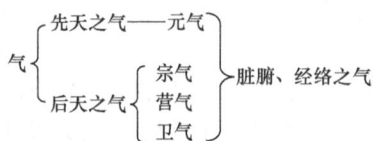

图 1-3-1 气的分类

人体的气是多种多样的,根据其来源不同,可分为先天之气和后天之气。先天之气,就是元气;后天之气,又可分为宗气、营气和卫气。先天之气与后天之气运行、分布于脏腑、经络中,合而为脏腑之气、经络之气。所以,气的分类大致如图 1-3-1。

(一) 元气

元气,又名"原气"、"真气",是人体最根本、最重要的气,是人体生命活动的原动力。由于元气的生成与先天有关,所以也称为先天之气。

1. 生成 元气的生成是来源于先天,又赖后天水谷之精气的培育。元气来源于先天,即在胚胎形成时,禀受于父母的肾气,所以说元气根源于肾。出生以后,又依赖于水谷精气的滋养,才能保持元气的旺盛。因此,元气的生成,主要来源于先天,同时必须后天水谷精气的滋生、化育;元气的盛衰,并不完全取决于先天禀赋,与后天脾胃消化吸收水谷精气的功能也有着密切关系。

2. 分布 元气藏于肾中(即为肾气),并以三焦为道路,布散全身,内而脏腑,外而肌肤腠理,全身各组织器官无所不至。

3. 主要功能 元气的功能主要有二:一是推动人体的生长发育和生殖,二是温养全身各脏腑经络等组织器官,并激发它们的生理活动。所以说,元气既是人体的原始之气,也是人体生命活动的原动力,是维持生命活动的最基本物质。元气充沛,则全身各脏腑经络等组织器官功能旺盛,机体强健而少病。若因先天禀赋不足,或后天失调,或久病损伤,使元气生成不足或亏耗太过,就会导致元气虚弱而产生种种病变。

(二) 宗气

宗气,又名"大气",是水谷之精气和自然之清气相结合生成并积聚于胸中的气。由于宗气积聚于胸中,所以称胸中为"气海",又名"膻中",如《灵枢·五味》说:"其大气之抟而不行者,积于胸中,命曰气海"。

1. 生成 宗气是由肺司呼吸、吸入的自然界之清气和脾主运化、从饮食物中消化吸收转输而来的水谷之精气在胸中相结合生成的。因此,肺的呼吸和脾的运化功能是否正常,直接影响着宗气的盛衰。

2. 分布 宗气的分布主要积聚于胸中,贯注于心肺。如《灵枢·邪客》指出:"宗气积于胸中,出于喉咙,以贯心脉",《灵枢·刺节真邪》认为宗气"走于息道",《灵枢·五味》又说宗气"出于肺,循喉咽"。就是说,宗气的分布具体是在心和脉、肺和呼吸道等处。

3. 主要功能 宗气的功能主要有两个方面:一是走息道以行呼吸。凡呼吸、语言及声音均与宗气有关;二是贯心脉以行气血。凡气血的运行、心脏搏动的强弱及其节律等,皆与宗气的盛衰有关。宗气虚弱,可出现呼吸气短、语声低弱、心悸等症。

（三）营气

营气是行于脉中的、具有营养作用的气，又称"荣气"。因其行于脉中，与血的关系非常密切，故常常"营血"并称。与卫气相对而言，营气属阴，故又称为"营阴"。

1. 生成　营气主要来源于脾胃运化的水谷之精气，是由水谷之精气中的精华部分所化生。如《素问·痹论》云："营者，水谷之精气也"。

2. 分布　营气运行于脉中，是血液的重要组成部分，故循脉上下，营运全身。如《素问·痹论》指出：营气"和调于五脏，洒陈于六腑，乃能入于脉也，故循脉上下，贯五脏，络六腑也"。

3. 主要功能　营气的功能主要有两个方面：化生血液，营养全身。营气行于脉中，是血液的主要成分，而且营气是水谷精气中的精华部分所化生，营气循脉流注全身，则营养全身各脏腑经络等组织器官，所以《灵枢·邪客》说：营气者，"注之于脉，化以为血，以荣四末，内注五脏六腑"。

> 由于宗气具有鼓舞心脏的搏动、调节心律等功能，故《素问·平人气象论》云："胃之大络，名曰虚里，贯膈络肺，出于左乳下，其动应衣，脉宗气也"。临床常以"虚里"处的搏动和脉象来测知宗气的盛衰。
>
> 链接

（四）卫气

卫气是行于脉外的、具有防卫作用的气。与营气相对而言，卫气属阳，故又常常称为"卫阳"。

1. 生成　卫气也来自于脾胃运化的水谷之精气，是由水谷之精气中慓疾滑利的部分所化生的。所谓"慓疾滑利"，是指卫气活力特强，运行迅速。所以《素问·痹论》指出："卫者，水谷之悍气也，其性慓疾滑利"。

2. 分布　卫气运行于脉外，不受脉道约束，外而皮肤肌肉，内而胸腹脏腑，布散全身。如《素问·痹论》所说：卫气"不能入于脉也，故循皮肤之中，分肉之间，熏于肓膜，散于胸腹"。

3. 主要功能　卫气的功能主要有三个方面：一是护卫肌表，防御外邪；二是温养脏腑、肌肉、皮毛等组织器官；三是控制汗孔的开合，调节汗液的排泄，以维持体温的相对恒定。如《灵枢·本藏》说："卫气者，所以温分肉，充皮肤，肥腠理，司开合者也"。

总之，营气与卫气，既有区别，又有联系。两者同源而异流，均以脾胃化生的水谷之气为生成的主要来源。但是，在水谷之气的性质、运行径路、分布部位和主要功能等方面存在着一定的区别，具体内容见表1-3-1。

表1-3-1　营气与卫气比较

	相同点	不同点			
		性质	运行路径	分布部位	主要功能
营气	生于脾胃运化的水谷之气，布散全身	精纯柔和，水谷之精气	行于脉内	偏于内脏	化生血液，营养全身
卫气		慓疾滑利，水谷之悍气	行于脉外	偏于体表	护卫肌表，温养脏腑、肌腠，调节汗孔开合

此外,人体还有"脏腑之气"、"经络之气"等。如前所述,脏腑、经络之气是由先天之气与后天之气在脏腑、经络中相结合而成的。先天之气即元气,元气可通过三焦流布全身。后天之气,包括宗气、营气和卫气。宗气分布在心肺,营气、卫气分别行于脉内、脉外,均流布全身各脏腑、经络组织器官。所以说,全身各脏腑经络组织器官中,既有先天之气,又有后天之气。这些气既是构成脏腑经络组织器官的基本物质,也是维持脏腑经络组织器官功能活动的重要物质基础,正是由于这些气在脏腑经络等组织器官中升降出入地运动,才使它们产生各自不同的生理功能,如心气推动血液运行、脾气主运化、肝气主疏泄等等。

第2节　血

一、血的基本概念

血,即血液,是循行于脉中的红色液体,是构成人体和维持人体生命活动的基本物质之一。

脉是血液运行的通道,故称"血府",如《素问·脉要精微论》所说:"脉者,血之府也"。脉对血液运行有约束作用,血液循脉而行,内至脏腑,外达肢节,周而复始。如因某些致病因素的作用,血液不能在脉内循行而溢出脉外,则形成出血,称为"离经之血";或者血液运行不畅,甚至停滞,则形成瘀血。

二、血的生成

血液主要由营气和津液组成。营气和津液均来源于饮食,饮食摄入人体,经脾胃的消化,吸收其中的精微物质,化生人体所必需的水谷精气和津液。水谷精气中的精专者生成营气,营气和津液由脾上输心肺,在心肺的气化作用下生成血液。如《灵枢·决气》指出:"中焦受气取汁,变化而赤,是谓血"。《灵枢·营卫生会》也说:中焦"泌糟粕,蒸津液,化其精微,上注于肺脉,乃化而为血"。

此外,肾藏精,精生髓,精髓化血;肾精输于肝,在肝的作用下也可化生血液。如《张氏医通》说:"气不耗,归精于肾而为精;精不泄,归精于肝而化清血;血不泻,归精于心,得离火之化而为真血"。就是说,脾气健运,运化水谷精微以充养肾精;肾精充盈,输精于肝以生清血;清血最终归于心,经心阳化赤而为血。

综上所述,血液生成的途径主要有两条:一是水谷精微化生血液,一是肾精化生血液。血液的生成,是在脾胃、心、肺、肾、肝等脏腑的共同作用下,经过一系列气化过程而完成的。古人有"脾生血"、"心生血"之说,都是从某一角度而言的。脾生血,是强调血液生成的主要物质基础是水谷精微,营气和津液都来源于水谷,依赖于脾胃的消化吸收功能产生,所以说脾为气血生化之源。心生血,是强调心阳的化赤作用在血液生成过程中的重要性。如《侣山堂类辩》云:"血乃中焦之汁,流溢于中以为精,奉心化赤而为血"。

三、血的功能

血液有营养和滋润全身各组织器官的作用。血液中含有营气和津液,它们都是人体所必需的营养物质。血在脉中循行全身,内而脏腑,外达皮肉筋骨,不断地对它们发挥营养、滋润作用,以维持其正常的生理活动。《难经·二十二难》将血的这一功能概括为"血主濡之"。

血的营养和滋润作用,对全身各组织器官生理功能的正常发挥具有十分重要的意义。例如,脏腑经络必需依赖于血的营养和滋润作用,才能发挥各自的生理功能。所以《张氏医通》说:"以和调五脏,藏而不失,乃养脏之血也";"以洒陈六腑,实而不满,则灌注之血也";"流行百脉,满而不泻,此营经之血也"。形体、官窍也必需依赖于血的营养和滋润作用,才能维持人体运动和感觉等功能的正常。正如《素问·五藏生成篇》所说:"肝受血而能视,足受血而能步,掌受血而能握,指受血而能摄"。《风劳臌膈四大证治》亦说:"人身之血,内行于脉络,外充于皮毛,渗透肌肉,滋养筋骨,故百体和平,运动无障"。总之,脏腑、经络、形体、官窍等全身各组织器官,要维持正常的生理活动,都离不开血的营养和滋润作用。血的这一功能,常可从面色、肌肉、皮肤、毛发和感觉、运动等方面表现出来。血液充足,能营养、滋润各组织器官,则表现为面色红润、肌肉壮实、皮毛润泽、感觉灵敏、肢体运动灵活等。如果血液生成不足或过度耗损,营养和滋润作用减弱,不仅脏腑功能活动低下,还可见面色无华、毛发干枯、皮肤干燥、肌肉消瘦、肢体麻木或运动无力等症。

血液也是精神活动的主要物质基础,如《灵枢·营卫生会》说:"血者,神气也"。《素问·八正神明论》说:"血气者,人之神,不可不谨养"。《灵枢·平人绝谷》说:"血脉和利,精神乃居"。人的精力充沛、神志清晰、思维敏捷、情志活动正常等,均有赖于血气的充盛、血脉的调和与畅利。不论何种原因导致血液亏虚,或血行失常,均可影响精神情志活动,出现精神疲惫、健忘、多梦、失眠、烦躁,甚至可见神志恍惚、惊悸不安、谵狂、昏迷等症。

四、血的运行

血液循脉而行,流布全身。脉是经络系统的实质内容之一,所以也称血液在经脉中运行,如《医学真传·气血》说:"络与经,皆有血也"。脉管系统是一个相对密闭的管道系统,血液运行其中,是周而复始,循环不息的。

血液的正常运行,与心、肺、肝、脾等脏的生理功能密切相关。

心主血脉,心气推动血液在脉中运行全身。心脏、脉管和血液构成了一个相对独立的系统,其中心气的推动起着主导作用。因此,心气的充足及推动功能正常与否,直接影响着血液在脉中的运行。

肺朝百脉,辅心行血。血液经过脉上朝于肺,肺主呼吸,吐故纳新,呼出浊气,并将自然之清气贯注于心血,再经过脉,布散全身。肺又主一身之气,调节全身气机,有助于血液运行。

肝主疏泄,调畅气机,促进血液运行。肝又主藏血,贮藏血液,防止出血;并可根据机体各部的需要,调节血流量。

脾主统血,统摄、控制血液循行于脉内,防止其溢出脉外。

可见,心、肺、肝、脾四脏对血液的正常运行起着重要的作用。心是血液运行的动力所在,心气是推动血液运行的主要物质基础;肺气的宣发与肝气的疏泄,是促进血液运行的重要因素;脾气的固摄与肝的贮藏与调节,是保证血液正常运行的重要因素。心、肺、肝、脾等内脏生理功能的密切配合,维持着血液的正常运行。其中任何一脏功能失常,都会影响血液的正常运行。

血液运行还受其他一些因素的影响,如脉管是否通利以及寒热等因素,都会影响血液运行。若痰瘀阻滞或压迫脉道,或血管壁的病变,可导致血液运行不畅,或局部阻塞不通。寒凉可使血液运行缓慢,过热又会导致血流加速,如《素问·调经论》说:"血气者,喜温而恶寒,寒则泣不能流,温则消而去之"。《叶选医衡》说:"气温则血活,气寒则血凝"。

链接

第3节　津　　液

一、津液的基本概念

津液,是体内一切正常水液的总称,也称"水液"。

津液主要指体液,即各脏腑组织器官的内在液体,是构成人体和维持人体生命活动的基本物质之一。人体的某些分泌液,如涕、泪、唾等,以及排泄液,如汗、尿等,也属于津液的范畴。

津液遍布全身,存在于脉内或脉外。津液在脉内,即为血液的组成部分,如《灵枢·痈疽》说:"津液和调,变化而赤为血"。津液在脉外,遍布于各组织之中,如《赤血玄珠》说:"津液者,血之余,行乎脉外,流通一身,如天之清露"。

津与液在性状、分布部位及功能等方面有一定的区别。性状较清稀,流动性较大,布散于皮肤、肌肉和孔窍之中,主要起滋润作用的,称为津;性状较稠厚,流动性较小,灌注于骨节、脏腑、脑、髓之中,具有濡养作用的,称为液(见表1-3-2)。

表1-3-2　津与液的区别

	性状	流动性	分布部位	主要功能
津	较清稀	较大	皮肤、肌肉、孔窍	滋润作用
液	较稠厚	较小	骨节、脏腑、脑、髓	濡养作用

津和液虽有一定的区别,但两者同源于水谷,均依赖脾胃的运化而生成,在运行、代谢过程中可以相互转化,故在生理上常常津液并称,一般不予严格区别,只是在病理上有"伤津"轻而"脱液"重的区别。

二、津液的生成、输布与排泄

津液的生成、输布以及津液被人体利用后剩余水液的排泄统称为津液的代谢。这是一个非常复杂的生理过程,是由多个脏腑相互配合完成的。对此《素问·经脉别论》简要概括为:"饮入于胃,游溢精气,上输于脾;脾气散精,上归于肺;通调水道,下输膀胱;水精四布,五经并行"。

1. 津液的生成　津液是通过胃、脾以及小肠、大肠等脏腑的消化吸收功能而生成的。

津液来源于饮食。饮食入胃,经过胃的受纳、腐熟,脾的运化,小肠的受盛化物和泌别清浊,大肠的传导变化等多个脏腑的一系列生理活动而生成津液。其中主要是消化吸收的协同作用。

2. 津液的输布　津液的输布,依赖于脾、肺、肾、心等脏的一系列生理活动。

脾对津液的输布作用,主要表现为将胃、肠吸收的津液,上输于心肺,再由心肺输布全身。

肺对津液的输布作用表现在两个方面:肺气宣发,将脾转输而来的津液布散于人体上部及体表;肺气肃降,将津液输布到内脏和人体下部。

肾对津液的输布作用也有两个方面:一是直接作用,即肾阳肾气的蒸腾气化,将水液中的清者重新吸收,复归于肺,再次参与体内津液的输布,剩余的浊者化为尿,下注膀胱。二是间接作用,即通过肾阳肾气对脾、肺等脏的推动和温煦作用,以促进津液的输布。

心对津液的输布作用,主要表现为主血脉,行于脉中之津液,依赖于心气的推动,流布全身。

3. 津液的排泄　津液的排泄,需要肺、大肠、肾、膀胱等脏腑的共同作用。

肺气宣发,将津液输布到体表,滋润肌肤,多余部分化为汗,从汗孔排出体外;肺司呼吸,在呼气时也带走一部分水液。肺与大肠相为表里,肺气肃降,使一部分水液随粪便从大肠排出。

肾主水,通过其气化作用,将浊者化为尿液,下注膀胱,排出体外。

此外,肝主疏泄,调畅气机,促进津液的代谢;三焦是水液运行的通道,在津液代谢中也起着十分重要的作用。

　　总之,津液的代谢是由多个脏腑共同参与完成的,其中尤以脾、肺、肾三脏的功能起着主要作用。脾主运化水液,在津液的生成和输布中起重要作用。肺主行水,为水之上源,肾司气化,升清降浊水液,在津液的输布和排泄中起重要作用。又由于肾不仅直接参与水液代谢,而且对脾、肺等脏腑的功能起着促进作用,所以说肾主管水液代谢。如《素问·逆调论》说:"肾者水脏,主津液"。如果肺、脾、肾等脏腑功能失常,均可影响津液的生成、输布和排泄,从而形成津液不足或水湿停滞等病变。

三、津液的功能

津液的生理功能主要有以下三个方面:

　　1. 滋润和营养作用　津液含有大量的水和一些营养物质,所以对各脏腑组织器官有滋润和营养作用。津,性状清稀,主要有滋润作用;液,性状较为稠厚,有濡养作用。人体各脏腑组织的生理活动,均离不开津液的滋润和营养作用,如津液布散于体表,则滋养肌肤毛发;流注于孔窍,则滋养和保护眼、鼻、口等;灌注于脏腑,则濡养内脏;渗入于骨,则充养骨髓等;流注关节,则对关节起着润滑作用等。

　　2. 化生血液　津液行于脉内,即成为血液的组成部分,所以说津液能化生血液。如《灵枢·痈疽》指出:"中焦出气如露,上注溪谷,而渗孙脉,津液和调,变化而赤为血"。

　　3. 运输废物　津液在代谢过程中,能将机体代谢后的废物,通过脉内、脉外的途径,运输至相应的排泄器官,以汗、尿等形式及时排出体外,以保障各组织器官生理活动的正常进行。如经皮肤排出的汗,经肾与膀胱排出的尿,其中除大量的水分外,就含有许多代谢废物。若津液的这一功能失常,人体代谢的废物潴留体内,就会产生多种病理变化。

第4节　气、血、津液之间的关系

　　气、血、津液虽然在性状、功能等方面,各有各的特点,但它们都是构成人体和维持人体生命活动的基本物质,它们的生成均离不开脾胃运化的水谷精气,在代谢的过程中,又是相互为用、相互转化。所以说,气、血、津液之间不是彼此孤立的,而是密切联系的。

一、气与血的关系

　　气和血在人的生命活动中具有十分重要的作用,如《素问·调经论》指出:"人之所有者,血与气耳"。气主动,血主静;气属阳,血属阴;气主煦之,血主濡之。这是气与血在性能上的主要区别。但两者都源于脾胃化生的水谷精微和肾中精气,在生理上又相互依存,相互促进,密切联系。如《难经本义》说:"气与血不可须臾相离,乃阴阳互根,自然之理也"。《不居集》说:"人之一身,气血不能相离,气中有血,血中有气,气血相依,循环不息"。因而在病理情况下,气与血的病变可以相互影响。

■ (一) 气对血的作用

　　气对血的作用主要有三方面:气能生血、气能行血、气能摄血,所以说"气为血之帅"。

　　1. 气能生血　气能生血是指气参与并促进血液的生成。具体体现在两方面:一是从血液的组成来看,营气是血液的重要组成部分,营气能化生血液。二是从血液生成的过程来看,血液的生成依赖于气的气化功能,气化是血液生成的动力,如饮食物转化为水谷之精气和津液,水谷之精气转化为营气和肾精,营气、津液、肾精转化为血液,这一系列转化都离不开气化作用,而这些气化作用又是由脾胃、肺、心、肾等相关脏腑之气来完成的。所以《医论三十篇》说:"血不独生,赖气以生"。因此,气旺则血足,气虚常可导致血液生成不足,形成血虚的病证。根据气能生血的理论,临床治疗血虚证时,常配用补气之品,以达到补气生血的目的。

2. 气能行血　气能行血是指气能推动血液运行全身。如《血证论·阴阳水火论》说:"运血者,即是气"。具体说来,如心气是推动血液运行的基本动力;肺气的宣发与布散作用能够辅心行血;肝气的疏泄,也有促进血液运行作用。可见,心气、肺气、肝气对血液运行均有推动和促进的作用。因此,气行则血行,如果气虚推动无力,或气滞血行不利,均可导致血行迟缓,甚则形成瘀血。根据气能行血的理论,临床治疗瘀血病证时常配伍使用补气药、行气药,以达到补气活血、行气活血的目的。

3. 气能摄血　气能摄血是指气能固摄血液在脉中运行而不溢出脉外。由于统领固摄血液之气是脾气,故又称"脾统血"。如《名医汇粹》说:"脾统诸经之血"。所以,脾气旺盛,能统摄血液,则血行脉中。若脾气虚弱,气不摄血,血不循常道而溢出脉外,就会导致各种出血病证,如《医家秘奥》指出:"血无气领,血不归经"。临床治疗这种出血证时,常须补气摄血,以达到止血的目的。

（二）血对气的作用

血对气的作用主要表现在两个方面:血能载气、血能生气,所以说"血为气之母"。

1. 血能载气　血能载气是指血液具有运载水谷之精气和自然之清气的功能。如《血证论》说:"载气者,血也"。《医原》也说:"血能载气以行也"。由于气的活力很强,易于散失,所以气必须依附于血中,通过血液运行而将气布达全身。血载气,也称"血藏气"。当血液大量丢失时,则气无所附,也随之大量丧失,形成气随血脱之证。临床治疗宜益气固脱,并止血补血。

2. 血能生气　血能生气是指血液不断地给脏腑经络之气提供营气等精微物质,使其及时得到补充,一直保持旺盛,从而维持正常的生理活动。脏腑经络之气的来源除与先天之气有关外,主要靠后天之气的不断充养,而后天之气能到达脏腑经络,又依赖于血的运载。所以,血足则气盛,血虚则气衰,临床常见久病血虚之人,亦有气虚之证。治疗时当养血和气。

二、气与津液的关系

气与津液相对而言,气属阳,津液属阴。但两者的生成均离不开脾胃的运化功能,在生理上的关系亦很密切。由于津液在脉内,即是血液的组成部分,所以气与津液的关系和气与血的关系非常相似。一方面,津液的生成、输布与排泄依赖于气的气化、推动、固摄等作用,另一方面,气在体内的运动并保持充足旺盛也离不开津液的运载。

（一）气对津液的作用

气对津液的作用,表现在气生津液、气行津液、气摄津液三个方面。

1. 气生津液　气生津液是指津液的生成依赖于脏腑之气的气化功能。具体说来,饮食物摄入人体,经过脾胃之气的消化吸收而生成津液,所以说脾胃之气能化生津液。脾胃之气健旺,化生的津液也就充足。脾胃之气不足,消化吸收功能减弱,可导致津液生成不足,形成气阴(津液)两虚之证,临床治疗时宜用补气生津之法。

2. 气行津液　气行津液是指气能推动津液的输布和排泄。具体是通过脾气的转输、肺气的宣发肃降、肾气的蒸腾气化等,促使津液输布全身而流行不止,并将机体代谢后多余的水液转化为汗和尿等排出体外。若气虚或气滞,均可导致津液的输布、排泄障碍,水湿停滞,形成痰饮、水肿等病变,称作"气不行水"。临床治疗时常常利水、化痰与补气、理气的方法配合使用。

3. 气摄津液　气摄津液是指气的固摄作用控制着津液的排泄。津液经过机体利用后剩余的水分应排出体外,不能潴留于体内,但也不能排泄太过。要达到这一点,除依靠气的推动和气化作用外,还有赖于气的固摄作用,两者协调,才能维持津液代谢的平衡。津液排泄的主要途径是汗和尿,而对于汗和尿的控制,是肺、肾、膀胱之气的功能。如果气虚不能固摄津液,可见多汗、多尿、遗尿等症。临床治疗时常配用补气之法,以控制汗、尿的排泄。

(二) 津液对气的作用

津液对气的作用,包括津液载气和津液生气两方面。

1. 津液载气　津液载气指津液也是气在体内运行的载体,气必须依附于津液而流布全身。津液载气又包括两方面:一是脉内之津液化生血液,能运载营气;二是脉外之津液能运载卫气。如《研经言》说:"荣行脉中,附丽于血;卫行脉外,附丽于津"。若因大吐、大泻、大汗等导致津液大量流失时,气也会随之外脱,形成"气随液脱"之证。如果津液输布、排泄障碍,水湿内停,不仅不能载气,反而会阻碍气机,称作"水停气滞"。临床治疗时,前者宜益气养阴固脱,后者宜并用利水与行气之法。

2. 津液生气　津液生气也包括两方面:一是脉内之津液化生血液,血液不断地给脏腑经络之气提供营气等精微物质;二是脉外之津液能运载卫气,使肌肤等体表组织器官不断得到补充,以保证其气充足,维持正常的生理功能。由于肺主行水,又主皮毛,所以津液生气与肺的功能密切相关,正如《医家心法·咳嗽》所说:"观《内经》饮入于胃,游溢上归之论,则知津液之通调于脏腑而化气者,皆肺之治节为之也"。在病理上,多汗、多尿以及吐泻等使津液不足的病证,都可导致气虚。如《金匮要略心典》说:"吐下之余,定无完气"。因此,临床在使用汗法、吐法、下法时,应注意中病即止,勿使太过。

三、血与津液的关系

血与津液都是液态物质,都有营养和滋润作用,与气相对而言,均属阴。二者在生理上密切相关,病理上相互影响。

血与津液均来源于饮食,由脾胃消化吸收的水谷精微化生,而且两者之间又存在着相互依存和相互转化的关系,故有"津血同源"之说。津液能化生血液主要表现在两个方面:一是从血液的生成来看,血液是由营气和津液组成的,津液由饮食物经胃、脾的消化吸收生成后,被上输于心肺,与营气共同生成血液。二是从血和津液在体内运行、输布的过程来看,脉外的津液在濡养组织之后,有一部分通过孙络渗入脉内,成为血液的组成部分。血能化生津液,主要体现在血液循行全身的过程中,血中的一部分津液可通过孙络渗出脉外,成为脉外之津液,流布于全身各组织之中,起着滋润和营养作用。

以上津液和血液的生成、血液的运行、津液出入于脉管内外等生理过程,充分体现了血与津液之间相互依存、相互转化的关系。可以说,血液依赖于津液,津液能化生血液;津液依赖于血液,血液能转化为津液。因此,在病理情况下,血与津液的病变可相互影响。如在失血过多时,脉中血液亏少,以致脉外之津液大量渗入脉内,以补偿血容量的不足,这样就会导致脉外津液不足,出现口渴、尿少、皮肤干燥等症。反之,在津液大量耗损时,不仅渗入脉内之津液减少,甚至脉内之津液较多地渗出于脉外,从而形成血脉空虚、津枯血燥的病变。因此,临床上对于失血的病人,不宜采用汗法;对于多汗等津液大亏的病人,亦不可轻用破血、逐瘀之峻剂,以免血和津液的进一步损伤,所以《灵枢·营卫生会》指出:"夺血者无汗,夺汗者无血",《伤寒论》也认为"衄家不可发汗"、"亡血家不可发汗"。此即"津血同源"理论在临床上的实际应用。

小结

气、血、津液是构成人体和维持人体生命活动的基本物质。

气是活力很强的、不断运动的精微物质。气的生成主要与肾、脾胃、肺等脏腑关系密切。运动是气的固有特性和存在方式,而气的升降出入运动又是具体体现于脏腑组织器官的功能中。气的生理功能主要有推动、温养、防御、固摄和气化等方面的作用。气主要可分为元气、宗气、营气和卫气,它们在生成、分布部位和生理功能方面是各不相同的。

血,即血液,是循行于脉中的红色液体。血液由营气和津液组成。血的生成与脾胃、心、肺、肝、肾等脏腑关系密切,而血液运行全身又是心、肺、脾、肝四脏共同作用的结果。血液不仅能营养和滋润全身各脏腑经络组织器官,而且是精神活动的主要物质基础。

津液就是体内的正常水液。津液的生成依赖于脾、胃及小肠和大肠,输布依赖于脾、心、肺和肾,排泄依赖于肺、肾、膀胱和大肠。此外,肝主疏泄,促进津液的代谢,三焦是水液运动的通道。津液代谢涉及的脏腑很多,其中尤以脾、肺、肾三脏为主。津液具有滋润和营养作用,并能化生血液,运输废物。

气、血、津液之间的关系非常密切。气为血之帅,气能生血,气能行血,气能摄血;血为气之母,血能载气,血能生气。气与津液的关系和气与血的关系非常相似。血和津液之间是相互依存、相互转化的关系。

目标检测

一、解释题

1. 狭义之精　2. 气机、气化　3. 元气　4. 宗气　5. 营气　6. 卫气　7. 津液　8. 津血同源

二、问答题

1. 气是怎样产生的? 气的生成与哪些脏腑关系密切?
2. 气的主要功能有哪些? 请具体叙述。
3. 简述元气的生成、分布和主要功能。
4. 简述宗气的生成、分布和主要功能。
5. 试比较营气与卫气的异同点。
6. 血液是怎样生成的?
7. 血的运行与哪些内脏的功能活动有关?
8. 津和液有什么区别与联系?
9. 津液的生成、输布与排泄是怎样进行的? 分别与哪些内脏的功能活动有关?
10. 津液的功能主要有哪些?
11. 如何理解"气为血之帅"、"血为气之母"?
12. 如何理解血与津液的关系?

第4章 经 络

学习目标

1. 掌握经络的基本概念。
2. 掌握十二经脉的走向、交接、体表分布、表里关系、流注次序。
3. 掌握经络的生理功能和奇经八脉的功能特点。
4. 熟悉经络系统的组成。
5. 了解十二经脉和奇经八脉的大体循行路线。
6. 了解经别、别络、经筋与皮部的概念、循行分布及功能特点。
7. 了解经络学说在病理、诊断、治疗上的应用。

经络是人体结构的重要组成部分,是运行全身气血,联络脏腑肢节,沟通上下内外的通路。经络是经脉和络脉的总称。经,有路径的意思;络,有网络的意思。经脉是经络系统中的主干部分,多行于人体的深部,有一定的循行径路;络脉是经脉小的分支,多行于较浅的部位,纵横交错,网络全身。经络遍布周身,彼此相贯,通过有规律的循行和复杂的网络交会,把人体脏腑、肢体、官窍等紧密地连接成统一的有机整体,从而保障了人体生命活动的有序进行。

> 经络学说是古人长期医疗实践的总结。古人在对以砭刺、导引、推拿、气功等方法进行保健或治疗时所出现的经络现象的观察过程中,在对病理情况下所出现的经络病症的观察过程中,以及在对针刺主治作用的观察归纳过程中,积累了丰富的经验,并依据当时的解剖知识,加之古代哲学的渗透影响,逐渐上升为理论,从而形成了经络学说。
>
> **链接**

经络学说是阐述人体经络系统的内容、循行分布规律、生理功能及其临床应用的一种基础理论。它对于阐明人体的生理功能、病理变化、指导临床各科的诊断和治疗,均具有重要的意义。所以历代医家都十分重视经络学说,如《灵枢·经脉》说:"经脉者,所以决死生,处百病,调虚实,不可不通"。

> 新中国成立以后,应用现代科学知识和方法,从经络现象入手,对经络学说进行深入研究,尤其对经络的实质研究,取得了一定成绩,使中医经络学说有了新的发展。经络是人体神经、血管、内分泌、体液调节等系统的功能综合,具有广泛的生理病理意义,不可以用具体的形态学的思维看待和理解。
>
> **链接**

第1节 经络系统的组成

人体的经络系统由经脉、络脉及其连属部分组成,如图1-4-1。

```
                                      ┌ 手太阴肺经
                              ┌ 手三阴经 ┤ 手厥阴心包经
                              │       └ 手少阴心经
                              │       ┌ 手阳明大肠经
                              ┤ 手三阳经 ┤ 手少阳三焦经
                      ┌ 正经十二 │       └ 手太阳小肠经        气血运行的主要
                      │(十二经脉)┤       ┌ 足太阴脾经        通道；同脏腑有
                      │       │ 足三阴经 ┤ 足厥阴肝经        直接的络属关系
                      │       │       └ 足少阴肾经
              ┌ 经脉 ┤       │       ┌ 足阳明胃经
              │       │       └ 足三阳经 ┤ 足少阳胆经
              │       │               └ 足太阳膀胱经
              │       │ 奇经八脉——包括任脉、督脉、冲脉、带脉、阴跷脉、阳跷脉、阴维脉、阳维脉。
              │       │           有统率、联络和调节十二经脉的作用
              │       └ 十二经别——从十二经脉别出的经脉。有加强十二经脉表里两经之间联系
              │                   的作用
   经络系统 ┤       ┌ 十五别络——从十二经脉和任督二脉各分出一支别络，再加上脾之大络。有加强表
              │       │           里两经在体表的联系和渗灌气血的作用
              │ 络脉 ┤ 浮络——浮现于体表的络脉
              │       └ 孙络——最细小的络脉
              │ 十二经筋——十二经脉之气结、聚、散、络于筋肉、关节的体系。有约束骨骼，主司关节
              │           运动的作用
              └ 十二皮部——十二经脉的功能活动反映于体表的部位
```

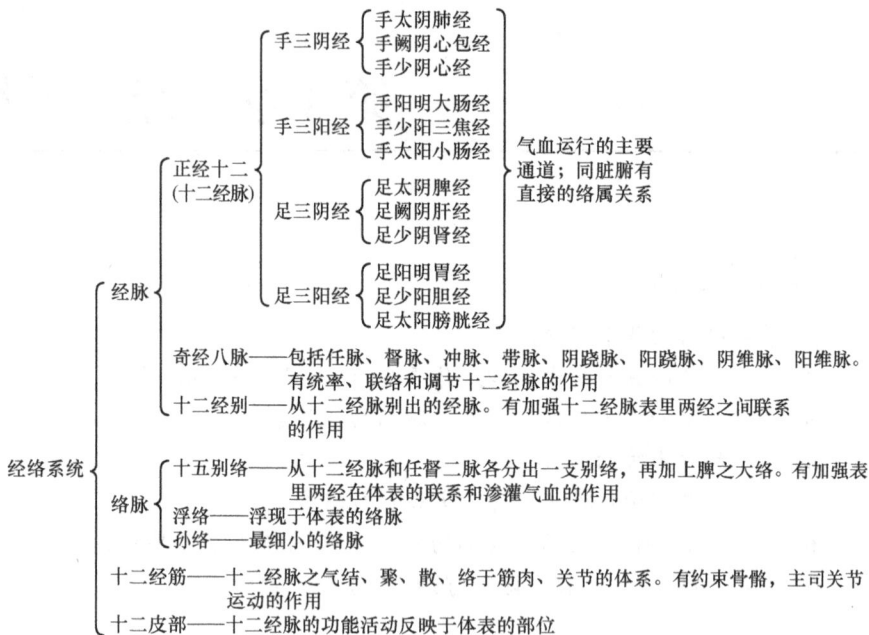

图 1-4-1　经络系统的组成

一、经　　脉

经脉是经络系统的主干，主要有正经、奇经两类。

（一）正经

正经有十二，即十二经脉，包括手三阴经、手三阳经、足三阴经、足三阳经。它们有一定的起止和交接顺序，在肢体的分布及走向有一定的规律，与脏腑有直接的络属关系，相互之间也有表里关系，是气血运行的主要通道。"正经"，是与"奇经"相对而言的。

（二）奇经

奇经是不同于十二经脉的另一类经脉。十二经脉称为"正经"，正经以外的经脉，则为奇经。奇经共有八条，即督脉、任脉、冲脉、带脉、阴跷脉、阳跷脉、阴维脉、阳维脉，合称为"奇经八脉"。奇经具有统率、联络和调节十二经脉气血的作用。

经别是从十二经脉别出的重要分支，共有十二，合称"十二经别"。十二经别虽然是十二经脉的最大分支，与十二经脉有别，但也属于正经的范畴。其名称如手太阳之正、足阳明之正等等。

二、络　　脉

络脉是经脉的小分支，有别络、浮络、孙络之分。

别络是络脉中较大者，一般认为别络有十五支，即十二正经与任督二脉各有一支别络，加上脾之大络，合称"十五别络"。

浮络,是循行于人体浅表部位的络脉。

孙络,是最细小的络脉。

此外,经络系统还有经筋和皮部等连属部分。经筋,是十二经脉之气"结、聚、散、络"于筋肉、关节的体系,为十二经脉的附属部分。皮部是以十二经脉在体表的分布范围为依据,把全身皮肤划分为十二部分,分属于十二经脉。

第2节　经络的循行分布

一、十二经脉的循行分布

十二经脉左右对称地分布于人体的两侧,分别循行于上肢或下肢的内侧或外侧,每一经脉又分别隶属于一脏或一腑。十二经脉的名称各不相同,但每一经脉的名称,都是由手或足、阴或阳、脏或腑三个部分所组成,其命名含义如下:

手足表示经脉循行于上肢或下肢及其起止点。手经循行于上肢,足经循行于下肢。其起止点是:手三阴经止于手,手三阳经起于手;足三阳经止于足,足三阴经起于足。

阴阳表示经脉循行于四肢的内侧或外侧。阴经行于内侧,阳经行于外侧。具体是:手三阴经循行于上肢的内侧,手三阳经循行于上肢的外侧;足三阳经循行于下肢的外侧,足三阴经循行于下肢的内侧。

脏腑表示经脉所隶属的脏或腑。阴经属脏,阳经属腑。

（一）循行分布规律

1. 走向和交接　十二经脉分为手足三阴三阳四组,每组的循行方向是一致的,并且按次序一组接一组,这就形成十二经脉的走向和交接规律。

《灵枢·逆顺肥瘦》说:"手之三阴,从脏走手;手之三阳,从手走头;足之三阳,从头走足;足之三阴,从足走腹"。这是对十二经脉走向规律的概括。

十二经脉的交接规律是:手三阴交手三阳,手三阳交足三阳,足三阳交足三阴,足三阴交手三阴。其中阴经与阳经的交接,是在手足部位;阳经与阳经的交接,是在头面部位;阴经与阴经的交接,是在胸部。

走向与交接规律之间又是密切联系的,把两者结合起来则是:手三阴经,从胸走手,交手三阳经;手三阳经,从手走头,交足三阳经;足三阳经,从头走足,交足三阴经;足三阴经,从足走腹,交手三阴经。这就是十二经脉的走向和交接规律,如图1-4-2。

2. 表里关系　十二经脉,通过经别和别络互相沟通,组成六对"表里相合"的关系。即《素问·血气形志篇》所说:"足太阳与少阴为表里,少阳与厥阴为表里,阳明与太阴为表里,是为足阴阳也;手太阳与少阴为表里,少阳与心主为表里,阳明与太阴为表里,是为手之阴阳也"。

相为表里的两经,都是在四肢末端交接,都分别循行于四肢内外两个侧面的相对位置,又分别属络于相为表里的脏腑,如表1-4-1。

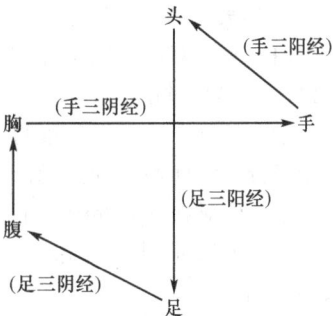

图1-4-2　十二经脉的走向和交接规律示意图

表 1-4-1　十二经脉表里相合关系表

	阴经(属脏络腑)	阳经(属腑络脏)	循行部位(阴经行于内侧、阳经行于外侧)	
手	太阴肺经	阳明大肠经	上肢	前缘
	厥阴心包经	少阳三焦经		中线
	少阴心经	太阳小肠经		后缘
足	太阴脾经*	阳明胃经	下肢	前缘
	厥阴肝经*	少阳胆经		中线
	少阴肾经	太阳膀胱经		后缘

*在小腿下半部和足背部肝经在前缘、脾经在中线。至内踝上八寸处交叉后,脾经在前缘,肝经在中线。

十二经脉的表里关系,加强了相互衔接的表里两经的联系,同时使相为表里的脏腑在结构上也加强了联系,因而两者在生理上相互配合,在病理上相互影响,在治疗上表里两经的腧穴可交叉使用。

3. 流注次序　十二经脉分布于全身内外上下,其中的气血阴阳是流动不息、循环贯注的。其流注有一定的次序,即从手太阴肺经开始,依次流至足厥阴肝经,再流至手太阴肺经。这样就构成了一个"阴阳相贯,如环无端"(《灵枢·营卫生会》)的十二经脉整体循环系统。其具体流注次序如图 1-4-3。

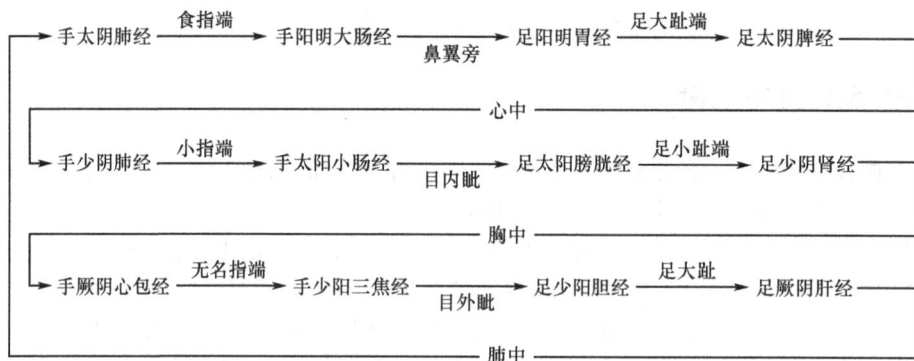

图 1-4-3　十二经脉的流注次序

4. 体表分布

(1) 头面部:手三阳经止于头面,足三阳经起于头面,手三阳经与足三阳经在头面部交接,所以说"头为诸阳之会"。

十二经脉在头面部分布的特点是:手足阳明经分布于面额部;手足少阳经分布于头侧部;手太阳经分布于面颊部,足太阳经分布于头顶、枕项部。另外,足厥阴经经额部止于巅顶部。

十二经脉在头面部的分布,可以概括为:阳明在前,少阳在侧,太阳在后。

(2) 四肢部:十二经脉在四肢分布的一般规律是:阴经分布在四肢的内侧面,阳经分布在四肢的外侧面。

上肢:内侧面是手太阴肺经在前缘,手厥阴心包经在中线,手少阴心经在后缘。外侧面是手阳明大肠经在前缘,手少阳三焦经在中线,手太阳小肠经在后缘。

下肢:内侧面是内踝上八寸以下,足厥阴肝经在前缘,足太阴脾经在中线,足少阴肾经在后缘;八寸以上,足太阴脾经在前缘,足厥阴肝经在中线,足少阴肾经在后缘。外侧面是足阳明胃经在前缘,足少阳胆经在中线,足太阳膀胱经在后缘。

（3）躯干部：十二经脉在躯干分布的一般规律是：足三阴与足阳明经分布在胸、腹部（前），手三阳与足太阳经分布在肩胛、背、腰部（后），手三阴、足少阳与足厥阴经分布在腋、胁、侧腹部（侧）。具体分布特点如表1-4-2。

表1-4-2 十二经脉在躯干的分布特点

部位		第一侧线	第二侧线	第三侧线
前	胸部	足少阴肾经（距前正中线2寸*）	足阳明胃经（距前正中线4寸）	足太阴脾经（距前正中线6寸）
	腹部	足少阴肾经（距前正中线0.5寸）	足阳明胃经（距前正中线2寸）	足太阴脾经（距前正中线4寸）足厥阴肝经从少腹斜向上至胁
后	肩胛部	手三阳经		
	背、腰部	足太阳膀胱经（距后正中线1.5寸）	足太阳膀胱经（距后正中线3寸）	
侧	腋部	手三阴经		
	胁、侧腹部	足少阳胆经、足厥阴肝经		

*指同身寸，下同。

（二）循行分布部位

1. 手太阴肺经 起于中焦，下络大肠，还胃之上口，通过膈肌，属肺，上至喉部，而后横行至胸部外上方（中府穴），出腋下，沿上肢内侧前缘下行，过肘窝，入寸口，上鱼际，直出拇指桡侧端（少商穴）。

分支：从手腕的后方（列缺穴）分出，直行走向食指桡侧端（商阳穴），交于手阳明大肠经（见图1-4-4）。

2. 手阳明大肠经 起于食指桡侧端（商阳穴），经过手背行于上肢外侧前缘，上肩，至肩关节前缘，向后到第七颈椎棘突下（大椎穴），再向前下行入锁骨上窝（缺盆），进入胸腔络肺，向下通过膈肌下行，属大肠。

分支：从锁骨上窝上行，经颈部至面颊，入下齿中，还出挟口两旁，左右交叉于人中，至对侧鼻翼旁（迎香穴），交于足阳明胃经（见图1-4-5）。

3. 足阳明胃经 起于鼻翼旁（迎香穴），挟鼻上行，左右侧交会于鼻根部，旁行入目内眦，与足太阳经相交，向下沿鼻柱外侧，入上齿中，还出，挟口两旁，环绕口唇，在颏唇沟承浆穴处左右相交，退回沿下颌骨下缘到大迎穴处，沿下颌角上行过耳前，经过上关穴（客主人），沿发际，到额前。

分支：从大迎穴前方下行到人迎穴，沿喉咙向下后行至大椎，折向前行，入缺盆，深入体腔，下行穿过膈肌，属胃，络脾。

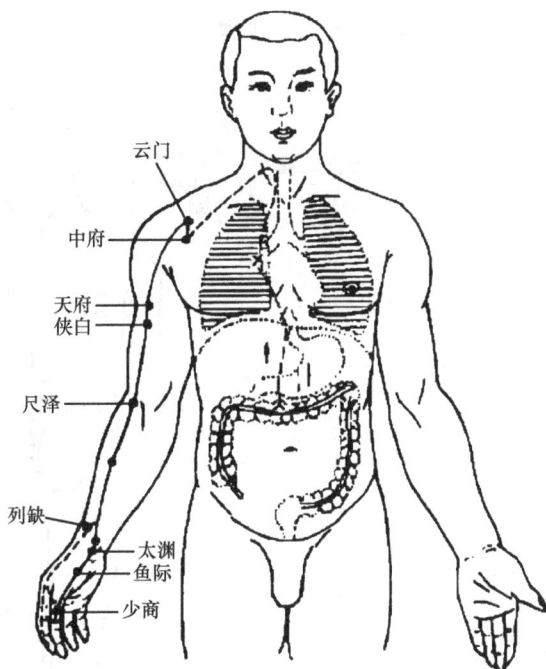

图1-4-4 手太阴肺经

（图中标注：云门、中府、天府、侠白、尺泽、列缺、太渊、鱼际、少商）

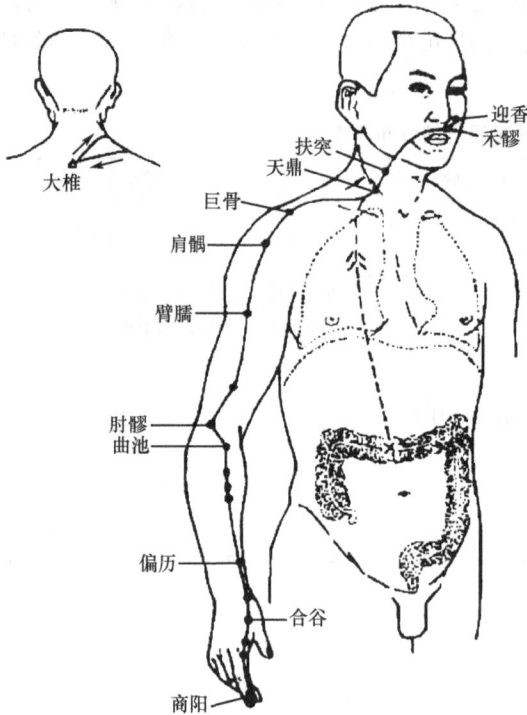

图 1-4-5　手阳明大肠经

直行者:从缺盆出体表,沿乳中线下行,挟脐两旁(旁开二寸),下行至腹股沟处的气街穴。

分支:从胃下口幽门处分出,沿腹腔内下行到气街穴,与直行之脉会合,而后下行于大腿前侧,至膝膑,沿胫骨前缘下行至足背,入足第二趾外侧端(厉兑穴)。

分支:从膝下三寸处(足三里穴)分出,下行入中趾外侧端。

分支:从足背(冲阳穴)分出,前行入足大趾内侧端(隐白穴),交于足太阴脾经(见图 1-4-6)。

4. 足太阴脾经　起于足大趾内侧端(隐白穴),沿内侧赤白肉际,上行过内踝的前缘,沿小腿内侧正中线上行,在内踝上八寸处,交出足厥阴肝经之前,上行沿大腿内侧前缘,进入腹部,属脾,络胃。向上穿过膈肌,沿食道两旁上行,连舌根,散布舌下。

分支:从胃分出,上行通过膈肌,注入心中,交于手少阴心经(见图 1-4-7)。

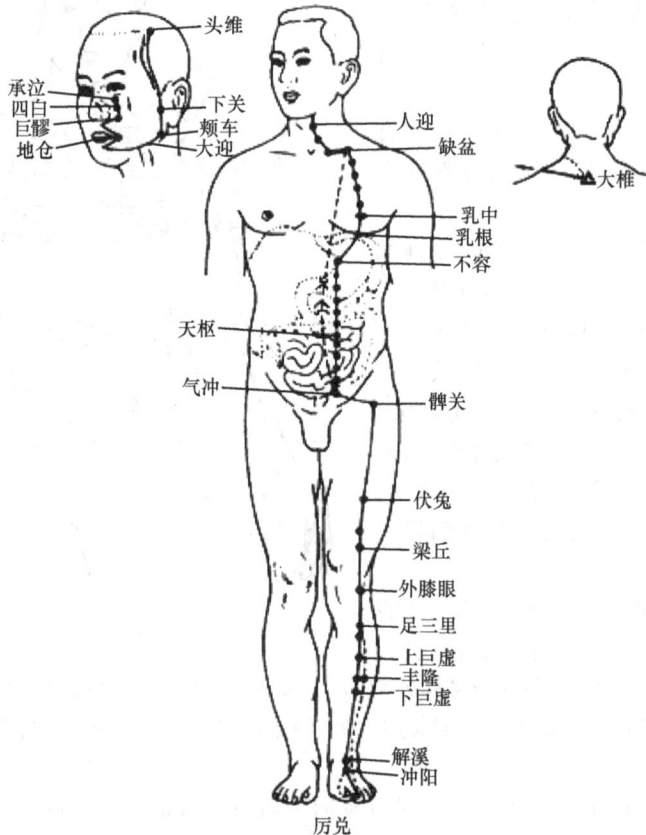

图 1-4-6　足阳明胃经

5. 手少阴心经 起于心中,走出后属心系,向下穿过膈肌,络小肠。

分支:从心系分出,挟食道上行,连于目系。

直行者:从心系分出,退回上行经过肺,向下浅出腋下(极泉穴),沿上肢内侧后缘,过肘中,经掌后锐骨端进入掌中,沿小指桡侧,出小指桡侧端(少冲穴),交于手太阳小肠经(见图1-4-8)。

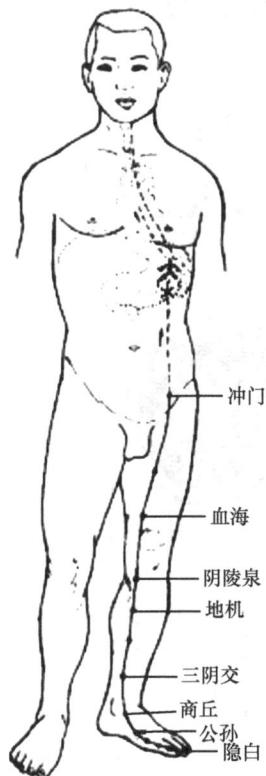

图1-4-7 足太阴脾经

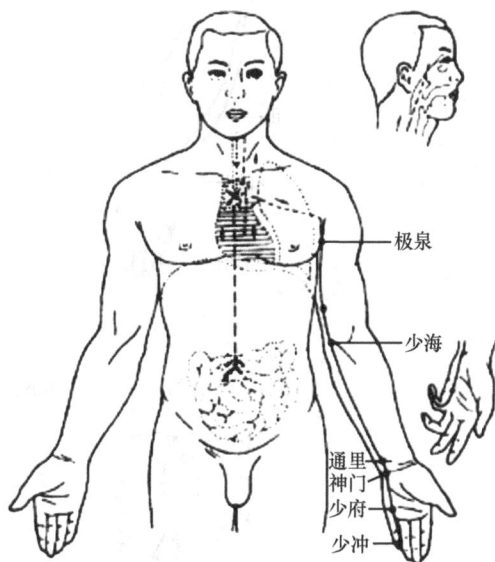

图1-4-8 手少阴心经

6. 手太阳小肠经 起于小指外侧端(少泽穴),沿手背、上肢外侧后缘,过肘部,到肩关节后面,绕行于肩胛部,交于大椎穴,前行入缺盆,深入体腔,络心,沿食道,穿过膈肌,到达胃部,下行,属小肠。

分支:从缺盆出来,沿颈部上行到面颊,至目外眦后,退行进入耳中(听宫穴)。

分支:从面颊部分出,向上行于目眶下,至目内眦(睛明穴),交于足太阳膀胱经(见图1-4-9)。

7. 足太阳膀胱经 起于目内眦(睛明穴),向上到达额部,左右交会于头顶部(百会穴)。

分支:从头顶部分出,至耳上角部。

直行者:从头顶部分出,向后行至枕骨处,进入颅腔,络脑,回出分别下行到项部(天柱穴),下行交会于大椎穴,再分左右沿肩胛内侧、脊柱两旁(脊柱正中旁开一点五寸),下行到达腰部(肾俞穴),进入脊柱两旁的肌肉(膂),深入体腔,络肾,属膀胱。

分支:从腰部分出,沿脊柱两旁下行,穿过臀部,从大腿后侧外缘下行至腘窝中(委中穴)。

分支:从项分出下行,经肩胛内侧,从附分穴挟脊(脊柱正中旁开三寸)下行至髀枢,经大腿后侧至腘窝中与前一支脉会合,然后下行穿过腓肠肌,出走于足外踝后,沿足背外侧缘至足小趾外侧端(至阴穴),交于足少阴肾经(见图1-4-10)。

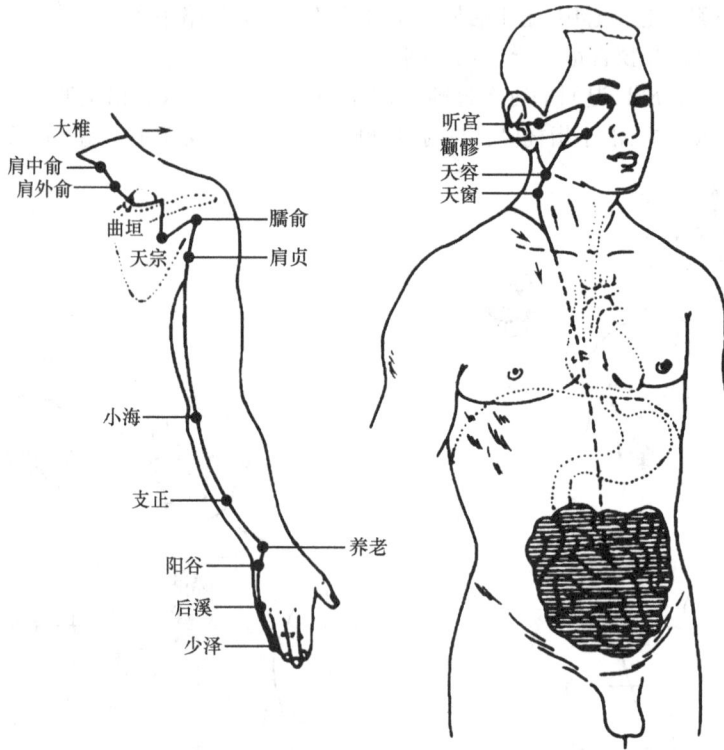

大椎
肩中俞
肩外俞
曲垣
天宗
臑俞
肩贞
小海
支正
养老
阳谷
后溪
少泽

听宫
颧髎
天容
天窗

图 1-4-9　手太阳小肠经

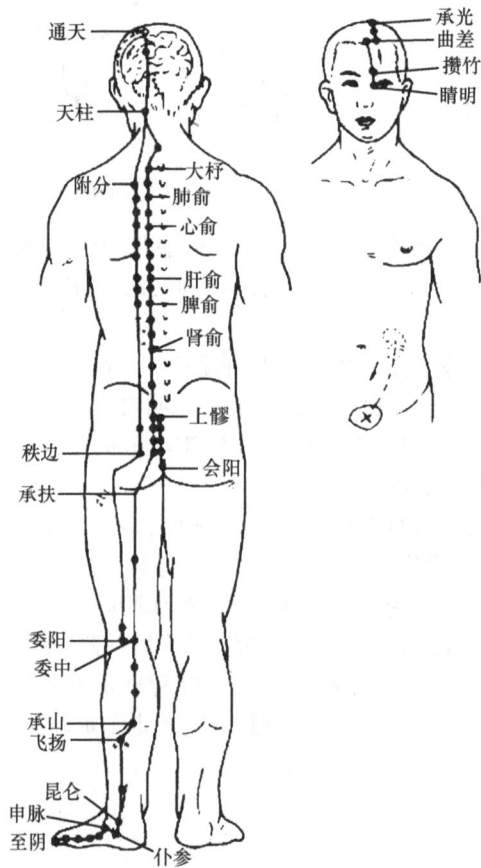

通天
天柱
附分
大杼
肺俞
心俞
肝俞
脾俞
肾俞
上髎
秩边
会阳
承扶
委阳
委中
承山
飞扬
昆仑
申脉
至阴
仆参

承光
曲差
攒竹
睛明

图 1-4-10　足太阳膀胱经

8. 足少阴肾经　起于足小趾下,斜行于足心(涌泉穴),出行于舟骨粗隆之下,沿内踝后,分出进入足跟,向上沿小腿内侧后缘,至腘内侧,上股内侧后缘入脊内(长强穴),穿过脊柱至腰,属肾,络膀胱。

直行者:从肾上行,穿过肝和膈肌,进入肺,沿喉咙,到舌根两旁。

分支:从肺中分出,络心,注于胸中,交于手厥阴心包经(见图1-4-11)。

9. 手厥阴心包经　起于胸中,出属心包络,下行穿过膈肌,依次络于上、中、下三焦。

分支:从胸中分出,沿胸浅出胁部当腋下三寸处(天池穴),向上至腋窝下,沿上肢内侧中线入肘,经腕部,入掌中(劳宫穴),沿中指桡侧,出中指桡侧端(中冲穴)。

分支:从掌中(劳宫穴)分出,沿无名指出其尺侧端(关冲穴),交于手少阳三焦经(见图1-4-12)。

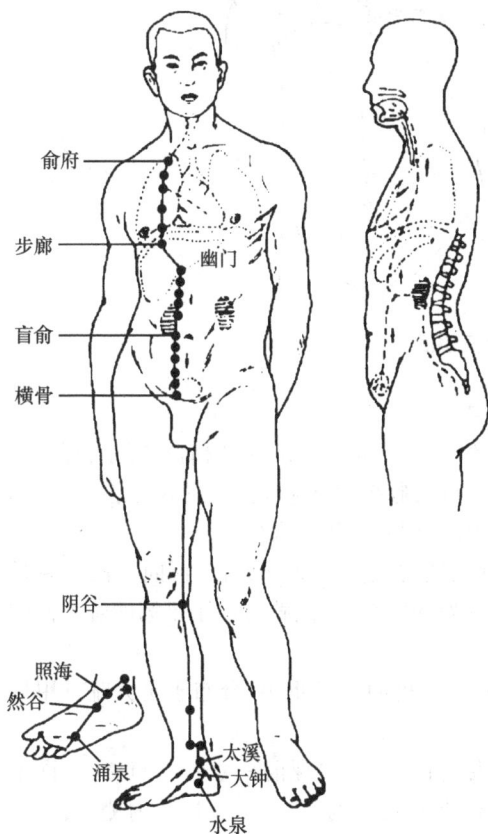

图1-4-11　足少阴肾经　　　　　　图1-4-12　手厥阴心包经

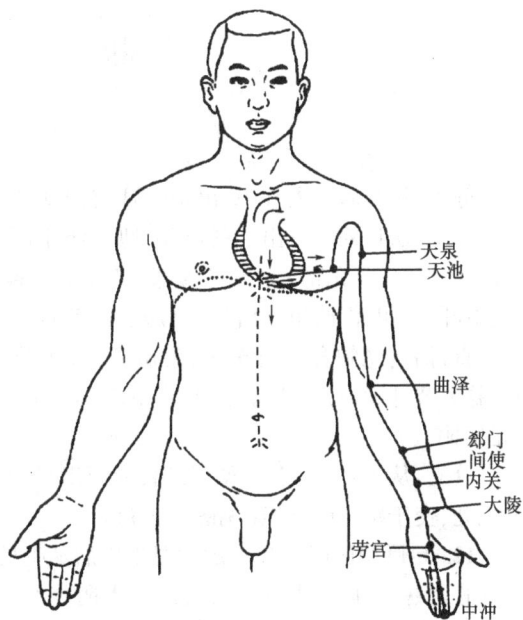

10. 手少阳三焦经　起于无名指尺侧端(关冲穴),向上沿无名指尺侧至手腕背面,上行尺骨、桡骨之间,通过肘尖,沿上臂外侧上行至肩部,向前行入缺盆,布于膻中,散络心包,穿过膈肌,依次属上、中、下三焦。

分支:从膻中分出,上行出缺盆,至肩部,左右交会于大椎,上行至项,沿耳后(翳风穴),直上出耳上角,然后屈曲向下经面颊部至目眶下。

分支:从耳后分出,进入耳中,出走耳前,经上关穴前,在面颊部与前一分支相交,至目外眦(瞳子髎穴),交于足少阳胆经(见图1-4-13)。

11. 足少阳胆经　起于目外眦(瞳子髎穴),上至头角(额厌穴),再向下到耳后(完骨穴),再折向上行,经额部至眉上(阳白穴),又向后折至风池穴,沿颈下行至肩上,左右交会于大椎穴,前行入缺盆。

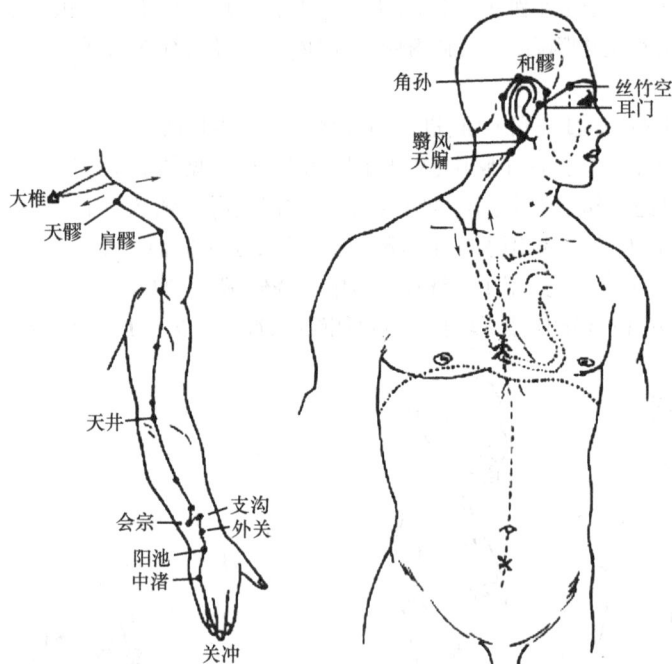

图 1-4-13　手少阳三焦经

　　分支:从耳后进入耳中,出走于耳前,至目外眦后方。

　　分支:从目外眦分出,下行至大迎穴处,同手少阳经分布于面颊部的支脉相合,行至目眶下,再向下经过下颌角部,下行至颈部,经颈前人迎穴旁,与前脉会合于缺盆后,进入体腔,穿过膈肌,络肝,属胆,沿胁里浅出气街(腹股沟动脉处),绕毛际,横向至环跳穴处。

　　直行者:从缺盆下行至腋,沿胸侧,过季胁,下行至环跳穴处与前脉会合,再向下沿大腿外侧、膝关节外缘,行于腓骨前面,直下至腓骨下端,浅出外踝之前,沿足背行出于足第四趾外侧端(足窍阴穴)。

　　分支:从足背(足临泣穴)分出,前行出足大趾外侧端,折回穿过爪甲,分布于足大趾爪甲后丛毛处,交于足厥阴肝经(见图 1-4-14)。

　　12. 足厥阴肝经　起于足大趾爪甲后丛毛处,沿足背向上,至内踝前一寸处(中封穴),向上沿胫骨内缘,在内踝上八寸处交出足太阴脾经之后,行于下肢内侧前缘,上行过膝内侧,沿大腿内侧中线进入阴毛中,绕阴器,至小腹,挟胃两旁,属肝,络胆,向上穿过膈肌,分布于胁肋部,沿喉咙的后边,向上进入鼻咽部,上行连于目系,出于额,上行与督脉会于头顶部。

　　分支:从目系分出,下行于颊里,环绕在口唇的里边。

　　分支:从肝分出,穿过膈肌,向上注入肺,交于手太阴肺经(见图 1-4-15)。

二、奇经八脉的循行分布

　　奇经八脉是不同于十二正经的特殊经脉。其分布不像十二经脉那样规则,同脏腑没有直接的属络关系,相互之间也无表里配合关系。

　　奇经八脉的名称,多反映了各自的功能或循行分布的特点:督,有总督、统帅之意;任,有总任、担任、妊养之意;冲,有要冲、要道之意;带,有腰带、束带之意;跷,有轻健矫捷之意;维,有维系、连接之意。而跷脉与维脉的阴阳,则是反映经脉循行于下肢的内侧或外侧。

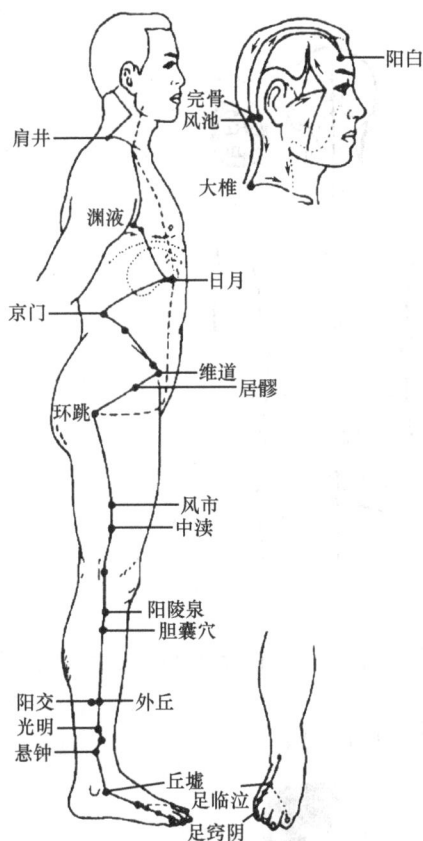

图 1-4-14　足少阳胆经

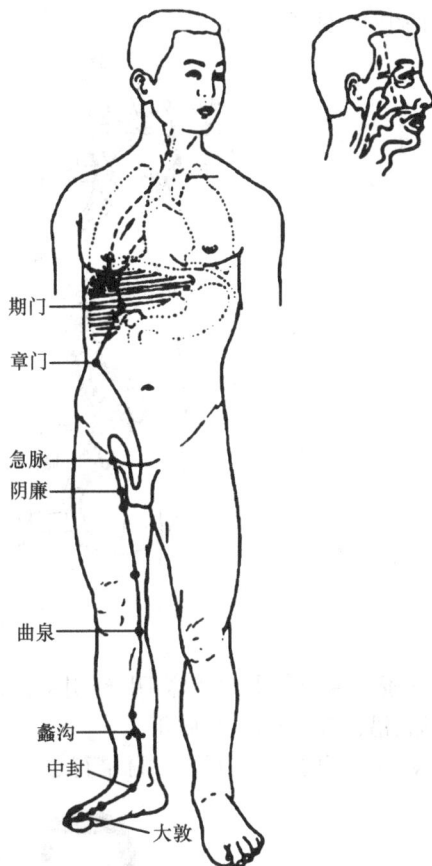

图 1-4-15　足厥阴肝经

（一）循行分布规律

督、任、冲三脉同起于胞中，同出于会阴，然后别道而行，分布于腰背胸腹等处，故称此三脉为"一源而三歧"。督脉从会阴向后再向上，沿后正中线上行，经头顶、额到口唇；任脉从会阴向前再向上，沿前正中线，经咽喉、口唇到目眶下。二者起点相同，又在唇部相接，形成二脉之间的紧密联系。冲脉从会阴向前再向上，夹脐上行，主要分布于胸腹。

带脉绕身一周，状如束带。

跷脉与维脉均分阴阳，左右各一，对称分布。阴跷脉起于内踝下，沿下肢内侧、腹胸部上行至目内眦；阳跷脉起于外踝下，沿下肢外侧、腹胸侧面与肩部上行至目内眦，二脉在目内眦会合。阴维脉起于小腿内侧，沿下肢内侧、腹胸部上行；阳维脉起于外踝下，沿下肢外侧、腰背上行。

（二）循行分布部位

1. 督脉　起于胞中，下出会阴，沿脊柱里面上行，至项后风府穴处进入颅内，络脑，并由项沿头部正中线，经头顶、额部、鼻部、上唇，到上唇系带处。

分支：从脊柱里面分出，络肾。

分支：从小腹内分出，直上贯脐中央，上贯心，到喉部，向上到下颌部，环绕口唇，再向上至两眼下部的中央(见图 1-4-16)。

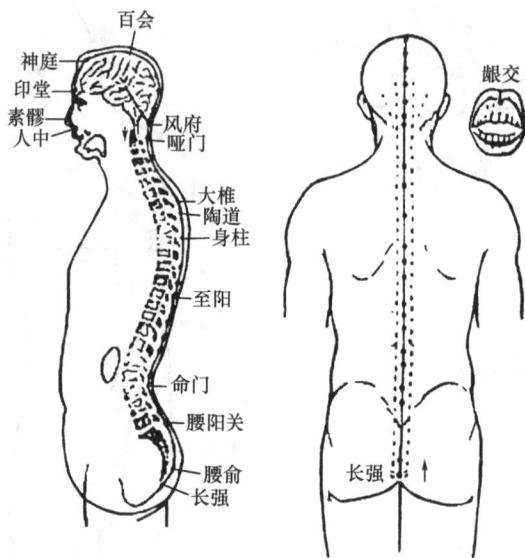

图 1-4-16　督脉

2. 任脉　起于胞中,下出会阴,经阴阜,沿腹部和胸部正中线上行,至咽喉,上行至下颌部,环绕口唇,沿面颊,分行至目眶下。

分支:从胞中别出,向后与冲脉偕行于脊柱前(见图 1-4-17)。

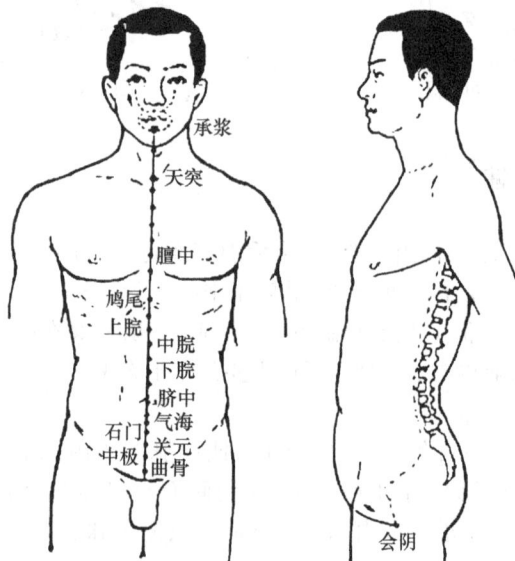

图 1-4-17　任脉

3. 冲脉　起于胞中,下出会阴后,从气街部起与足少阴经相并,挟脐上行,散布于胸中,再向上行,经喉,环绕口唇,到目眶下。

分支:从少腹输注于肾下,浅出气街,沿大腿内侧进入腘窝,再沿胫骨内缘,下行到足底。

分支:从内踝后分出,向前斜入足背,进入足大趾。

分支:从胞中分出,向后与督脉相通,上行于脊柱内(见图 1-4-18)。

4. 带脉 起于季胁,斜向下行到带脉穴,绕身一周,环行于腰腹部。并于带脉穴处再向前下方沿髋骨上缘斜行到少腹(见图1-4-19)。

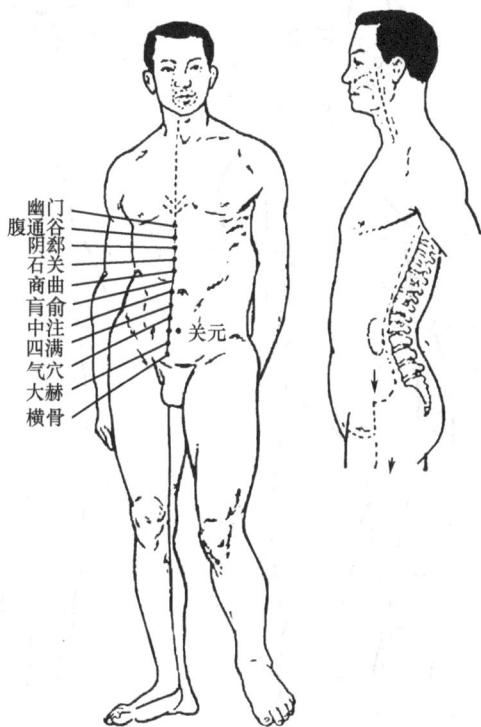

图1-4-18 冲脉

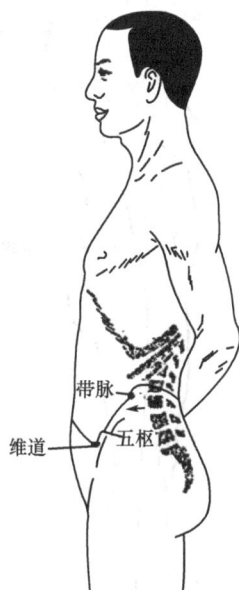

图1-4-19 带脉

5. 阴跷脉 起于内踝下足少阴肾经的照海穴,沿内踝后直上下肢内侧,经前阴,沿腹、胸进入缺盆,出行于人迎穴之前,经鼻旁,到目内眦,与手足太阳经、阳跷脉会合(见图1-4-20)。

6. 阳跷脉 起于外踝下足太阳膀胱经的申脉穴,沿外踝后上行,经下肢外侧,再经腹、胸侧面与肩部,由颈外侧上挟口角,到达目内眦,与手足太阳经、阴跷脉会合,再上行进入发际,向下到达耳后,与足少阳胆经会于项后(见图1-4-21)。

7. 阴维脉 起于小腿内侧足三阴经交会之处,沿下肢内侧上行至腹部,与足太阴脾经同行,到胁部,与足厥阴肝经相合,然后上行至咽喉,与任脉相会(见图1-4-22)。

8. 阳维脉 起于外踝下,与足少阳胆经并行,沿下肢外侧向上,经躯干部后外侧,从腋后上肩,经颈部、耳后,前行到额部,分布于头侧及项后,与督脉会合(见图1-4-23)。

附 经别、别络、经筋、皮部的循行分布

1. 经别的循行分布 经别,是从十二经脉别出的大的支脉。

十二经别的循行,具有"离、入、出、合"的特点。十二经别都从十二经脉在四肢肘膝以上部位别出,称为"离";走入体腔脏腑深部,呈向心性循行,称为"入";然后浅出体表,而上头面,称为"出";阴经的经别合于相为表里的阳经经别,再分别注入六条阳经,称为"合"。每一对相表里

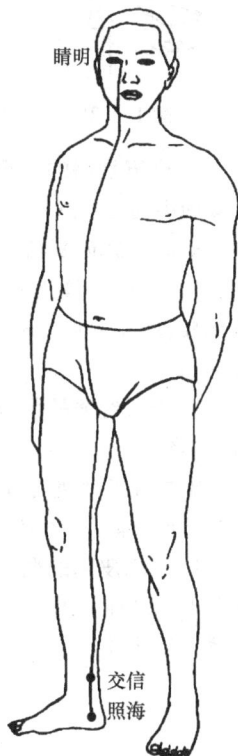

图1-4-20 阴跷脉

的经别组成一"合"，十二经别共组成"六合"。

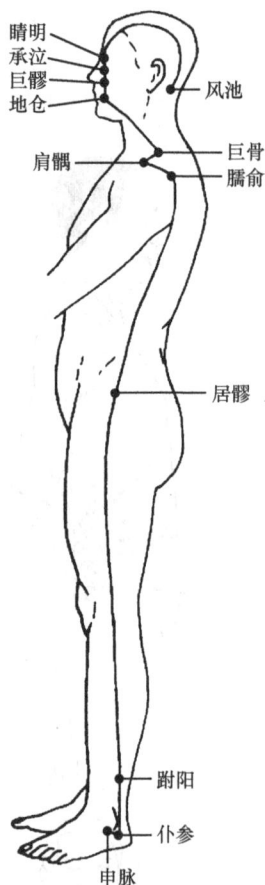

图 1-4-21　阳跷脉

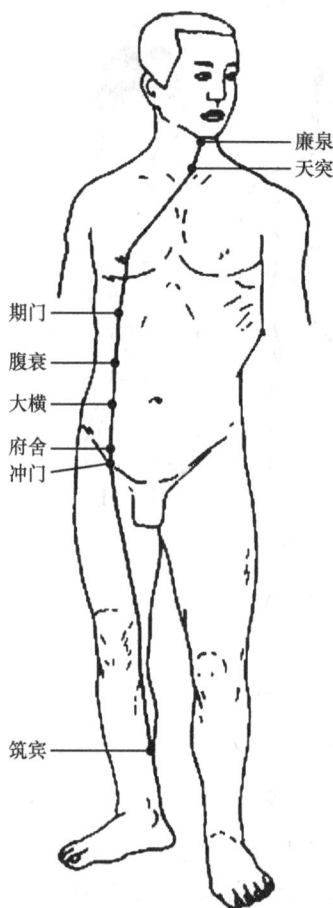

图 1-4-22　阴维脉

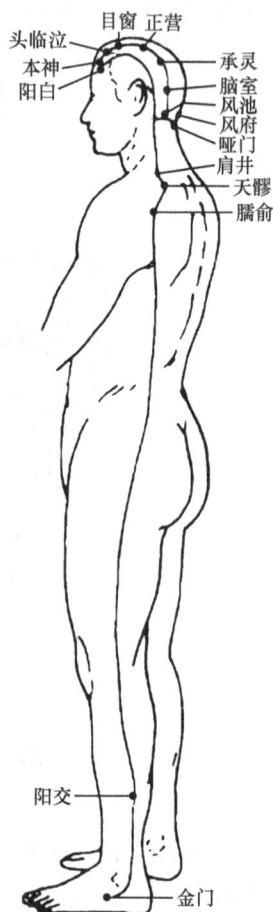

图 1-4-23　阳维脉

2. 十五别络的循行分布　十五别络，是从经脉别出的小分支，但在络脉中是较大的，对全身无数细小的络脉起着统率作用。

十二经脉的别络都是从肘、膝关节以下分出，主要分布于四肢，表里两经的别络互相联络，即阴经的别络走向它相为表里的阳经，阳经的别络走向它相为表里的阴经，少数别络进入胸腹腔，联系内脏。任脉之别络分布于腹部。督脉之别络分布于背部。脾之大络分布于胸胁部。

3. 十二经筋的循行分布　经筋，是十二经脉连属于筋肉、关节系统的部分，共有十二，合称为十二经筋。

十二经筋的循行分布与十二经脉的体表循行基本一致，其特点是：多结、聚、散、络于骨骼和关节附近，都起于四肢末端而走向头身，呈向心性循行。

4. 十二皮部的循行分布　皮肤按十二经脉及其络脉在体表的分布划分的部位，称为十二皮部。十二皮部与十二经脉在体表的循行分布部位是一致的，十二皮部就是十二经脉在体表一定部位上的反应区。

第3节　经络的生理功能

一、经络的基本功能

经络是人体结构的重要组成部分,具有十分重要的生理功能。以十二经脉为主体的经络系统,主要具有以下四方面的基本功能:

（一）沟通联络作用

人体是由脏腑、形体、官窍和经络等组织所构成的,它们虽各有不同的生理功能,但又共同进行着有机的整体活动。这种相互联系与有机配合,主要是依靠经络的联络和沟通作用来实现。具体体现在以下几个方面:

1. 脏腑之间的联系　十二经脉中每一经都分别属络一脏一腑,这是脏腑相合的主要结构基础。如手太阴经属肺络大肠,手阳明经则属大肠络肺,等等。某些经脉除属络特定脏腑外,还联系其他一些脏腑,如足太阴脾经不仅属脾络胃,而且还"注入心中";足少阴肾经则不仅属肾络膀胱,而且贯肝、入肺、络心。此外,还有经别补正经之不足,如足阳明、足少阳及足太阳的经别都通过心。这样,就构成了脏腑之间的多种联系。

2. 脏腑与体表的联系　内在脏腑与外周体表肢节的联系,主要是通过十二经脉的沟通作用来实现的。《灵枢·海论》说:"夫十二经脉者,内属于腑脏,外络于肢节"。十二经脉每条经脉对内与脏腑发生特定的属络关系,对外又联络筋肉、关节和皮肤,即经筋与皮部。所以体表的筋肉、皮肤组织及肢节等,通过十二经脉的内属外连而与内在脏腑相互沟通。

3. 脏腑与官窍之间的联系　脏腑与官窍之间的联系,也是通过经络的沟通作用而实现的。十二经脉内属于脏腑,在体表的循行分布过程中,又经过口眼耳鼻舌及二阴等官窍。如手太阳小肠经"入耳中",手少阳三焦经"从耳后入耳中,出走耳前",足少阳胆经也"从耳后入耳中,出走耳前",足太阳膀胱经"至耳上角";手少阴心经"系目系",手太阳小肠经至"目锐眦"、"目内眦",足太阳膀胱经"起于目内眦",手少阳三焦经"至目锐眦",足少阳胆经"起于目锐眦",足厥阴肝经"连目系"等等。

4. 经脉之间的联系　经络系统各部分之间,也存在着密切联系。如十二经脉有一定的衔接和流注规律,除依次首尾相接如环无端外,还有许多交叉和交会。十二经别、十二经的别络从内外加强表里经之间的联系。十二经脉和奇经八脉之间也是纵横交错、相互联系的。如足厥阴肝经在头顶与督脉和足太阳膀胱经交会于百会穴,足少阳胆经与阳跷脉会于项后;手足太阳经与足阳明经及阴阳跷脉会合于目内眦;任、督二脉又通会于十二经等。此外,还有无数络脉,从经脉分出,网络沟通于经脉之间,使经络系统成为一种具有完整结构的网络状系统。

（二）运输渗灌作用

人体的各个组织器官依赖气血的濡养,气血之所以能通达全身,则有赖于经络的运输渗灌。经脉是运行气血的主要通道,而络脉作为经脉的分支具有布散和渗灌气血的作用。故《灵枢·本藏》说:"经脉者,所以行血气而营阴阳,濡筋骨,利关节者也"。由于经络的运输渗灌作用,使气血内溉脏腑,外濡腠理,从而维持其正常的生理活动。

（三）感应与传导作用

　　感应传导，是指经络系统具有感应及传导针灸或其他刺激等各种信息的作用。经络循行分布于人体各脏腑形体官窍，通达上下，出表入里，犹如机体的信息传导网络，不但能感受信息，而且能将信息传递至各脏腑形体官窍，反映和调节其功能状态。如对经穴刺激引起的感应及传导，通常称为"得气"，即局部有酸、麻、重、胀的感觉并沿经脉走向传导。通过经络对信息的感应与传导功能，各种治疗刺激及信息可以随经气到达病所，起到调整疾病虚实的作用；同时将人体生命活动的更多信息不断传递，沟通机体各部分之间的联系，使人体成为一个紧密联系的有机整体，这是人体自身整体性的生理基础之一。此外，内脏功能活动或病理变化的信息，亦可由经络感应，传达于体表，反映出不同的症状和体征，所以说"有诸内必形诸外"。

　　较早报道循经感传现象的是日本学者。他们于1949年在一例经络敏感人身上发现十二经和奇经八脉的循经感传。据不完全统计，在1972年至1978年间，国内约30个单位普查了64228人，出现感传现象的有12934人，达20.1%，其中显著型者（有六条以上全经感传者）210人，占0.32%。

链接

（四）调节作用

　　经络系统通过其沟通联络、运输渗灌气血及其感应传导作用，对各脏腑形体官窍的功能活动进行调节，使人体复杂的生理功能相互协调，维持阴阳动态平衡的状态。如当人体发生疾病时，机体的正常平衡状态被破坏，即可运用针灸等治法以激发经气的调节作用，促使人体机能活动恢复到正常状态。实验证明，针刺有关经脉穴位，可以对脏腑机能产生调控作用，而且在病理情况下尤为明显。这在针灸、推拿等疗法中具有重要意义，也是这些疗法治病的主要作用机制。

二、奇经八脉的功能特点

　　奇经八脉不同于十二经脉，在功能方面也有其特点，主要表现在以下三方面：

　　1. 加强十二经脉之间的联系　十二经脉本身就存在着密切的联系，而奇经八脉纵横交错地循行分布于十二经脉之间，加强十二经脉之间的联络与沟通。如，手足三阳经都交会于督脉的大椎穴，足三阴经交会于任脉的关元、中极穴，足三阴又接手三阴，督、任二脉同起于胞中，并在口唇部、目眶下相连接，而督脉又在头顶部与足厥阴肝经相会合，这样就形成了十四经脉的整体循行系统。冲脉的循行与足少阴、足阳明经密切联系；带脉环绕腰腹，约束纵行诸经；阴跷与阴维脉联系手足三阴，阳跷与阳维脉联系手足三阳经。从而使十二经脉之间的联系更加密切。

　　2. 调节十二经脉的气血　十二经脉是气血运行的主要通道，而奇经八脉对十二经脉气血有调节作用。当十二经脉中气血有余时，可流入奇经八脉，蓄以备用；而当十二经脉中气血不足时，奇经八脉就将其气血输注于十二经脉，以供给人体生理活动之需要。如，督脉总督一身之阳气，称为"阳脉之海"。任脉总任一身之阴气，称为"阴脉之海"。冲脉上行至头，下行至足，贯穿全身，为一身气血运行之要冲，能容纳和调节十二经脉之气血，故有"十二经脉之海"、"血海"之称。

　　3. 与某些脏腑关系密切　奇经八脉虽然与脏腑没有直接的属络关系，但它们在循行中与脑、髓、女子胞等奇恒之腑及肾等有密切联系。如，督脉起于胞中，"入颅络脑"，"行脊中"，"络肾",故其功能不仅与脑、髓有关,还参与了肾的生殖功能(包括男性)。任脉、冲脉亦起于胞中,冲为"血海","任主胞胎",与女子的月经、妊娠均有密切关系。带脉能约束纵行诸经,有固护胎儿和主司带下的作用。

附 经别、别络、经筋、皮部的功能特点

十二经别的功能特点与其循行有关,主要是:加强了十二经脉相为表里两经和相合脏腑之间的联系,加强了十二经脉与头面的联系,扩充了十二经脉的分布范围,使十二经脉与人体各部的联系更加密切。

十五别络的功能特点主要有三:

1. 加强十二经脉表里两经之间在肢体的联系 十二经脉的别络从肘膝以下分出,主要分布于四肢部,而且表里两经的别络相互联络,从而加强了表里两经在肢体的联络。

2. 统率众多络脉 别络是络脉中较大的、较主要的部分,对其他众多的络脉有统率作用。

3. 渗灌气血,濡养全身 循行于经脉中的气血,由于别络的渗灌作用,注入孙络、浮络,并逐渐进入组织,发挥濡养作用。

十二经筋多结、聚、散、络于骨骼关节附近,所以其功能特点是:约束骨骼,主司关节运动。

十二皮部是体表皮肤按十二经脉在体表的分布而划分的区域,所以其功能主要是抗御外邪侵袭。临床上,观察皮部的变化或在皮部施以一定疗法,可帮助诊断或治疗内在脏腑的病变。

第4节 经络学说的临床应用

经络学说广泛用于临床各科,对于阐明人体的病理变化,指导疾病的诊断和治疗均具有重要的作用。

一、阐释病理变化

经络的功能正常,则能联络脏腑组织器官,感应传导,运行气血,濡养脏腑组织。但在病理状态下,经络又是病邪传注的途径。

1. 经络是外邪由表传里的途径 由于经络内属于脏腑,外布于肌表,因此当体表受到病邪侵袭时,可通过经络由表及里,由浅入深,逐次向里传变而波及脏腑,《素问·缪刺论》说:"夫邪之客于形也,必先舍于皮毛;留而不去,入舍于孙脉;留而不去,入舍于络脉;留而不去,入舍于经脉,内连五脏,散于肠胃"。指出经络是外邪从皮毛腠理内传于脏腑的途径。

2. 经络是体内病变反映于外的途径 由于内在脏腑与外在形体、官窍之间,通过经络密切相连,故脏腑病变可通过经络的传导反映于外。临床上可用经络学说阐释脏腑病变所出现的体表特定部位或相应官窍的症状和体征。如足厥阴肝经绕阴器,抵小腹,布胁肋,上连目系,故肝气郁结可见两胁及少腹胀痛,肝火上炎易见目赤,肝经湿热多见阴部湿疹瘙痒等等。

3. 经络是脏腑病变相互传变的途径 脏腑病变的相互传变,亦可用经络理论来解释。由于脏腑之间有经脉相互联系,所以某一脏腑的病变可以通过经络传到另一脏腑。如足厥阴肝经属肝,挟胃,注肺中,故肝病可影响到胃和肺。再如手少阴心经和手太阳小肠经相互络属,故心火可下移于小肠而致小便黄赤。

二、指导疾病的诊断

由于经络循行有一定的部位,并属络相应脏腑,内脏的疾病可通过经络反映于相应的形体

部位,故临床可根据疾病症状和体征出现的部位,诊断其病变属于何经、何脏腑。例如两胁疼痛,多为肝胆疾病;缺盆中痛,常为肺病表现。又如头痛,痛在前额者,多与阳明经有关;痛在两侧者,则与少阳经有关;痛在头后及项部,多为太阳经病变;痛在巅顶,多与足厥阴经及督脉有关。另外一些患者在经络循行通路上,或经气聚结的某些穴位处,有明显的压痛,或有条索状、结节状反应物,或局部皮肤的色泽、形态、温度等发生变化。根据这些病理反应,可辅助病证的诊断。如中府穴压痛或肺俞穴出现梭状或条索状结节,可以显示肺脏的疾病;阑尾穴明显压痛,多为肠痈;脾俞穴有异常变化,多为脾胃病变。

三、指导疾病的治疗

经络学说被广泛用于指导临床各科疾病的治疗,特别是对针灸、推拿及药物疗法等更具有指导意义。

针灸、推拿疗法,是以经络学说作为理论基础的常用治疗方法。它主要是采用针灸、推拿等方式刺激腧穴,通过经络的感应与传导作用以达到调整气血及脏腑功能、扶正祛邪的治疗目的。因此,对于穴位的选择非常重要。首先必须按照经络学说辨证,判断疾病属于何经或何脏腑,然后根据经络的循行路线和联系范围选取穴位进行治疗,此称为"循经取穴"。

药物治疗,也是以经络为通道,通过经络的传导发挥作用的。古代医家在临床实践的基础上,根据某些药物对某一脏腑或经络的病变具有特殊的治疗作用,创立了"药物归经"的理论。药物归经,实际上是药物功能的一种分类方法,如根据柴胡、香附疏肝理气,能治疗肝气郁结的病证,所以归肝经。"药物归经"的意义主要在于指导分经用药。

金·张元素在药物归经基础上,创立"引经报使"理论。引经报使药,是指某些能引导其他药物的药力到达病变的部位,起着向导作用的药物。如治头痛,属太阳经可用羌活,属阳明经可用白芷,属少阳经可用柴胡,作为引经药,引导其他药物分别到达各经,发挥治疗作用。

小结

经络是人体结构的重要组成部分,它与脏腑、形体官窍等组织器官,共同构成了完整的人体。

经络是由经脉和络脉两部分组成。经脉主要包括十二经脉和奇经八脉,络脉有十五别络、浮络、孙络。它们各有不同的循行分布规律。例如十二经脉的走向、交接、表里相合、流注次序、体表分布等,都是有一定规律的。

以十二经脉为主体的经络系统,具有联络组织器官,沟通表里上下,通行气血,感应与传导,调节机能活动等基本功能。奇经八脉错综地贯穿在十二经脉之间,加强十二经脉间的联络与沟通,调节十二经脉中的气血,并与脑、髓、女子胞及肾等关系密切。

经络学说广泛运用于各科临床,起着重要的指导作用。例如在病理方面,可以阐释病变机理;在诊断方面,可以辨别病位;在治疗方面,针灸与按摩疗法,可以根据经络的循行路线和联系范围,采用"循经取穴"的方法,药物疗法可以根据"药物归经"的理论,指导分经用药以及引经药的使用。

目 标 检 测

一、解释题

　　1. 经络　2. 十二经别　3. 十五别络　4. 浮络　5. 孙络　6. 十二经筋　7. 十二皮部

　　8. 头为诸阳之会　9. 奇经八脉　10. 一源而三歧　11. 阳脉之海　12. 阴脉之海

　　13. 十二脉之海（血海）　14. 循经取穴

二、问答题

　　1. 简述经脉和络脉的主要区别。

　　2. 十二经脉的走向和交接规律是什么?

　　3. 十二经脉的表里关系是怎样的?

　　4. 简述十二经脉在体表四肢部的分布规律。

　　5. 简述十二经脉在体表头面部的分布规律。

　　6. 试述十二经脉的流注次序。

　　7. 简述经络的基本功能。

　　8. 奇经八脉的功能特点是什么?

第5章 病 因

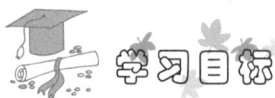

1. 掌握六淫的概念、六淫致病的一般特点、六淫各自的性质与致病特点。
2. 掌握七情内伤的概念及致病特点。
3. 掌握痰饮、瘀血的基本概念、形成原因和致病特点。
4. 理解疠气的概念及其致病特点。
5. 了解饮食失宜、劳逸失当的致病特点。
6. 了解外伤病因的基本内容。

病因就是引起疾病发生的原因,又称致病因素。病因学说,是研究各种致病因素的性质、致病特点及其临床表现的理论,是中医学理论体系的重要组成部分。

病因是多种多样的,主要包括六淫、疠气、七情内伤、饮食失宜、劳逸失当、外伤及痰饮、瘀血等。其中,除痰饮、瘀血外,其他均属于原始病因。痰饮和瘀血是某些疾病过程中所形成的病理变化及其病理性产物,这些病理变化或病理产物反过来又可成为新的致病因素,导致人体发生新的疾病,所以称之为继发病因,或病理性因素。

对于病因的分类,在中医学发展过程中,历代许多医家提出了不同的分类方法。本教材根据病因的形成及致病特点等的不同,将病因分为外感病因(包括六淫、疠气)、内伤病因(包括七情内伤、饮食失宜、劳逸失当)、其他病因(包括外伤病因、继发病因)三大类。

> 《内经》将病因分为阴阳两类,所以中医学常将疾病分为外感病和内伤病两大类。又如汉代张仲景在《金匮要略》中将病因与发病途径结合起来分为三类。至宋代,陈无择在《三因极一病证方论》中具体阐明了"三因学说",即外所因六淫,内所因七情,及不内外因,进一步明确了不同的病因有不同的侵袭和传变途径。
>
> 链接

中医病因学的主要特点是审证求因。任何疾病的发生,都是某种病因作用于机体的结果。而不同的病因所表现出来的症状、体征也各不相同,因此中医认识病因,除了解可能作为致病因素的客观条件外,更主要是以疾病所反映出来的临床表现为依据,通过分析其症状和体征来推求病因,此即"审证求因",也称"辨证求因"。这是中医探求病因的主要方法。

第1节 外 感 病 因

外感病因是指来自外部自然界,从体表或口鼻等部位侵入人体,引起外感病的致病因素,亦称为"外邪"。外感病因包括六淫和疠气。

一、六　　淫

（一）六淫的概念及其致病的共同特点

1. 六淫的基本概念　六淫，即风、寒、暑、湿、燥、热(火)六种外感病邪的统称。在正常情况下，风、寒、暑、湿、燥、热是自然界六种不同的气候变化，称为"六气"。六气是万物生长和人类赖以生存的必要条件，一般不会致病。但当自然界气候异常变化，超过了人体的适应能力，或人体的正气不足，抵抗力下降时，六气则成为病因，侵犯人体，导致疾病的发生。此时，伤人致病的六气便称之为"六淫"。

> 六气异常主要有：太过，或不及，或非其时而有其气，如冬应寒而反暖，秋应凉而反热，或气候变化过于急骤，如暴冷暴热等。此时六气则可能成为六淫而侵入人体发病。　链接

2. 六淫致病的共同特点　六淫致病，一般有以下共同特点：

（1）外感性：六淫侵犯人体的途径多从肌肤、口鼻而入，或两者同时受邪，都是人体从外感受的，故称"外感六淫"。

（2）季节性：六淫致病常与季节气候变化有关，不同的季节有不同的多发病，如春季多风病，夏季多暑病，长夏多湿病，秋季多燥病，冬季多寒病。

> 六淫致病，从临床实践来看，除气候因素外，还包括了生物(细菌、病毒等)、物理、化学等多种致病因素作用于机体所引起的病理反应在内。所以，对于六淫病因不能简单理解为气候异常。　链接

（3）地域性：六淫致病与生活、工作的区域环境密切相关。如西北高原地区多燥病、寒病；东南沿海地区多湿病、热病；久居潮湿环境多湿病；长期高温环境作业者，多燥热或火邪为病等。

> 内生五邪，是指在疾病过程中，内脏气血阴阳失常而产生的五种病理变化。由于其部分症状与外感六淫中的风、寒、湿、燥、热相似，但实际上病起于内，为了区别于外感六淫，故分别叫做内风、内寒、内湿、内燥、内热(火)，统称为"内生五邪"。　链接

（4）相兼性：六淫邪气既可单独侵犯人体致病，又可两种以上邪气共同侵犯人体而为病，如风热感冒、湿热泄泻、风寒湿痹等。

（5）转化性：六淫所致病证的性质，在一定条件下(如体质、治疗等因素的影响)可以发生转化。如感受风寒之邪常表现为风寒表证，但由于失治误治等原因，表寒证可转化为里热证。

（二）六淫各自的性质和致病特点

六淫虽有一些相同的致病特点，但每一种病邪又有各自的特性，风、寒、暑、湿、燥、热(火)各

自的性质不同,其致病特点也不一样。

1. 风邪　风为春季的主气,但终岁常在,所以风邪为病,以春季为多见,四季皆可发生,故《素问·骨空论》云:"风者,百病之始也"。

内风,又称风气内动。由于内风的发生与肝的关系密切,故又称肝风内动或肝风。内风发生的原因主要有肝阳化风、热极生风、阴虚生风和血虚生风等。

链接

风邪的性质和致病特点如下:

(1) 风性轻扬开泄:风邪具有轻扬、上浮、开泄、外越的特性,故常伤及人体的上部(头、面)和肌表。风邪侵袭人体上部,表现为头痛、咽痒、面目浮肿等。风邪袭表,腠理开泄,常见发热、恶风、汗出等症。故《素问·太阴阳明论》云:"伤于风者,上先受之"。

(2) 风性善行而数变:"善行",指风性善动不居,游移不定。故风邪致病具有病位游移、行无定处的特点。如风邪为主引起的风痹,以关节肌肉游走性疼痛为其特征,又称"行痹"。"数变",指风邪致病变幻无常,发病迅速。如风疹块表现为皮肤瘙痒时作,疹块发无定处,此起彼伏,时隐时现等特征。同时,以风邪为先导的外感病,一般发病急,传变也较快。如小儿风水证,起病仅有表证,但短时间内即可现头面一身俱肿、小便短少等。

(3) 风性主动:风邪具有动摇不定的性质,致病后可出现肢体的异常运动。如因金刃外伤,复感风邪,可出现四肢抽搐、角弓反张等症。故《素问·阴阳应象大论》说:"风胜则动。"

(4) 风为百病之长:风邪常兼其他病邪伤人,为外邪致病的先导。所以,《素问·风论》曰:"风者,百病之长也"。六淫邪气之中,惟风能全兼五气,而形成风寒、暑风、风湿、风燥、风热等。古人甚至将风邪作为外感致病因素的总称。

2. 寒邪　寒乃冬季之主气,寒邪致病也常见于冬季,故冬多寒病。但寒邪为病也可见于其他季节,如气温骤降、涉水淋雨、汗出当风等,亦常为感受寒邪的重要原因。寒邪致病有伤寒和中寒的区别:寒邪伤于肌肤,出现表证,称为伤寒;寒邪直中脏腑,出现里证,称为中寒。

内寒,又称"寒从中生",是由于机体阳气虚衰,阳虚不能制约阴,以致阴寒内盛的病理变化。脾肾阳虚是形成内寒的主要病机,其中尤以肾阳虚衰为关键。

链接

寒邪的性质和致病特点如下:

(1) 寒为阴邪,易伤阳气:寒与热相对,为阴气盛的表现,故称为阴邪。寒邪侵入人体后,阴寒之邪过盛,易致实寒证,并且"阴胜则阳病",所以最易损伤人体阳气。如寒邪侵袭肌表,卫阳被遏,可见恶寒、发热、无汗等症;寒邪直中脾胃,脾阳受损,可见脘腹冷痛、呕吐、腹泻、肢冷、神疲等症。

(2) 寒性凝滞:"凝滞",即凝结、阻滞不通之意。寒性凝滞,即指寒邪入侵,易使气血运行不畅而凝结,甚至阻滞不通。人体气血的运行,全赖阳气的温煦推动。寒邪侵犯,易使气血运行不畅,凝结阻滞不通,不通则痛,故常出现疼痛症状,而且疼痛得温则减,遇寒则甚。如寒客肌表经络,气血凝滞不通,则头身疼痛;寒客肢体关节,则表现肢体关节疼痛剧烈,此即所谓"寒痹",也称"痛痹"。

(3) 寒性收引:"收引",有收缩、牵引之意。寒性收引,即指寒邪侵袭人体,可致气机收敛,腠理闭塞,筋脉收缩而挛急。如寒邪侵及肌表,腠理闭塞,卫阳被郁,可见恶寒、发热、无汗等;寒客筋脉,则筋脉收缩拘急,肢体屈伸不利。

3. 暑邪 暑乃夏季的主气。暑邪致病,有明显的季节性,主要发生于夏至以后,立秋之前。如《素问·热论》云:"先夏至日者为病温,后夏至日者为病暑"。

暑邪的性质和致病特点如下:

(1)暑性炎热:暑为盛夏火热之气所化,火热属阳,故暑邪为阳邪,具有炎热的特性。暑邪伤人多表现为一系列阳热症状,如高热、心烦、面赤、脉洪大等。

(2)暑性升散:暑为阳邪,其性升散,不仅易上扰心神、上犯头目,出现心胸烦闷不宁、头昏、目眩等症;而且常可致腠理开泄,汗出过多,从而伤津耗气,临床除见口渴喜饮、尿赤短少等津伤之证外,往往可见气短、乏力等气虚之象,甚则气津耗伤太过,出现突然昏倒,不省人事。

(3)暑多挟湿:暑季气候炎热,且常多雨而潮湿,热蒸湿动,水气弥漫,故暑邪致病,多挟湿邪为患。其临床表现除发热、烦渴等暑热症状外,常兼见身热不扬、四肢困倦、胸闷呕恶、大便溏泄不爽、苔腻等湿滞症状。

> 内湿,又称"湿浊内生"。多因脾的运化功能失常,水湿停滞所致,故又称"脾虚生湿"。
>
> **链接**

4. 湿邪 湿为长夏之主气,湿邪为病,长夏居多,他如涉水淋雨、居处潮湿、以水为事等亦可形成湿邪致病。

湿邪的性质和致病特点如下:

(1)湿性重浊:"重",指湿邪致病,有沉重的特征,如头重如裹、周身困重、四肢酸楚沉重等。湿邪阻滞肌肉关节,则可见肢体疼痛重着,称之为"湿痹"或"着痹"。"浊",指湿邪为患,易呈现分泌物和排泄物秽浊不洁之象,如湿邪浸淫肌肤,则可见湿疹脓水秽浊,其他如苔腻、面垢、眵多、下痢脓血、小便浑浊、妇女白带过多等均与湿邪秽浊的特性有关。

(2)湿为阴邪,易阻遏气机,损伤阳气:湿为有形之邪,故侵犯人体后易留滞于脏腑经络,阻遏气机,使气机升降失常。如湿阻胸膈,气机不畅,则胸膈满闷;湿阻中焦,脾胃气机升降失常,纳运失司,则脘痞腹胀,食少纳呆。湿与水同类,属阴邪,阴邪偏盛易损伤阳气,即"湿胜则阳微"。如外感湿邪,常易困脾,致脾阳不振,运化无权,水湿内生,发为泄泻、水肿、尿少等症。

(3)湿性黏滞:"黏滞",即黏腻、停滞。湿邪致病,其黏腻停滞的特性主要表现在两方面:一是症状的黏滞性,如大便不爽、小便淋涩不畅,以及口黏、舌苔厚腻等。二是病程的缠绵性。因湿性黏滞,胶着难解,故起病隐缓,病程较长,反复发作,或缠绵难愈,如湿温、湿疹、湿痹等,皆因其湿而不易速愈,或反复发作。

(4)湿性趋下:湿邪为重浊有质之邪,类水属阴而有趋下之势,人体下部亦属阴,同类相求,故湿邪为病,多易伤及人体下部。如水肿、湿疹等病以下肢较为多见,故《素问·太阴阳明论》云:"伤于湿者,下先受之"。

5. 燥邪 燥为秋季之主气。秋季天气肃杀,气候干燥,失于水分滋润,故燥邪为病以秋季多见。初秋尚有夏末之余热,燥与热合,侵犯人体,发为温燥;深秋近冬之寒气与燥相合,侵犯人体,则发为凉燥。

> 内燥,又称"津伤化燥",是因津液不足不能濡润脏腑组织而出现一系列干燥症状。可发生于各脏腑组织,其中以肺、胃及大肠为多见。
>
> **链接**

中

燥邪的性质和致病特点如下：

（1）燥性干涩，易伤津液：燥邪为干涩之病邪，侵犯人体，最易损伤津液，出现各种干燥、涩滞症状，如口鼻干燥、咽干唇裂、皮肤干涩甚则皲裂、毛发不荣、小便短少、大便干结等。故《素问·阴阳应象大论》云："燥胜则干"。

（2）燥易伤肺：肺为娇脏，喜清润而恶燥。又肺主气司呼吸，开窍于鼻，直接与自然界大气相通，燥多从口鼻而入，故最易损伤肺津，从而影响肺气之宣降，甚或燥伤肺络，出现干咳少痰、或痰黏难咯、或痰中带血等症。

6. 热（火）邪 热不主时，一年四季均可发生。

热与火异名同类，本质皆为阳盛，故热与火亦常混称。

> 火与热的程度不同：热为火之渐；火为热之极。
> 生理病理不同：热纯属邪气。火则一指人体正气即生理之火，如少火；二指病邪，即病理之火，如壮火。
>
> 链接

热邪的性质和致病特点如下：

（1）炎热：火热为阳邪，其性燔灼。阳邪侵入，"阳胜则热"，故发为实热病证，临床多见高热、恶热、烦渴、汗出、脉洪数等症。

> 内火（热），又称火热内生。内火有实火、虚火之分。实火多因阳亢化火、邪郁化火、五志过极化火，虚火多为阴虚火旺。
>
> 链接

（2）易伤津耗气：热邪侵入，热盛于内，一方面迫津外泄，因气随津泄而津亏气耗；另一方面则直接消灼津液，即"阳胜则阴病"。临床表现除热象显著外，往往伴有口渴喜冷饮、咽干舌燥、小便短赤、大便秘结等津伤阴亏的征象，及体倦乏力、少气懒言等气虚症状。

（3）易生风动血："生风"，是指热邪侵犯人体，燔灼肝经，耗劫津液，筋脉失养，易引起肝风内动的病证，又称"热极生风"。临床表现为高热、四肢抽搐、两目上视、角弓反张等。"动血"，指热入血分，轻则加速血行，甚则可灼伤血络，迫血妄行，引起各种出血证，如吐血、衄血、便血、尿血、皮肤发斑等。

（4）易内扰心神：热入营血，扰乱心神，轻则心神不宁而心烦、失眠；重则出现狂躁不安，或神昏、谵语等症。故《素问·至真要大论》云："诸躁狂越，皆属于火"。

（5）易致疮痈：热邪侵入血分，聚于局部，腐蚀血肉，则发为痈肿疮疡。故《医宗金鉴·痈疽总论歌》曰："痈疽原是火毒生"。由火毒壅聚所致之痈疡，其临床表现以局部红、肿、热、痛为特征。

二、疠 气

（一）疠气的基本概念

疠气，是指一类具有强烈传染性和致病性的外感病邪。在中医文献中，疠气又称为"疫毒"、

"疫气"、"戾气"等。明·吴又可《温疫论·原序》云:"夫瘟疫之为病,非风非寒,非暑非湿,乃天地间别有一种异气所感"。指出疠气是有别于六淫而具有强烈传染性的外感病邪。

疠气所致疾病,称为疫病、瘟病或瘟疫。它实际上包括了现代许多传染病。影响疠气产生的因素,主要有气候因素、环境和饮食因素、预防措施和社会因素等。

> 疠气所致疾病如大头瘟、虾蟆瘟、疫痢、白喉、烂喉丹痧、霍乱、鼠疫、天花等。一般多指急性或烈性传染病。
>
> 链接

(二) 疠气的致病特点

1. 传染性强,易于流行 疠气具有强烈的传染性和流行性,可通过空气、食物等多种途径在人群中广泛传播。当处在疠气流行的地域时,无论男女老少,体质强弱,凡触之者,多可发病。疠气发病,既可大面积流行,也可散在发生。

2. 发病急骤,病情较重 一般而言,由于疠气多属热毒之邪,其性疾速,而且常挟毒雾、瘴气等秽浊之邪侵犯人体,故发病急骤,来势凶猛,变化多端,病情险恶。常出现发热、扰神、动血、生风、剧烈吐泻等危重症状。

3. 症状相似 不同种类的疠气所致之疫病,均有各自的临床特点和传变规律,但由于疠气对机体的影响部位都具有一定选择性,所以同一种疠气所致的疫病其临床症状也基本相似。例如痄腮,无论男女,一般都表现为耳下腮部红肿疼痛。

第2节 内伤病因

内伤病因是指人的情志、饮食、劳逸等不循常度,导致气血津液失调、脏腑组织功能异常而引起内伤疾病的致病因素。内伤病因与外感病因,主要在邪气来源、侵入途径、致病特点等方面有所差异。内伤病因包括七情内伤、饮食失宜、劳逸失当等。

一、七 情 内 伤

(一) 七情内伤的基本概念

七情,是指喜、怒、忧、思、悲、恐、惊七种情志活动,是人体对外界刺激所产生的情志反应,一般情况下不会导致疾病发生。只有强烈的、持久的情志刺激,超越了人体正常的调节能力,以致人体气血紊乱、脏腑功能失调,或由于素体虚弱,脏腑气血虚衰,对情志刺激不能作出相应的调节,因而导致疾病发生。这时的七情,即成为致病因素。由于七情直接导致内脏发生疾病,故称之为"七情内伤"。

七情属于精神活动的范畴,精神活动总统于心又分属于五脏,情志活动也是如此。如《素问·天元纪大论》指出:"人有五脏化五气,以生喜、怒、思、忧、恐"。即喜为心之志,怒为肝之志,思为脾之志,忧为肺之志,恐为肾之志。此外还有悲与惊,悲属肺,惊属心。所以,生理上七情与五脏有着密切的关系,七情分属于五脏,又由心统领。

（二）七情内伤的致病特点

1. 直接伤及内脏　七情致病直接伤及内脏,而不同的情志容易损伤的内脏是不同的。即怒伤肝,喜、惊伤心,思伤脾,悲、忧伤肺,恐伤肾。但在五脏之中,七情过激伤人发病,首先作用于心神,产生异常的心理反应和精神状态。这是由于心藏神,为五脏六腑之大主,正如《类经·疾病类·情志九气》说:"情志之伤,虽五脏各有所属,然求其所由,则无不从心而发"。此外,肝藏血主疏泄气机,脾乃气血生化之源而为气机升降之枢纽,故情志所伤病证,以心、肝、脾三脏和气血失调为多见。如思虑过度伤及心脾,暗耗心血,损伤脾气,导致心脾两虚;郁怒不解则伤肝,肝的疏泄功能失常,导致肝气郁结或肝气上逆等。

> 研究表明,心理活动(包括情志变化)必然会引起生理波动,如狂欢、愤怒、恐惧都会引起心跳、呼吸加快、血压升高、血糖增高、肌肉震颤、口渴、胃肠蠕动减慢及括约肌痉挛……随着时间的推移、情境的变换,剧烈的情绪变化得到缓解,则生理波动恢复常态。若情志变化过于剧烈,或持续时间过长,则生理波动转化为病理性持续状态。
>
> **链接**

2. 影响脏腑气机　七情致病常影响脏腑气机,导致脏腑气机升降失常而出现相应的临床表现。如《素问·举痛论》说:"百病生于气也,怒则气上,喜则气缓,悲则气消,恐则气下……惊则气乱……思则气结"。

怒则气上:是指大怒、暴怒可导致肝气上逆,甚则血随气逆,气血并走于上。临床主要表现为头胀头痛、面红目赤、呕血,甚则昏厥。

喜则气缓:是指过度喜乐伤心,导致心气涣散不收,轻则心神不宁,精神不集中,心悸失眠,重则失常、狂乱。

惊则气乱:指猝然受惊,导致心气紊乱、心神不定,临床可见心悸不安、惊慌失措、甚则神志错乱等症。

思则气结:指过度思虑,导致脾气郁结、运化失职的病理变化。临床可见不思饮食、腹胀、便溏等症状。

悲则气消:是指过度悲哀损伤肺气,导致肺气虚弱的病理变化。临床常见神疲乏力、声低懒言等症。

忧则气郁:是指忧愁太过,可导致肺气郁结的病理变化。临床常见胸闷、气短等症。

恐则气下:是指过度恐惧伤肾,致使肾气失固、气陷于下的病理变化。临床可见二便失禁、遗精、滑泄等症。

3. 情志变化影响病情　情志变化对病情的影响具有两方面:良性的情志活动,有利于疾病的好转或恢复;不良的情志变化,则能加重病情。剧烈的情绪波动,可使病情急剧恶化,甚至致人猝死。

二、饮食失宜

饮食是人类赖以生存和维持健康的基本条件,是人体后天生命活动所需精微物质的重要来源。由于饮食物主要是依赖脾胃进行消化吸收,故饮食失宜,首先是损伤脾胃,导致脾胃的纳、运失常,在此基础上,还可聚湿、生痰、化热,引起多种疾病。

饮食失宜也属内伤病的主要致病因素之一。它包括饥饱失常、饮食不洁和饮食偏嗜等。

（一）饥饱失常

良好的饮食行为，应以适量为度，如过饥或过饱，均可影响健康，导致疾病发生。

1. 过饥　过饥指摄食不足，如饥而不得食，或有意识限制饮食，或因病不能食等。长期摄食不足，不仅可以直接损伤脾胃，出现胃痛、嘈杂、泛吐酸水等症；而且由于水谷精微缺乏，气血生化减少，一方面因气血亏虚而脏腑组织失养，功能活动衰退，全身虚弱；另一方面又因正气不足，抗病能力减弱，易招致外邪入侵，继发其他疾病。儿童时期，如果饮食过少可致营养不良，影响其正常的生长发育。

2. 过饱　过饱指饮食过量，或暴饮暴食，以致脾胃难于消化转输而致病。饮食积滞不化，损伤脾胃，可见脘腹胀满疼痛、嗳腐吞酸、呕吐、厌食、纳呆、泄泻等，故《素问·痹论》曰："饮食自倍，肠胃乃伤"。食滞日久，脾胃的腐熟、运化功能不得恢复，又可聚湿、生痰，继而发生肥胖、胸痹等病证；在小儿可因饮食积滞发生疳积。

（二）饮食不洁

饮食不洁是指饮食不清洁、或进食腐败变质的食物、或误食毒物等。饮食不洁可引起多种脾胃及肠道的疾病。如进食腐败变质食物，则胃肠功能紊乱，出现脘腹疼痛、恶心呕吐、肠鸣腹泻等；若进食被寄生虫污染的食物，则可导致各种虫证，症见腹痛时作、嗜食异物、面黄肌瘦等；若进食有毒物质，则会发生食物中毒，出现剧烈的脘腹疼痛、恶心呕吐和腹泻，甚至昏迷或导致死亡。

（三）饮食偏嗜

饮食物有寒热温凉性质的不同和酸苦甘辛咸五味的不同。饮食结构合理，五味调和，寒温适中，无所偏嗜，脾胃才能正常运化，人体才能获得各种必需的营养物质。

饮食偏嗜是指饮食偏于个人嗜好，如偏寒或偏热，或五味有所偏颇，均可成为致病因素，导致疾病的发生。

1. 寒热偏嗜　一般而言，良好的饮食习惯要求寒温适中。偏热或偏寒，均可导致人体阴阳失调而发生某些病变。如偏嗜生冷寒凉之品，久则易于损伤脾胃阳气，导致寒湿内生，发生腹痛、泄泻等病症；若偏嗜辛温燥热之品，可以损伤脾胃阴液，使肠胃积热，发生口渴、口臭、嘈杂易饥、便秘等症。

2. 五味偏嗜　五味，指酸、苦、甘、辛、咸，它们各有不同的作用，不可偏废。且五味与五脏，又各有其一定的亲和性。如《素问·至真要大论》所言："夫五味入胃，各归所喜，故酸先入肝，苦先入心，甘先入脾，辛先入肺，咸先入肾"。如果长期嗜好而多食某种味道的食物，就会导致该脏的机能偏胜，以致脏腑关系失调，发生多种疾病。如味过于酸，导致肝盛而乘脾；味过于咸，导致肾盛而乘心；味过于苦，导致心盛而乘肺等。又如过食肥甘厚味，容易生痰化热，导致痈肿疮疡等病证。如果偏嗜饮酒，可损伤脾胃阴液；过量饮酒，甚至引起中毒而危及生命。另一方面，如果厌恶而少食或不食某些食物，就会因某些营养的缺乏而导致疾病。

三、劳逸失当

劳动与休息的合理调节，也是保证人体健康的必要条件。正常劳作和体育锻炼，有助于气血流通,增强体质;适当的休息,有利于消除疲劳,恢复体力和脑力。如果劳逸失当,长时间过于劳累,或过于安逸静养,都不利于健康,甚至导致疾病,所以劳逸失当也是内伤病的致病因素之一。

(一) 过劳

过劳,指过度劳累,又称劳伤、劳倦。过劳包括劳力过度、劳神过度和房劳过度三个方面。

1. 劳力过度　劳力过度,指体力劳动负担过重,时间过长,得不到适当的休息以恢复体力,以致积劳成疾。

劳力过度主要伤气,如《素问·举痛论》云:"劳则气耗"。劳力过度则喘息、汗出,导致气从内而出,从外而越,因而损耗人体的精气。形体劳倦日久,亦可损伤脏腑。以肺脾两脏症状为多见,如形体消瘦、精神疲惫、四肢倦怠、声低息微等。

2. 劳神过度　劳神过度,指长期用脑过度,思虑劳神而积劳成疾。由于心藏神,血是神志活动的主要物质基础,故劳神过度主要暗耗心血,损伤脾气,导致心脾两虚,出现神志不宁而心悸、健忘、失眠、多梦和脾失健运而纳呆、腹胀、便溏及倦怠、消瘦等症。

3. 房劳过度　房劳过度,指房事太过,耗伤肾精、肾气而致病。由于肾藏精,为封藏之本,肾精不宜过度耗泄,若房事不节则肾精、肾气耗伤,常见如腰膝酸软、眩晕耳鸣、精神萎靡、性机能减退等症。

(二) 过逸

过逸,即过度安逸。人体每天需要适当的活动,气血才能流畅,阳气才得以振奋。若较长时间少动安闲,很少参加劳动和体育运动,始则气血运行不畅,筋骨软弱,体弱神倦,发胖臃肿;继则脏腑功能减退,脾胃呆滞,心肺气虚,症见食少纳呆,动则心悸气喘、汗出乏力等,或抗邪无力,易感外邪致病。久之还可导致其他疾病,如眩晕、胸痹、中风等。

第3节　其他病因

病因除上述外感六淫、疠气,内伤七情、饮食失宜、劳逸失当外,还有其他一些内容,如外伤病因和继发病因等。

一、外伤病因

外伤病因主要包括跌打损伤、持重努伤、枪弹伤、金刃伤、烧烫伤、冻伤和虫兽咬伤等。

外伤致病,多有明确的外伤史。一般轻者可为皮肉损伤,出现疼痛、出血、瘀斑、血肿等;重则损伤筋骨、内脏,表现为关节脱臼、骨折、大出血、虚脱、中毒,甚至危及生命。常见的外伤类型,根据其损伤性质可分为外力损伤、烧烫伤、冻伤、虫兽咬伤等。

(一) 外力损伤

外力损伤,指因机械暴力引起的创伤,如跌仆、坠落、撞击、压轧、负重、努责、枪弹、金刃等所伤。这种损伤,可使肌肉、血脉破损而见局部青紫、肿痛或出血;也可致筋肉撕裂、关节脱臼、骨折;严重者除损伤皮肤、肌肉、筋骨外,往往损及内脏,危及生命;或因出血过多,导致气随血脱,甚至死亡。

（二）烧烫伤

烧烫伤,主要指高温所引起的灼伤,其中包括高温液体、热气、物品等,例如沸水(油)、烈火、电热等作用于人体所造成损伤。

烧烫伤总以火毒为患。机体一旦遭受到烧烫伤害,轻则损伤肌肤,受伤创面红、肿、热、痛,伴见烙痕或起水疱;重则损伤肌肉筋骨,痛觉消失,创面呈皮革样,或苍白干燥,或蜡黄、焦黄,甚或炭化。严重烧烫伤,除创面较大外,常可因热毒炽盛,侵及脏腑,伤及心神,出现躁动不安、发热口渴、尿少尿闭,以及狂乱、谵语等精神症状,甚至亡阴、亡阳而死亡。

（三）冻伤

冻伤是指人体因遭受低温侵袭而引起的局部或全身性损害,以冬季较为常见。寒冷过度是造成冻伤的重要条件。冻伤的程度与温度和受冻时间、部位等直接相关,温度越低,受冻时间越长,冻伤程度越重。全身性冻伤,多为外界阴寒太甚,御寒条件太差,使机体阳气受损,失于温煦,血行凝滞,临床出现寒战、体温逐渐下降、面色苍白、唇舌爪甲青紫、感觉麻木、神疲乏力,或昏睡、呼吸减弱、脉迟细等症,如不救治,可致死亡。局部性冻伤多发生于暴露部位,例如手、足、耳廓、鼻尖、面颊等。由于寒性收引,使经脉挛急,气血运行不畅,所以初起局部皮肤苍白、发冷、麻木,继则出现紫斑肿胀、水疱,甚或皮肤紫黑、溃破,形成"冻疮"。

（四）虫兽咬伤

虫兽咬伤包括毒蛇、猛兽、狂犬及其他家畜、动物咬伤,以及某些昆虫咬(蜇)伤等。虫兽所伤,轻则可引起局部疼痛、肿胀、出血;重则可损伤内脏,导致出血过多,或邪毒内陷,出现全身中毒症状,甚至可致死亡。

二、继 发 病 因

继发病因是指疾病过程中产生的致病因素。在疾病过程中,由于外感病因、内伤病因等的作用,引起气血津液代谢失调、脏腑经络等组织器官功能异常,而产生痰饮、瘀血等病理产物。这些病理产物形成之后,又可作用于人体,导致新的病理变化,而产生继发病证。于是,由原始病因引起的病理产物就转化成新发疾病的病原,所以这类病因又称"病理产物性致病因素"。

（一）痰饮

痰饮是人体水液代谢障碍所形成的病理产物。一般以较稠浊的称为痰,清稀的称为饮。痰可分为有形之痰和无形之痰。有形之痰,是指视之可见,闻之有声的痰液,如咳嗽吐痰、喉中痰鸣等,或指触之有形的痰核。无形之痰,系指由水液代谢障碍所形成的病理产物及其病理变化和临床表现而言,其特点是虽无的形质可见,却有征可察(如头晕、目眩、心悸、癫狂、苔腻、脉滑等),并且采用祛痰的方法治疗能够取得较好效果。

1. 痰饮的形成　痰饮多因外感六淫,内伤七情,或饮食失宜等,导致脏腑功能失调,水液代谢障碍而形成。由于肺、脾、肾等脏对水液代谢起着重要作用,故痰饮的形成,与这些内脏的功能失常密切相关。如肺失宣降,津液不能正常敷布;脾失健运,水湿内停;肾阳不足,水液不得蒸化,均可酿生痰饮。

2. 痰饮的致病特点　痰饮形成之后,作为致病因素可导致更为复杂的病理变化。痰随气机升降流行,内而脏腑,外而筋骨皮肉,无处不到,可形成多种病证,因此有"百病多由痰作祟"之说;饮则多留积于肠胃、胸胁、腹中、肌肤等处,引发各种病证。

(1)阻滞气血运行:痰饮可随气流行,或停滞于经脉,或留滞于脏腑,阻滞气机,妨碍血行。若痰饮流注于经络,则致经络气机阻滞,气血运行不畅,出现肢体麻木、屈伸不利,甚至半身不遂,或形成瘰疬痰核、阴疽流注等。若痰饮留滞于脏腑,则阻滞脏腑气机,使脏腑气机升降失常或功能失调。如痰饮阻肺,肺气失于宣降,则见胸闷气喘、咳嗽吐痰等;痰饮停胃,胃气失于和降,则见恶心呕吐等;痰浊痹阻心脉,气血运行不畅,可见胸闷心痛等。

(2)易于蒙蔽心神:痰浊为病,随气上逆,尤易蒙蔽清窍,扰乱心神,出现一系列神志异常的病症。如痰浊上蒙清窍,可见头昏目眩、精神不振等症状;痰迷心窍,扰乱神明,可见神昏、痴呆等病;痰郁化火,痰火扰心,可见神昏谵语,或发为狂证。

(3)致病广泛,变化多端:痰饮随气机流行,内而脏腑,外而筋骨皮肉,无所不至,又由于痰饮致病又易于兼夹它邪,因而形成的病证繁多,临床症状复杂,变化多端,故有"怪病多痰"之说。

(4)病势缠绵,病程较长:痰饮与湿邪类似,具有黏滞的特性,致病缠绵,病程较长,难以速愈。例如咳喘、眩晕、胸痹、癫痫、中风、痰核、瘰疬、瘿瘤、阴疽、流注等,多反复发作,缠绵难愈。

（二）瘀血

瘀血是血液运行不畅、甚至停滞所形成的病理产物,包括离经之血停积体内,以及运行不畅而阻滞于脏腑经络内的血液。

1. 瘀血的形成

(1)外伤致瘀:各种外伤如跌打损伤、闪挫扭伤、意外事故等,使血脉破伤,血离经脉,停积体内,或使血液运行不畅,形成瘀血。

(2)气虚致瘀:气虚无力推动血液运行,血行迟缓瘀滞;或气虚无力统摄血液,血溢脉外,停积体内,均可形成瘀血。

(3)气滞致瘀:气行则血行,气滞则血滞。外邪侵袭,情志郁结,痰饮壅塞等,皆可致气机阻滞,影响血液正常运行,使血行不畅,形成瘀血。

(4)血寒致瘀:血得温则行,得寒则凝。外感寒邪,或阳虚内寒,均可致血行不畅,形成瘀血。

(5)血热致瘀:热入营血,血热互结;或热伤血脉,血溢脉外,停积体内,均可形成瘀血。

> 中医学中有"久病从瘀"的说法,主要说明各种病证久治不愈,必然由浅入深发展,影响血液运行,导致瘀血的发生。叶天士的"初病在气,久病在血"是对"久病从瘀"的最好说明。

链　接

2. 瘀血致病的一般特点　瘀血所致病证虽然繁多,但其共同的特点一般有以下几个方面:
(1)疼痛:瘀血所致疼痛的特点多为刺痛、痛处固定、拒按、夜间痛甚。
(2)肿块:肿块部位固定,在体表、局部可见青紫肿胀;在体内,则形成癥积。
(3)出血:血色多呈紫暗,或夹有瘀块。
(4)紫绀:面部、口唇、爪甲、肌肤青紫,舌紫或有瘀点、瘀斑。

（5）脉象：常见脉细涩、沉弦，或结代。

此外，瘀血日久还可见面色黧黑、肌肤甲错等症。

小结

病因主要包括外感病因、内伤病因及其他病因等。

外感病因有六淫和疬气。这是古人通过长期的观察和临床实践，把所感觉到的气候变化和外界环境中的某些因素同疾病直接联系起来，从而形成了外感病因学说。在古代的条件下，人们采用取象比类的方法，通过直觉和认知的过程对可能造成疾病发生的某些因素进行探索，创立了中医学特殊的外感病因理论。尽管这些理论是十分朴素的，但它为中医病机理论的分析和临床治疗奠定了坚实的基础。

内伤病因包括七情、饮食失宜、劳逸失当三方面。它们能直接损伤内脏，导致气血阴阳失调及其功能失常，产生多种病证。中医学非常重视精神因素与疾病的关系，认为外来刺激导致情绪波动过分激烈或持久不解，可以损伤内脏而致病。饮食饥饱无度、饮食不洁、饮食偏嗜以及过劳过逸等，也能损伤内脏而致病，所以饮食失宜与劳逸不当也属于内伤病因范畴。

其他如外伤及痰饮、瘀血等病理产物也属于病因。外伤病因包括外力损伤、烧烫伤、冻伤和虫兽伤等，可以导致皮肉、筋骨、内脏等损伤而发生种种疾病。某些疾病过程中的病理产物如痰饮和瘀血可成为继发病因。

不同的病因其性质和致病特点也各不相同，临床主要是根据疾病的表现来分析其病因，所以掌握各种病因的性质和致病特点是非常重要的。

目 标 检 测

一、解释题

1. 六淫、六气　2. 风为百病之长　3. 伤寒、中寒　4. 温燥、凉燥　5. 内生五邪　6. 疬气　7. 七情内伤　8. 痰饮　9. 有形之痰　10. 无形之痰　11. 瘀血

二、问答题

1. 六淫致病的共同特点有哪些？

2. 试述风邪的性质及致病特点。

3. 试述寒邪的性质及致病特点。

4. 试述暑邪的性质及致病特点。

5. 试述湿邪的性质及致病特点。

6. 试述燥邪的性质及致病特点。

7. 试述热邪的性质及致病特点。

8. 试述疬气的致病特点。

9. 七情的致病特点是什么？

10. 饮食失宜主要有哪些内容？

11. 过劳包括哪些类型？

12. 试述痰饮的概念、形成及其致病特点。

13. 试述瘀血的概念、形成及其致病的共同特点。

第6章 病 机

学习目标

1. 掌握发病的基本原理。
2. 掌握邪正盛衰对虚实变化和疾病转归的影响。
3. 掌握阴阳偏盛、偏衰、互损、格拒和亡失的基本病机。
4. 了解气血津液失常的基本病机。

病机,即疾病发生和发展变化的机理,又称"病理"。病机学说是研究疾病的发生和发展变化的一般规律的学说。正确把握病机是诊断和防治疾病的关键,故《素问·至真要大论》强调:"谨守病机,各司其属"。

病机学说主要包括发病机理和病变机理两方面的内容。

第1节 发病机理

正常情况下,机体有自我调节、自我平衡、自我恢复能力。而这种自我调控能力是通过机体内部多重系统的协调统一性而实现的,如阴阳的平衡协调、五脏系统之间的协调统一、经络系统的双向调节性等等。健康是一种自我稳定的生态平衡状态。其自稳状态的破坏是人体的最根本的发病原理。

链接

发病即指疾病的发生过程。疾病是与健康相对而言的,正常情况下,人体脏腑、经络、气血津液及各种功能之间,人与外界环境之间,维持着相对的动态平衡,从而保持着人体正常的生理活动。当某种致病因素作用于人体时,正气奋而抗争,正邪相搏,则会破坏这种平衡状态,表现出各种临床症状,便发生了疾病。所以发病机理主要关系到邪正两方面的斗争情况。

一、正气不足是疾病发生的内在根据

正气,是人体物质结构的总概括,包括气血阴阳及精和津液等。正气,是相对于邪气的一种称谓,具有适应外界环境的能力、抵御致病因素的能力和既病之后的康复能力。

中医发病学非常重视人体的正气,强调正气在发病过程中的主导作用。

若正气强盛,抗邪有力,则病邪难以侵入,或邪气虽已侵入,但正气强盛,能及时消除或抑制邪气的致病力,则不发病。所以说:"正气存内,邪不可干"(《素问·遗篇·刺法论》)。若正气不足,或邪气的致病能力超越正气的抗病能力的限度时,正气便无力抗邪,或感邪后正气不能及时驱邪外出,邪气即留着于机体,甚或步步深入。此时,由于邪气的干扰作用,人体正常的生理活动遭到破坏,疾病就发生了。正如《素问·评热病论》所说:"邪之所凑,其气必虚"。《灵枢·百病始生》也说:"风雨寒热不得虚,邪不能独伤人。卒然逢疾风暴雨而不病者,盖无虚,故邪不能独伤人。此必因虚邪之风,与其身形,两虚相得,乃客其形"。可见,正气不足是人体发病的前提和根据。

　　正气的虚弱还与发病的部位和病情的轻重有密切的关系。一般说来,人体哪一部位正气不足,邪气即易于侵犯这一部位而发病。正虚的程度不同,因而形成疾病的轻重程度也不同。正虚的程度与感邪为病的轻重程度是成正比的。

　　由上可知,人体正气的强弱,可以决定疾病的发生与否,所以说正气不足是发病的内在根据。

二、邪气侵犯是疾病发生的重要条件

　　邪气,泛指各种致病因素。包括六淫、疠气、七情内伤、饮食失宜、劳逸失当、外伤及各种病理产物(如痰饮、瘀血)等。邪气侵犯人体,则具有损伤人体的正气,破坏脏腑组织器官的功能活动及形态结构的特性。

　　中医发病学的基本观点除了十分强调正气在发病过程中的主导作用,还非常重视邪气在发病过程中的重要作用。任何邪气都具有不同程度的致病性,在正气相对不足的前提下,邪气的入侵则是疾病发生的重要条件,而且在某些特殊条件下,邪气对疾病的发生也起主导作用,如遇高温、高压电流、枪弹伤、冻伤、毒蛇咬伤、疠气等致病因素,即使正气强盛,也难免被伤害而致病。

> 由于人体正气的调节能力是有限度的,邪气在一定条件下甚至可能在发病中起决定性的作用。因此,在发病中正气与邪气的地位主次不是绝对的。
>
> **链接**

　　总之,中医学关于人体疾病发生的原理是从整体观念出发,强调以正气为主的发病观点,也重视邪气在发病中的重要作用。正邪相搏的胜负,决定发病与否。正邪相争,正能胜邪则不发病;邪胜正负则发病。

第2节　病变机理

　　病变机理,是指疾病发展变化的机理,也简称为"病机"或"病理",属于狭义的病机、病理。

　　人体的疾病是多种多样的,病理变化更是十分复杂。不同的疾病均有其特殊的病理变化。但是这些不同的疾病在发展变化过程中却存在着某些共同的一般规律,研究并掌握这些共同的病理变化规律,可以帮助我们更深刻地认识各种疾病特殊的病理变化,掌握各种疾病的本质,更有效地进行辨证和治疗。

　　任何疾病的发展变化都与邪、正双方密切相关。当致病邪气作用于人体时,机体的正气必然奋起抗争,邪正斗争就成为疾病全过程的基本矛盾。在疾病过程中,由于邪正斗争,势必造成邪正双方力量的盛衰变化,或阴阳的平衡状态失调,或气血津液的生理功能和相互关系失常,或脏腑经络机能紊乱,产生一系列病理变化。因此说,邪正盛衰、阴阳失调、气血津液代谢失常等是各种疾病发生的基本病理反应,是病机变化的一般规律。

一、邪正盛衰

　　邪正盛衰,是指在疾病过程中,致病邪气与机体正气之间相互斗争所发生的盛衰变化。

　　邪气侵犯人体后,正气与邪气之间即发生相互作用,一方面是邪对人体正气起着损伤作用;另一方面,是正气对邪气的抗御、驱除作用。斗争的结果,必定会导致双方的力量发生消长盛衰的变化,或正盛邪退,或邪盛正衰,统称"邪正盛衰"。邪正盛衰决定着证候的虚实性质和疾病的转归。

（一）邪正盛衰与虚实变化

在疾病的发展变化过程中,正气和邪气之间不断地进行斗争,必然会导致双方力量的盛衰变化。一般地说,正气增长而旺盛,则促使邪气消退;反之,邪气增长而亢盛,则会损伤人体的正气。随着体内邪正盛衰的病理变化,就形成了证候上的虚实变化。实主要是邪气盛,虚主要是正气衰,正如《素问·通评虚实论》所说:"邪气盛则实,精气夺则虚"。在疾病过程中,还可以出现虚实错杂、虚实真假、虚实转化的病理变化。

1. 虚实病机

(1) 实:是以邪气亢盛为矛盾主要方面的一种病理反应。其特点是邪气亢盛,正气未衰,故能积极与病邪抗争,邪正斗争剧烈,临床表现出一系列比较剧烈的、有余的证候特点,称为"实证"。

实证常见于外感病初期或中期,或由于痰、食、水、血等滞留于体内而引起的疾病等。临床表现可见精神亢奋或壮热狂躁,或疼痛拒按,或声高气粗,二便不通,脉实有力等。

(2) 虚:是以正气虚损为矛盾主要方面的一种病理反应。其特点是机体精、气、血、津液等亏少,脏腑经络生理功能减退,抗病能力低下,临床表现出一系列虚弱、衰退的证候特点,称为"虚证"。

虚证常见于外感病的后期,多种慢性疾病,以及暴病吐利、大汗、大出血等使正气虚弱的疾病。临床表现可见面容憔悴、形体疲倦、声低息微、自汗或盗汗、五心烦热或畏寒肢冷、脉虚无力等。

2. 虚实夹杂   虚实夹杂是指在疾病的发展变化过程中,邪盛、正衰同时存在的病理状态。

(1) 虚中夹实:是以正气虚弱为主,夹有邪实的病理状态。其形成多因正气虚弱,无力抗邪,邪气乘虚而入;或正气虚弱,又兼宿食不化、水湿泛滥、瘀血内阻等邪实阻滞于内。如脾虚水肿,因脾阳不振,运化无权,而致水湿停聚,其临床表现既有纳少腹胀、面色萎黄、身倦乏力等脾气虚弱的症状,又有水湿滞留、积聚为水肿的邪气实的症状。

(2) 实中夹虚:是以邪气亢盛为主,兼有正气不足的病理状态。其形成多因实性病变,邪气亢盛,正与邪争,邪气未除,但正气已伤。如外感热病中,由于热邪炽盛,煎灼津液,从而形成实热伤津之证,其临床表现既有发热、舌红、苔黄等实热炽盛的症状,又兼口干舌燥、脉细数、口渴引饮等津液亏损的症状。

3. 虚实真假   虚实真假是指在某些特殊情况下,疾病的外在现象与虚实的病变本质不完全一致。主要有真实假虚和真虚假实两种类型。

(1) 真虚假实:是指疾病的本质是"虚",而有"实"的假象,即所谓"至虚有盛候"。如脾虚不运形成腹胀,"虚"是病机的本质,故临床可见疲乏无力、纳食减退、脉细弱等脾气虚弱的症状;同时因脾气虚弱,运化失职,又可见腹胀满、腹痛等假实之象。

(2) 真实假虚:是指疾病的本质为"实",而有"虚"的假象,即所谓"大实有羸状"。如热结肠胃的里热炽盛证,一方面可见大便秘结不通、腹胀满硬痛拒按、潮热、谵语等实证的表现,同时由于阳气闭郁,不能四布,又可出现面色苍白、四肢逆冷等类似虚寒的症状。

4. 虚实转化   疾病发生后,随着邪正双方力量的变化,疾病的虚实也因之而发生由实转虚或因虚致实的病理转化。

（1）由实转虚：是指本来是以邪盛为矛盾主要方面的实性病理变化，转化为以正衰为矛盾主要方面的虚性病变。在疾病过程中，由于邪气过于强盛，正不敌邪，导致邪气未尽而正气大伤；或由于失治、误治，邪气久留，损伤正气，此时，疾病的病机已发生了变化，从邪盛为矛盾的主要方面转化为以正衰为矛盾的主要方面，因而导致了由实转虚。

（2）因虚致实：是指本来是以正衰为矛盾主要方面的虚性病理变化，但由于正气虚弱，脏腑功能衰弱，以致气机升降不利、血液运行缓慢、津液代谢障碍、饮食水谷不化，而出现了气滞、血瘀、痰饮、食积等实邪积留。此时的邪气亢盛是由于正气亏虚引起的，故称为因虚致实。因虚致实并非意味着正气来复，病情有向愈之机转，而是其病情在原来正虚的基础上，又产生了新的邪实，病情要比原来的虚证更为复杂，是从以正衰为主的虚证变成了正虚邪实的虚实夹杂证。

（二）邪正盛衰与疾病转归

在疾病的发展变化过程中，邪正双方斗争所产生的消长盛衰变化，对疾病的转归起着决定性的作用。其病理结局具体如下：

1. 正胜邪退 正胜邪退，是指在疾病的发展变化过程中，邪正斗争，正气日趋强盛或战胜邪气，邪气渐趋衰减而消退，而使病情好转或痊愈的一种结局，也是许多疾病最常见的一种转归。这种转归是由于患者正气旺盛，抗邪能力较强，或因及时治疗，或兼而有之，使邪气难以进一步发展，而逐渐被驱除或消失，从而使脏腑经络组织器官等的病理损伤逐渐得到康复，气血津液等物质的耗伤得到恢复，机体阴阳又重新获得了相对平衡，疾病即告痊愈。

2. 邪盛正衰 邪盛正衰，是指在疾病的发展变化过程中，邪气亢盛，正气虚衰，使病情趋向恶化甚至死亡的一种转归。这是由于邪气过于强盛，或机体的正气衰弱，或失治、误治，导致机体抗御病邪的能力日趋低下，不能制止邪气的侵害作用，而邪气则一步步深入，使机体受到的病理性损害逐渐加重，则病势呈现由表入里、由浅而深的传变与发展，病情加重，甚至死亡。

此外，在疾病的过程中，还会出现邪正双方势均力敌，相持不下，或正虚邪恋的状态。这往往是疾病由急性转为慢性，或慢性病缠绵难愈的原因。

二、阴阳失调

阴阳失调，是阴阳之间的平衡与协调被破坏而出现的病理状态。

阴阳失调主要表现为阴阳的偏盛、偏衰和由此而引起的阴阳互损、阴阳格拒、阴阳亡失等一系列病理变化。

（一）阴阳偏盛

阴阳偏盛，是指由于阴邪或阳邪侵袭人体所导致的以邪气亢盛为主的病理状态，属"邪气盛则实"的实性病证。

《素问·阴阳应象大论》说："阳胜则热，阴胜则寒"。明确指出了阳偏盛和阴偏盛病机的临床表现特点。

阴阳是相互制约的，一方偏盛可制约另一方而使之虚衰。阳偏盛伤阴可引起阳盛兼阴虚，进而发展为阴虚的病变；阴偏盛伤阳可导致阴盛兼阳虚，进而发展为阳虚的病变。所以《素问·阴阳应象大论》又说："阳胜则阴病，阴胜则阳病"，指出了阳偏盛或阴偏盛的发展趋势。

1. 阳偏盛 阳偏盛，即阳邪偏盛，是阳邪致病所表现的一种阳气病理性偏盛，机能亢奋，机体反应性增强，热量过剩的病理状态。一般地说，其病机特点多表现为阳盛而阴未虚的实热证。

阳偏盛多由于感受温热阳邪,或虽感受阴邪,从阳化热;或由于情志内伤,五志过极而化火;或因气滞、血瘀、痰湿、食积等郁而化热所致。

阳偏盛临床常见壮热、面红、目赤、苔黄、脉数等症。阳盛之初,对阴液的损伤不明显,从而出现实热证,所以说"阳胜则热"。阳偏盛进一步发展,"阳胜则阴病",可兼有口舌干燥、小便短少、大便燥结等热盛伤阴的症状。若阳邪祛除,阴虚未复,可表现为单纯的阴虚。

2. 阴偏盛   阴偏盛,即阴邪偏盛,是阴邪致病所表现的一种以阴气偏盛,机能障碍或减退,以及阴寒性病理产物积聚的病理状态。一般地说,其病机特点多表现为阴盛而阳未虚的实寒证。

阴偏盛多是由于感受阴寒之邪,或过食生冷,以致阴寒内盛。

阴偏盛临床常见形寒肢冷、舌淡、脉迟等症。阴盛之初,对阳气的损伤不明显,从而出现实寒证,所以说"阴胜则寒"。阴偏盛进一步发展,"阴胜则阳病",可兼有面色苍白、小便清长、大便稀溏等伤阳的症状。如果阴邪已除,阳虚未复,可表现为单独的虚寒证。

(二) 阴阳偏衰

阴阳偏衰,是指人体阴阳双方中的一方虚衰不足的病理状态,属"精气夺则虚"的虚性病证。

正常情况下,阴阳双方存在着相互制约的关系,维持着相对平衡协调的状态。在疾病过程中,如果由于某种原因,出现阴或阳的某一方减少,则不能制约对方而引起对方的相对亢盛,形成"阴虚则阳亢"、"阴虚则热"的虚热证或"阳虚则阴盛"、"阳虚则寒"的虚寒证。

1. 阳偏衰   阳偏衰,即是机体的阳气虚弱,机能减退或衰弱,代谢减缓的病理状态,其病机特点多表现阳虚不能制约阴,阴相对偏盛的虚寒证。

阳偏衰多由于先天禀赋不足,或后天失养,或劳倦内伤,或久病损伤阳气所致。

阳气不足,一般以心、脾、肾为多见,其中尤以肾阳虚衰最为重要。肾阳为诸阳之本,"五脏之阳气,非此不能发",所以肾阳虚衰(即命门之火不足)在阳气偏衰的病机中占有极其重要的地位。阳虚不能制约阴,并且温煦、推动功能减弱,故临床多见面色㿠白、畏寒喜暖、四肢不温、精神萎靡、小便清长、下利清谷、舌淡、脉迟等症。

2. 阴偏衰   阴偏衰,即指机体的精、血、津液等物质不足,阴不制阳,阳气相对偏盛,机能虚性亢奋的病理状态。其病机特点多表现为阴虚不能制阳,阳气相对偏盛的虚热证。

阴偏衰多由于阳邪伤阴,或因五志过极,化火伤阴,或因过服温燥之品耗伤阴液,或因久病伤阴所致。

阴液不足,一般多见于心、肺、肝和肾,其中尤以肾阴亏虚最重要。肾阴为诸阴之本,"五脏之阴气,非此不能滋",所以肾阴不足在阴偏衰的病机中占有极其重要的地位。由于阴虚不能制阳,阳相对亢盛,并且阴虚而滋润、营养功能减退,故临床多见五心烦热、骨蒸潮热、面红升火、形体消瘦、咽干口燥、舌红少苔、脉细数等症。

(三) 阴阳互损

阴阳互损,是指阴或阳任何一方的虚损,影响及相对的另一方,从而形成阴阳两虚的病理状态。

阴阳互损是阴阳的互根互用关系失调而出现的病理变化。阴阳双方之间本来存在着相互依存、相互资生的关系,一方亏虚或功能减退,不能资助另一方或促进另一方化生,必然导致另一方的虚衰或功能减退。在阴虚的基础上,继而导致阳虚,称为阴损及阳;在阳虚的基础上,继而导致阴虚,称为阳损及阴。

（四）阴阳格拒

阴阳格拒,指阴或阳偏盛至极,壅遏于内,将另一方排斥格拒于外,迫使阴阳间不相维系的一种病理状态。阴阳格拒包括阴盛格阳和阳盛格阴两种类型。

1. 阴盛格阳　阴盛格阳,系指阴寒之邪偏盛至极,壅盛于内,迫使阳气浮越于外,从而使阴阳之气不相顺接的病理状态。

阴盛格阳临床除有畏寒蜷卧、精神萎靡、四肢厥冷、下利清谷等阴寒内盛之象,还可见面色浮红、烦热、口渴、脉大无根等假热之象,故称其为真寒假热证。

2. 阳盛格阴　阳盛格阴,系指邪热极盛,深伏于里,阳气被郁闭于内,不得外达肢体而致阴阳之气不相顺接的一种病理状态。

阳盛格阴临床除可见壮热、面红、气粗、烦躁、舌红、脉数大有力等邪热内盛的表现,还有四肢厥冷、脉象沉伏等假寒之象,故称其为真热假寒证。

（五）阴阳亡失

阴阳亡失,是指机体由于阴液或阳气突然大量亡失,而导致生命垂危的一种病理状态,包括亡阴和亡阳两类。

1. 亡阳　亡阳,是指机体的阳气突然大量脱失,而致全身机能严重衰竭的一种病理状态。

一般地说,亡阳多由于邪气太盛,正不胜邪,阳气突然脱失;或素体阳虚,正气不足,疲劳过度,阳气消耗过多;或过用汗法,吐、利无度,气随津泄,阳气外脱;亦可因慢性疾病,长期大量耗散阳气,终致阳气亏损殆尽,而出现亡阳。亡阳多见大汗淋漓、肌肤手足逆冷、面色苍白、精神萎靡、脉微欲绝等生命垂危之象。

2. 亡阴　亡阴,是指机体的阴液突然大量耗损或丢失,而致全身机能严重衰竭的一种病理状态。

一般地说,亡阴多由于热邪炽盛,或邪热久留,而严重伤阴;或汗出过多,逼迫津液大量外泄;也可由于慢性疾病长期消耗阴液,日久导致亡阴。亡阴多见手足虽温而大汗不止、烦躁不安、脉数疾躁动等危重征象。

由于机体的阴液和阳气存在互根互用的关系,所以,亡阴可以迅速导致亡阳,亡阳也可继而出现亡阴,最终导致"阴阳离决,精气乃绝",生命活动终止而死亡。

三、气血津液失常

气血津液失常,是气血津液等基本物质出现虚损、运行失常、功能紊乱以及相互关系失调等病理变化的总称。

气血津液失常主要包括气的失常、血的失常、津液代谢失常和气血津液关系失常四方面。

（一）气的失常

气的失常,主要包括气虚和气机失调两个方面。

1. 气虚　气虚,是指气的生化不足,或消耗太过而致其功能失常的一种病理状态。

形成气虚的原因主要由于先天禀赋不足,或后天失养,或肺脾肾的功能失调而致气的生成不足。也可因劳倦内伤、久病不复等,使气过多消耗而致。

气虚临床常见精神委顿、倦怠乏力、自汗、易感冒、舌淡、脉虚等症。气虚发生在不同的脏腑，又有不同的临床表现。

2. 气机失调　气机失调，是指气的升降出入失常而引起的气滞、气逆、气陷、气闭或气脱等病理变化。

(1) 气滞：是指气的运行不畅甚至郁滞不通的病理状态。

气滞，主要由于情志不畅，或痰湿、食积、瘀血等阻碍气机，或外邪侵犯，抑遏气机，或脏腑功能障碍而气机郁滞等，皆可形成局部或全身的气机不畅或郁滞，从而导致某些脏腑、经络的功能障碍。气滞一般属于邪实为患，但亦有因气虚推动无力而滞者。由于肝升肺降、脾升胃降，在调整全身气机中起着极其重要的作用，故脏腑气滞以肺、肝、脾胃为多见。

不同脏腑的气机阻滞，其临床表现各不相同，如肺气壅塞，见胸闷、咳喘；肝郁气滞，见情志不畅、胁肋或少腹胀痛；脾胃气滞，见脘腹胀痛，休作有时，大便秘结等。气滞的表现虽然各不一样，但共同的特点不外闷、胀、疼痛。因气虚而滞者，一般在闷、胀、痛方面不如实证明显，并兼见相应的气虚征象。

(2) 气逆：是指气升之太过，或降之不及，以致气逆于上的一种病理状态。

气逆，多由情志所伤，或因饮食不当，或因外邪侵犯，或因痰浊壅阻所致，亦有因虚而气机上逆者。气逆常见于肺、胃和肝等脏腑。气逆发生在不同的脏腑，其临床表现也各不相同。若肺失肃降，肺气上逆，可见咳逆上气等症。胃失和降，胃气上逆，可见嗳气、呃逆、恶心、呕吐等症。肝气上逆，血随气逆，可见头痛头胀、面红目赤或咯血、吐血，甚则昏厥。

一般气逆以实证为主，但也有因虚而致气逆者，如肺虚而无力肃降或肾虚不能纳气，可导致肺气上逆；胃虚无力通降导致胃气上逆等。

(3) 气陷：是在气虚的基础上发生的以气的升举无力为主要特征的一种病理状态。

气陷，多由气虚发展而来，尤与脾气的关系最为密切。主要是由于素体虚弱，或久病耗伤，或劳伤过度，或泄泻日久，致脾气虚损，清阳不升，或中气下陷，从而形成气虚下陷的病变。气陷的病理变化，主要有"上气不足"与"中气下陷"两个方面。

"上气不足"，主要指脾气虚损，升清之力不足，无力将水谷精微上输于头目，致头目失养，可见头晕、目眩、耳鸣等症。正如《灵枢·口问》说："上气不足，脑为之不满，耳为之苦鸣，头为之苦倾，目为之眩"。

"中气下陷"，是指脾气虚损，升举无力，而发生某些内脏的位置下移病变，常见表现有腰腹坠胀、便意频频，或胃下垂、肾下垂、子宫下垂、脱肛等。

(4) 气闭：即气机闭阻，气的外出严重障碍，以致清窍闭塞，出现昏厥的一种病理状态。

气闭多由情志刺激，或外邪、痰浊所致。如因触冒秽浊之气所致的闭厥、突然精神刺激所致的气厥、剧烈疼痛所致的痛厥、痰闭气道之痰厥等等，其病机都属于气的外出突然严重受阻，而致清窍闭塞，神失所主。气闭除见突然昏厥、不省人事外，随病因不同而伴有相应的症状。

(5) 气脱：即气不内守，大量向外脱失，以致全身机能突然衰竭的一种病理状态。

气脱，多由于正不敌邪，或慢性疾病过程中正气长期消耗而衰竭，以致气不内守而外脱；或因大出血、大汗等气随血脱或气随津泄而致脱失。由于气大量脱失，全身严重气虚，从而出现功能活动突然衰竭的病理变化，表现为面色苍白、汗出不止、目闭口开、全身瘫软、手撒、二便失禁、脉微欲绝或虚大无根等危重征象。

（二）血的失常

血的失常，主要包括血虚、血瘀和出血等病理变化。

1. 血虚 血虚,是指血液不足而致其濡养功能减退的病理状态。

形成血虚的原因主要有两方面:一是丢失过多,如大出血或长期慢性出血,或因久病不愈、慢性消耗、思虑过度等因素而致营血暗耗。二是生成不足,如饮食不足,脾胃虚弱,血液生化乏源;或肾精亏损,精不化血等。

全身各脏腑、经络等组织器官,都依赖于血的濡养而维持其正常的生理功能,所以血虚病变主要是以濡养功能减退为特征,表现为全身或局部的失养,功能活动逐渐衰退等虚弱证候。常见面色淡白或萎黄、唇舌爪甲色淡无华、神疲乏力、头目眩晕、脉细等。

2. 血瘀 血瘀,是指血液的运行不畅,甚则停滞的病理状态。血瘀的形成多因气滞而血行不畅,或气虚而血行无力,或寒凝血脉或血热互结,或痰浊阻脉,以及"久病入络"等影响血液正常运行而瘀滞。

血瘀的病理可发生在脏腑、经络、形体、官窍的某一局部,亦可以是全身性病变。常见刺痛,痛有定处,或局部形成癥积,唇舌紫暗或舌有瘀点、瘀斑,皮肤青紫,肌肤甲错,面色黧黑等征象。

3. 出血 出血,是指血液不循常道,逸出脉外的病理状态。

导致出血的原因主要有外伤损伤脉络;气虚固摄无力,血液不循常道而外逸;血分有热,迫血妄行;瘀血阻络,血不归经等。出血,主要有吐血、咳血、便血、尿血、崩漏,以及鼻衄、齿衄、肌衄、创伤出血等。

由于导致出血的原因不同,其出血的情况亦各不相同,若突然大量出血,可致气随血脱而引起全身功能衰竭,甚则死亡。

(三) 津液代谢失常

津液代谢失常是指全身或某一环节的津液代谢发生异常,导致津液的生成、输布或排泄发生紊乱或障碍的病理过程。

津液代谢是一个复杂的生理过程,必须由多个脏腑相互协调才能维持正常,其中以肺、脾、肾三脏的作用尤为重要。因此,如果肺、脾、肾等脏腑功能异常,均能导致津液生成、输布或排泄障碍,从而形成津液不足,或水液蓄积于体内,产生痰饮、水湿等病理变化。

1. 津液不足 津液不足,是指津液在数量上的亏少,进而导致内则脏腑,外而孔窍、皮毛,失其濡润、滋养,而产生一系列干燥枯涩的病理状态。

津液不足多由外感阳热病邪,或五志化火,消灼津液;或多汗、剧烈吐泻、多尿、失血,以及大面积烧伤,或过用辛燥之物,或慢性病消耗等引起津液耗伤所致。

由于津和液在性状、分布部位、生理功能等方面均有所不同,因而津和液亏损不足的病机及表现,也存在着一定的差异。如炎夏季节而多汗尿少,或高热而口渴引饮,或气候干燥而口、鼻、皮肤干燥等,均以伤津为主。而热性病后期,或久病伤阴,症见形瘦肉脱、舌光红无苔、肌肉瞤动、手足震颤等,均以脱液为主。一般伤津时不一定脱液,脱液时则必兼伤津。所以说伤津乃脱液之渐,脱液乃津液干涸之甚。

2. 津液输布、排泄障碍 津液的输布障碍,是指津液不能正常转输和布散,导致津液在体内环流迟缓,或在体内某一局部发生滞留,因而水湿内生,或酿成痰饮的病理状态。导致津液输布障碍的原因很多,如脾失健运,津液不能转输;肺失宣降,水道失于通调;肾阳不足,气化失职;三焦气机不利,水道不畅;肝失疏泄,气机不畅等等。、

津液的排泄障碍是指津液气化不利,转化为汗、尿的功能减退,而致水液潴留的病理状态。津液化为汗液,主要是肺的宣发布散作用;津液化为尿液,并排出体外,主要是肾阳的蒸腾气化和膀胱的开合作用。因此,肺、肾的生理功能衰退,不仅影响到津液的输布,还明显地影响着津

液的排泄过程。其中肾阳的蒸腾气化贯穿于整个津液代谢的始终,在津液排泄过程中同样起着主要作用。

津液的输布和排泄障碍是相互影响和互为因果的,最终都是导致津液在体内的停滞。其在临床主要是形成湿浊困阻、痰饮凝聚、水液贮留等病变。

以上分别论述了气、血、津液失常的病理变化。由于气、血、津液之间在生理上存在着相互依存、相互为用的关系,故在病理上也可以相互影响,产生气与血同病、气与津液同病、血与津液同病等复杂的病机。常见的如气滞血瘀、气虚血瘀、气不摄血、气随血脱、气血两虚、水停气阻、气随津脱、津枯血燥、津亏血瘀等。除津亏血瘀外,其余内容在第3章第4节均已述。津亏血瘀,主要是指津液严重损伤导致血液运行不畅,甚至瘀阻的病变。

> **小结**
>
> 病机是指疾病发生、发展变化的机理。
>
> 疾病的发生主要关系到正气与邪气两方面的因素,正气不足是疾病发生的内在根据,邪气侵犯是发病的重要条件。既强调正气在发病过程中的主导作用,也不排除邪气在发病中的重要作用,这是中医发病学的基本特点。
>
> 疾病发生后,病变的机理十分复杂,本章所论是疾病中最基础的、具有共性规律的病变机理。邪正盛衰,着重研究疾病过程中,致病邪气与机体正气之间相互斗争所发生的盛衰变化,以及由此所致病证的虚实变化和疾病的转归。阴阳失调,是一切疾病发生、发展变化机理的高度概括,主要表现为阴阳的偏盛偏衰和由此而引起的阴阳互损、格拒、亡失等一系列病理变化,其中阴阳偏盛、偏衰所表现出的实热、实寒、虚热、虚寒类型是中医学的基本病理反应。气血津液失常,是指在疾病过程中,人体生命活动的基本物质发生了代谢障碍的病机,包括气的失常、血的失常、津液失常以及气血津液关系失常。由于气血津液必须依赖脏腑的功能活动而不断化生和维持其正常运行,所以脏腑功能的失调是导致气血津液等基本物质出现虚损、运行失常、功能紊乱以及相互关系失调的根本原因。

目 标 检 测

一、解释题

1. 邪正盛衰　2. 实证　3. 虚证　4. 虚实错杂　5. 至虚有盛候,大实有羸状　6. 阴阳互损　7. 阴阳格拒　8. 阴盛格阳,阳盛格阴　9. 阴阳亡失　10. 气机失调　11. 气滞　12. 气逆　13. 气陷　14. 气闭　15. 气脱

二、问答题

1. 疾病发生的原理是什么?
2. 简述实、虚的概念、形成原因及临床表现。
3. 试述阳偏盛、阴偏盛的病机特点及证候表现。
4. 试述阴偏衰与阳偏衰各自的病机特点及证候表现。
5. 气的失常包括哪几方面的内容?
6. 血的失常包括哪些内容?

第7章 防治原则

1. 掌握预防的基本原则。
2. 掌握治病求本、扶正祛邪、标本先后、正治反治、调整阴阳和因人因地因时制宜等治则。

预防和治疗疾病,是人们同疾病斗争的两种不同手段和方法,但其目的都是为了抵御疾病对人体的危害,从而保证健康长寿。

第1节 预防原则

预防,就是采取一定的措施,防止疾病的发生与发展。

中医学历来重视预防,早在《内经》中就提出了"治未病"的预防思想,强调"防患于未然"。如《素问·四气调神大论》说:"圣人不治已病治未病,不治已乱治未乱。……夫病已成而后药之,乱已成而后治之,譬犹渴而穿井,斗而铸锥,不亦晚乎!"

所谓治未病,包括未病先防和既病防变两个方面的内容。

一、未病先防

未病先防,就是在疾病发生之前,做好各种预防工作,以防止疾病的发生。

(一) 增强正气,提高机体抗邪能力

人体正气的盛衰,直接关系到抗病能力的强弱。而正气的强弱,与体质密切相关,因此采取各种方法来增强体质,使气血阴阳充盛和协调,是培养正气,提高抗病能力的关键。

> 疾病的发生,关系到邪正两个方面的因素。邪气是导致疾病发生的重要条件,而正气不足是疾病发生的内在根据,外因通过内因而起作用。因此,未病先防,必须从这两个环节着手。
>
> 链接

1. 精神调养 人的精神情志活动,是脏腑功能活动的表现之一。正常的精神情志活动有利于人体健康,而不良的精神情志则有损脏腑的生理活动,甚至导致疾病发生。《素问·上古天真论》说:"恬惔虚无,真气从之,精神内守,病安从来?"即是说,人若具有较为高尚的情操,无私寡欲,心情舒畅,精神愉快,那么全身气机调畅,气血和平,正气旺盛,就可以减少疾病的发生。因此,减少不良的精神刺激和过度的情志波动,对养生防病有着十分重要的意义。

2. 饮食调养 饮食是供给机体营养物质的源泉,是维持人体生长、发育,完成各种生理功能,保证生存的不可缺少的条件,同时又是防治疾病的重要手段。人们在日常生活中如果能够

注意调和饮食五味,讲究饮食卫生,掌握饮食宜忌,并根据自身的需要选择适当的食物进行调养,则可以保证机体的营养需求,使五脏功能旺盛,气血充足,体质强壮,避免疾病的发生。

3. 运动保健　经常进行体育锻炼,能够达到增强体质、防病延寿的目的。我国东汉时期的著名医学家华佗,根据"流水不腐,户枢不蠹"的道理,编制了"五禽戏",即模仿虎、鹿、熊、猿、鸟五种动物的动作姿态进行身体锻炼,以促使血脉流通,关节活利,气机调畅,从而增强体质,防治疾病。此外,后世不断发展演变的太极拳、八段锦以及气功、广播体操等多种健身方法,不仅能增强体质,提高健康水平,预防疾病的发生,而且对多种慢性病的治疗均有一定的作用。

4. 起居调理　人们的生活起居要有一定的规律性,包括起居有常、劳逸适度等方面。

起居有常是指按照客观规律安排生活起居,制定合理的作息制度,作为法规,坚持长期实行。人类长期生活在自然环境中,人与自然有着密切关系。所以人们应当自觉遵从客观规律。如按照时令、时辰和人体的变化规律调节起居,使人体的生理功能保持在良好的协调状态之中。

同时人体的生理活动要有张有弛,劳逸适度。孙思邈在其《备急千金要方》中指出"养性之道,常欲小劳","体欲劳于形,百病不能侵",说明适当的劳动对健康和预防疾病的重要性。但劳动必须适度,从事脑力劳动或体力劳动,都切勿过度疲倦。

此外,通过人工免疫的方法,也能增强正气,提高抗邪能力,预防疾病的发生。

(二) 外避病邪,防止邪气侵害

邪气是导致疾病发生的重要条件,故未病先防除了调养正气、提高抗病能力外,还要注意避免邪气的侵害。如使用烧熏法、药囊佩带法、浴敷涂擦法、内服药物法等,杀灭病邪或预防病邪的侵袭;讲究卫生,注意空气新鲜、居处环境清洁、防止水源和食物的污染;顺应四时气候的变化,预防六淫之邪的侵袭;隔离传染病人,及时消除毒气,防止疠气的传染;在日常生活和劳动中留心防范跌打损伤、虫兽咬伤,防止外伤性疾病的发生,等等。

二、既病防变

既病防变的措施既寓有预防为主的精神,又包含已病防传、未盛防盛、已盛防逆等具体治疗手段。

链接

未病先防是最理想的措施,但是如果疾病已经发生,则应早期诊断、早期治疗,或采取措施控制疾病传变,使疾病治愈于初期阶段,这就是既病防变。

(一) 早期诊治

疾病初期,病情轻浅,正气未衰,所以比较易治。倘若不及时治疗,病邪就会由表入里,病情由轻而重,正气受到严重耗损,以至病情危笃,此时虽有良医,也无能为力了。因此既病之后,就要争取时间及早诊治。

(二) 先安未受邪之地

人体是一个有机的整体,所以疾病发生后,可能在脏腑经络等组织中进行传移和变化,称为"传变"。因此在临床诊治中,不仅要针对已发生病变的部位进行治疗,同时,还必须掌握疾病的传变规律,对可能被传的部位采取某些预防性的治疗,"先安未受邪之地",以控制疾病的发展或恶化。如《难经·七十七难》说:"所谓治未病者,见肝之病,则知肝当传之于脾,故先实其脾气,无令得受肝之邪,故曰治未病焉"。

第2节　治疗原则

治疗原则,即治疗疾病的原则,简称治则。它是在中医理论指导下所制定的,对临床立法、处方、用药具有普遍指导意义的治疗学理论。

治则与治法不同。治则是治疗疾病的准则理论,是确立治疗方法的依据;治法是在治疗原则指导下所确立的具体治疗措施,它直接关系到处方、用药、取穴等。例如:扶正和祛邪都属于治疗原则,而在扶正原则指导下的益气、养血、滋阴、温阳等,在祛邪原则指导下的发汗、涌吐、泻下等则是治疗方法。

中医治疗疾病的根本原则是治病求本,就是说要寻求病证的本质,而后针对其本质进行治疗。

疾病的本质,是与疾病现象相对而言的。任何疾病在其发生和发展变化过程中,都会出现一些症状和体征,这些反映于外的症状和体征,都属于疾病的现象。运用四诊和各种辨证方法,对症状和体征加以综合分析,透过现象找出疾病的本质,获得"证"的概念,此"证"已概括了病因、病位、病性以及邪正关系等内容,具体反映了疾病发展过程中某一阶段病理变化的本质。所以辨证论治是治病求本的具体体现。

由于治病求本是治疗疾病的根本原则,所以对于其他的治疗原则,起着十分重要的指导作用。本章所介绍的主要内容有:扶正祛邪、标本先后、正治反治、调整阴阳、因人因地因时制宜。

一、扶 正 祛 邪

扶正与祛邪,是指导临床治疗的两个基本原则。疾病的过程主要是正气与邪气相互斗争的过程。邪正盛衰便形成了虚证或实证。虚证治以扶正,实证治以祛邪,也即"虚则补之"、"实则泻之"的意思。所以扶正祛邪就是针对虚证和实证所确定的治疗原则。

扶正与祛邪是相互为用、相辅相成的。扶正能使正气加强,有助于机体抗御和祛除病邪;祛邪能排除病邪,减少和消除其对正气的损害和干扰。所以前人有"扶正即所以祛邪,祛邪即所以扶正"之说。

（一）扶正与祛邪单独使用

1. 扶正　扶正,即扶助正气。扶正可使用扶助正气的药物或其他疗法(针灸、按摩等),配合饮食营养、功能锻炼等辅助方法,以增强体质,提高机体的抗病能力。

扶正治则,适用于以正气虚弱为主而邪气轻微或邪气已除而正气尚虚的虚证。虚证一般分为气虚、血虚、阴虚、阳虚四类。气虚用益气之法,血虚用养血法,阴虚用滋阴法,阳虚用温阳法,这些都是属于扶正治疗原则的范围。

2. 祛邪　祛邪,即祛除邪气。祛邪可使用祛除邪气的药物,或其他疗法,来祛除病邪。

祛邪治则,适用于邪气亢盛而正气未衰的实证。祛邪的方法很多,不同的邪气以及邪

> 临床观察扶正药物有提高人体防御功能、增加人体耐寒能力、增强体质、消除呼吸系统症状的作用。实验证明,扶正类药物可提高人体低下的肾上腺皮质功能;可增强人体酶代谢系统的活力;对人体的细胞免疫和体液免疫都有不同程度的增强作用。
>
> **链　接**

气侵犯部位不同,其祛邪方法都是不一样的,如表邪盛者,用发汗解表法;邪在胸脘上部,如痰涎壅塞、宿食停滞,或食物中毒等,宜用吐法;邪在肠胃下部,如热邪与肠中糟粕互结,应采取泻下法;有痰的应祛痰;有瘀血的,应活血化瘀。实证用祛邪治则,应注意因势利导,使邪有出路。

(二) 扶正与祛邪兼用

扶正与祛邪兼用适用于正虚邪盛并存的虚实错杂证。扶正与祛邪兼用时,必须注意做到"扶正不致留邪,祛邪不致伤正"。在具体运用时,还要分清正虚邪实的主次。若正虚为主,邪盛为次,应当扶正为主,兼以祛邪。若邪盛为主,正虚为次,应当祛邪为主,兼以扶正。

(三) 扶正与祛邪先后使用

对于虚实错杂而不适宜扶正与祛邪兼用的病证,可以扶正与祛邪分先后使用,以达到既不伤正,又不碍邪,使邪去正复的目的。

1. 先祛邪后扶正 先祛邪后扶正,适用于虽属邪盛正虚,但正气尚能耐攻,或同时兼顾扶正反会助邪的病证。如瘀血所致的崩漏,固然有血虚,但瘀血不去,则崩漏难止,虽补血而血虚难复,故应先用活血化瘀法,后用补血法治疗。

2. 先扶正后祛邪 先扶正后祛邪,适用于虽属正虚邪盛,但因正虚较甚,不耐攻邪,若兼以攻邪则反会更伤正气的病证。如某些虫积病人,因病久正气大虚,若直接使用驱虫之法,恐难以耐受,故应先用扶正健脾法,使正气渐复,脾气健运,然后再用驱虫法治疗。

二、标 本 先 后

标本概念具有相对性,常用来说明与概括事物的本质与现象、因果关系、矛盾主次关系等。应用到医学上是指疾病的主次本末,其内容和意义较为广泛。例如,从疾病的病因和症状来说,病因为本,症状为标;从邪正关系来说,正气为本,邪气为标;从发病的先后来说,先病、旧病、原发病为本,后病、新病、继发病为标。总之,疾病过程中,矛盾虽然复杂,但总可以用"标本"来概括其主次本末关系。标本学说在临床上的应用,主要是从复杂多变的病证中,分辨其标本缓急,来确定治疗上的先后主次,所以简称为"标本先后"。

标本先后的运用原则有三,凡标病不急者,当缓则治本;标病急者,应急则治标;标本并重者,则标本兼治。

(一) 缓则治本

缓则治本,是在"治病求本"的根本治则指导下,针对标病不急的病证进行治疗的常用治疗原则。如风寒头痛,风寒之邪为本,头痛的症状为标,治疗用疏风散寒之法,风寒祛除头痛自然而愈;又如肺阴虚而产生的咳嗽,肺阴虚为本,咳嗽为标,治疗用滋阴润肺之法,肺阴充足,咳嗽症也就消除了。

(二) 急则治标

急则治标,是在标病紧急的情况下,有可能危及生命,或后发之标病(症)影响到先发之本病治疗时的一种治疗原则。例如大出血病人,出血量很多,甚至危及生命时,无论属于何种出血,均应采取紧急措施,先止血以治标,或止血与固脱同用,待血止而病情缓解后,再治其本病。又如患者原有某种慢性病,又复感外邪发生外感病,后发之外感病属于标而较急,应先予治疗,待外感病愈后,再治其宿疾本病。

中焦部位胀满与大小便不利,都是较急重的症状,虽属于标病,仍当先予治疗。如水臌病,当发生大量腹水、呼吸喘促、大小便不利时,应先治疗标病腹水,利用逐水、通便等法,使大小便通利,腹水减轻或消除,然后再调理肝脾,以治其本病。这样先治其标,实际上是为了更好地治本。所以《景岳全书》说:"盖中满则上焦不通,小大不利则下焦不通,此不得不为治标,以开通道路,而为升降之所由。是则虽曰治标,而实亦所以治本也"。

应当注意的是,"急则治标"是一种应急性的治疗,待"标"缓解后一定还要治本。

▍(三)标本兼治

标本兼治,是在标病与本病并重时所采用的一种治疗原则。意即单治本病而不顾其标病,或单治标病而不顾其本病,都不能适应该病证的治疗要求时,就必须标本兼顾而同治。例如虚人感冒,患者素体气虚或血虚,反复外感,外感病虽不重,但因正虚而外邪不易祛除,此时必须采用益气解表或养血解表法。益气、养血为治本,解表为治标,使正盛邪退而病愈。

三、正治反治

正治与反治,是在"治病求本"的根本原则指导下,针对疾病有无假象所制定的两种治疗原则。所谓正治反治,是指所用治法性质的寒热、补泻,与疾病现象之间的逆从关系而言的。如《素问·至真要大论》说:"逆者正治,从者反治"。

▍(一)正治

正治,是逆其病证性质而治的一种常用治疗原则,故又称为"逆治"。它适用于现象与本质相一致的病证。因此,针对疾病的本质进行治疗,则病象即可消除。

临床上大多数病证的现象与本质是一致的,如寒病即见寒象,热病即见热象,虚证即见虚象,实证即见实象。所以正治是临床上最常用的一种治疗原则。

1. 寒者热之 寒者热之,即寒证用温热性质的方药治疗。在具体运用时,还要分清寒证的表、里、虚、实,分别制订出具体的治疗方法。如表寒证用辛温解表法,里寒证用温里祛寒、回阳救逆或温经散寒法,虚寒证用温补法,实寒证用祛寒法治疗。

2. 热者寒之 热者寒之,即热证用寒凉性质的方药治疗。在具体运用时,也要分清热证的表、里、虚、实,分别制定出具体的治疗方法。如表热证用辛凉解表法,里热证用清气分热、清营分热或清脏腑热等治疗方法,虚热证用滋阴清热法,实热证用清热解毒或凉血清热等法治疗。

3. 虚则补之 虚则补之,即虚证用补益的方药治疗。在具体运用时,要区分气虚、血虚、阴虚、阳虚等不同证候,分别给予补气、补血、补阴、补阳的治疗方法。

4. 实则泻之 实则泻之,即实证用祛邪的方药治疗。在具体运用这一治则时,要分清邪气所在部位和邪气的性质,分别制订出具体的治疗方法。如里热积滞用寒下法,瘀阻经脉用化瘀通经法,痰热蕴肺用清肺化痰法等。

（二）反治

反治，是顺从病证假象而治的一种治疗原则，故又称为"从治"。它适用于现象与本质不完全一致的病证。

反治所采用方药的性质顺从疾病的假象，但却与疾病的本质相逆。所以，究其本质来说仍属于治病求本的范畴。

1. 热因热用　热因热用，就是用温热方药治疗具有假热现象的病证。它适用于阴寒内盛，格阳于外，反见热象的真寒假热证。例如病人四肢逆冷，下利清谷，脉沉细，面颊浮红，烦躁，口渴欲饮。其中四肢逆冷、下利清谷、脉沉细是真寒；面颊浮红、烦躁、口渴欲饮是假热。因热是假热，寒盛是病的本质，故仍用温热药治其真寒，而假热就自然会消失。

2. 寒因寒用　寒因寒用，就是用寒凉方药治疗具有假寒现象的病证。它适用于里热盛极，阳盛格阴，反见寒象的真热假寒证。例如病人身大热、口大渴、大汗出、脉洪大、四肢逆冷。其中四肢逆冷是假寒，余症是真热。因寒是假象，而热是病的本质，故须用寒凉药治其真热，而假象方能消失。

3. 塞因塞用　塞因塞用，即以补法治闭塞的意思，也就是用补益方药治疗虚性闭塞不通的病证。它适用于真虚假实证。例如脾虚病人，常出现脘腹胀满、纳呆，并无水湿、食滞等征象可循，故以健脾益气法治之，使脾气健运，则腹胀自消。此外，如久病精血不足的便闭、血枯冲任亏损的闭经等，采取补益法治疗，都属"塞因塞用"的范畴。

> "反佐"法，在前人著作中亦常把它列入"反治"范围。有反佐用药与反佐服药两种具体方法。如在某种特殊情况下，有的寒证、热证，单纯用热药或寒药治疗，会发生呕吐或药力不能直达病所的现象，也称为"阴阳格拒"。此时可在温热剂中加入少量寒药或用冷服法，寒凉剂中加入少量热药或用热服法，以避免阴阳格拒现象的发生。
> 链接

4. 通因通用　通因通用，即以泻法治通利的意思，也就是用泻下通利方药治疗实性通泄下利的病证。它适用于真实假虚证。如食积腹泻、热结旁流腹泻、瘀血崩漏、膀胱湿热尿频等病证，治疗分别采取消导泻下、清热泻下、活血祛瘀、清利湿热等方法，都属于"通因通用"的范畴。

四、调整阴阳

调整阴阳是针对阴阳失调的基本病机而制定的治疗原则。

疾病的基本病理变化是由于致病因素的作用导致阴阳的相对平衡遭到破坏而出现阴阳失调的结果。阴阳失调主要表现为阴阳偏盛和阴阳偏衰两种类型，所以，调整阴阳，就是纠正疾病过程中机体阴阳的偏盛偏衰，损其有余，补其不足，以恢复和重建人体阴阳的相对平衡状态，促使疾病痊愈。

1. 损其有余　对于阴阳偏盛的实证，应"损其有余"，即"实则泻之"。具体说来，如"阳胜则热"的实热证，应"热者寒之"，即用寒

> 调理脏腑关系、调理气血津液关系亦属于治则的内容。
> 人体是一个有机的整体，在生理上，无论是脏与脏、腑与腑或脏与腑之间，都是相互协调、相互促进的，因而当某一脏腑发生病变时，就会影响其他脏腑，出现脏腑之间的关系失常。故在治疗时，就不能单纯针对某一个脏腑，而应当考虑各脏腑之间的关系，注意调理失常的脏腑关系，使其恢复到正常的协调状态。
> 气血津液之间的关系亦是如此，有关调理气血津液的内容参见第3章第4节。
> 链接

凉药以泻其偏盛之阳热。"阴胜则寒"的实寒证,应"寒者热之",即用温热药以散其偏盛之阴寒。

若一方的偏盛,已引起另一方偏衰,则当兼顾其不足。"阳胜则阴病"的实热兼阴虚证,应在清热的同时,配以滋阴。"阴胜则阳病"的实寒兼阳虚证,应在散寒的同时,配以扶阳。

2. 补其不足　对于阴阳偏衰的虚证,应"补其不足",即"虚则补之"。如阴虚不能制阳的虚热证,应滋阴以制阳;阳虚不能制阴的虚寒证,应补阳以制阴。由于阴阳是互根互用的,故在使用上述治法的同时,还可采用"阳中求阴"或"阴中求阳"之法,即在补阴时适当配用补阳药,使阴得阳升而泉源不竭;补阳时适当配用补阴药,使阳得阴助而生化无穷。

五、因人因地因时制宜

因人因地因时制宜,是指临床要根据病人、地理环境、时令气候等具体情况制定适宜的治疗方法。它是在各种基本治则指导下的一种知常达变的治疗原则。

疾病的发生和发展变化是由多方面的因素所决定的,如人的体质、年龄、性别,以及地理环境、时令气候等,对病变都有一定的影响。因此,临床治疗时,除掌握疾病的一般规律外,还必须考虑到多方面的因素,对具体情况作具体分析,以制定出适宜于病情的治疗方法。这就是因人、因地、因时制宜治则的基本精神。

▌(一) 因人制宜

因人制宜,是根据病人的体质、年龄、性别等不同特点,来制定适宜的治法和方药。

1. 体质　治疗疾病必须先辨别病人形体的盛衰,气血的盈亏,针对体质的具体情况而施治。如体质强壮,气血旺盛,病多实证,治疗用药量宜重;体质瘦弱,气血不足者,病多虚证,不胜峻攻,用药量宜轻。又如阳盛或阴虚之体,宜用寒凉而慎用温热之剂;阴盛或阳虚之体,宜用温热而慎用寒凉之剂。

> 体质差异对药物的反应不同。一般是体质强者对药物耐受性强,药量宜大,用药可峻猛;体质弱者则对药物耐受性差,药量宜小,药性宜平和。
>
> 此外,特异体质对中药过敏反应也时有发生,对中药各类型过敏反应中,过敏性休克占1/4。
>
> 链接

2. 年龄　不同年龄的病人,其生理状况和气血盈亏不同,所以,治疗用药也应有所区别。青壮年身体较壮实,患病后应攻则攻,应补则补,药量可重;老年人气血亏虚,患病虚多实少,应慎用攻邪法,药量宜轻;小儿气血未充,脏腑娇嫩,患病后易虚易实,多外感而少内伤,应慎用补法,药量宜轻,疗程宜短,忌用峻剂。

3. 性别　男女性别不同,各有其生理特点,特别是妇女有经、带、胎、产等情况,治疗用药应加以考虑,如月经期、妊娠期当慎用或禁用峻下、破血、滑利、走窜或有毒药物。男子以肾为先天,精气易虚,多劳损内伤,治疗用药亦当顾及。

▌(二) 因地制宜

因地制宜,是根据不同地区的地理特点、气候条件以及人们生活习惯的差异,来制定适宜的治法和方药。

居住地区不同,生活环境、气候变化、生活习惯各不相同,对人体生理、病理都有影响,因此治疗用药也应区别。例如我国西北高原山区,气候寒冷、干燥、风寒、燥疾较多,治宜温热或润燥。东南沿海平原,气候温热、潮湿,病多湿热,治宜清热化湿。

不同地区人们生活习惯各异,其生理病理特点也不尽相同。如西北地区,人们多食乳肉面粉,体质较壮,腠理致密;东南地区,人们多食大米鱼虾而嗜咸,体质较弱,腠理疏松,所以即使是相同的病证在治疗方法和药量上也当有所区别。如同为外感风寒证,西北地区用辛温解表药较重,常用麻黄、桂枝之类;东南地区,用辛温解表药较轻,多用荆芥、防风之类。

(三) 因时制宜

因时制宜是根据时令气候特点,来制定适宜的治法和方药。

一般应注意春夏慎用辛温发散药,秋冬慎用寒凉药。因春夏季节气候由温渐热,阳气升发,人体腠理开泄,所以,即使外感风寒,也不宜过用辛温发散药物,以免开泄太过,耗伤气阴;而秋冬季节,气候由凉变寒,人体腠理致密,阳气潜藏,此时应慎用寒凉,以免伤阳。如《素问·六元正纪大论》指出:"用寒远寒,用凉远凉,用温远温,用热远热"。此外,春季多风温,宜用辛凉解表法;夏季多暑湿,宜用解暑化湿法;秋季多燥邪,宜用辛凉润燥法;冬季多风寒,宜用辛温解表法。当然,这也要本着"有是证则用是法"的原则,决不可以重时令而忽视辨证。

小结

中医学中的预防思想,《内经》称为"治未病",包括未病先防和既病防变两个方面。未病先防的基本原则有二:一是通过各种综合调养措施,培养正气,以提高机体的抗病能力;二是外避病邪,防止邪气侵害。而既病之后就必须早期诊治,控制疾病传变,才能防止疾病的发展。

治则是治疗疾病的准则,是确立治疗方法的依据,对临床立法、处方、用药具有普遍的指导意义。"治病求本"是中医治疗疾病的根本原则,它强调临床治疗中寻求病证本质的重要性。在此精神指导下,扶正祛邪是针对虚证、实证施治的两个基本原则,即"虚则补之"、"实则泻之";标本先后是突出临床应从复杂多变的病证中,分辨其标本缓急,来确定治疗时的先后主次;正治反治是针对疾病有无假象所制定的两种治疗原则,即无假象者用正治,有假象者用反治;调整阴阳是针对阴阳偏盛、偏衰而制定的治疗原则,前者应损其有余,后者当补其不足;因人因地因时制宜是指出治疗疾病还必须考虑到人的体质、年龄、性别,以及地理环境、时令气候等因素,对具体情况作具体分析,是一种知常达变的治疗原则。

目 标 检 测

一、解释题

1. 治未病　2. 治病求本　3. 急则治标　4. 缓则治本　5. 标本兼治　6. 正治　7. 寒者热之　8. 热者寒之　9. 虚则补之　10. 实则泻之　11. 反治　12. 热因热用　13. 寒因寒用　14. 塞因塞用　15. 通因通用　16. 阳中求阴,阴中求阳　17. 因人制宜　18. 因地制宜　19. 因时制宜　20. 用寒远寒,用热远热

二、问答题

1. "治未病"包括哪些内容?
2. 何谓治则?何谓治法?二者的关系如何?
3. 试述扶正祛邪治则的临床运用。
4. 临床如何运用标本先后的治疗原则?
5. 常用正治与反治法各有哪些?如何具体应用?
6. 如何运用因人因地因时制宜的治则?

下篇 诊法辨证

第1章 概 论

诊法、辨证是根据中医学理论,研究诊察病情、判断病种、辨别证候的基础理论、基本知识和基本技能,是基础理论与临床各科之间的桥梁,是中医学专业课程体系中的重要内容。

一、诊法辨证的内容

(一) 诊法

"诊法"即中医诊察收集病情资料的基本方法。主要包括望、闻、问、切四诊。

"望诊"是医生运用视觉察看病人的神、色、形、态、舌象、头面、五官、四肢、二阴、皮肤以及排出物等,以了解病情的诊察方法。"闻诊"是医生运用听觉诊察病人的语言、呼吸、咳嗽、呕吐、嗳气、肠鸣等声音,以及运用嗅觉嗅病人发出的异常气味、排出物的气味,以了解病情的诊察方法。"问诊"是医生通过询问病人或陪诊者,了解疾病的发生、发展、变化、治疗经过、现在症状和其他与疾病有关的情况,为诊断疾病提供依据的诊察方法。"切诊"是医生用手触按病人的有关动脉脉搏和触按病人的肌肤、手足、胸腹、腧穴等部位,从而了解病变情况的诊察方法。由于疾病是一个复杂的过程,其临床表现可体现于多个方面,所以在临床运用时必须"诊法合参",才能全面、详尽的获取诊断所需的临床资料。

早在《史记·扁鹊仓公列传》中,"神医"扁鹊已能通过"切脉、望色、听声、写形"以"言病之所在"。自古以来,我国民间就流传着许多简便有效的诊病方法,通过见微知著、司外揣内、以常达变的诊病原理来诊察疾病。这种诊病原理可以告诉人们一个科学的道理:中医学认为人体是一个有机的整体,构成人体的各个组成部分之间,在结构上是不可分割的,在功能上是相互协调、相互为用的,在病理上是相互影响的。疾病变化的病理本质虽然藏之于内,但必有一定的症状、体征反映于外,而通过审察其反映于外的各种疾病现象,在医学理论指导下进行分析,便可求得对疾病本质的认识。这种"司外揣内"的思维方法,就是中医诊察疾病的奥秘。

中医临床诊察疾病的过程,即医者借助于感觉器官从患者身上获取有关病、证感性事实材料的一种活动。鉴于认识客体是有感觉、意识、情感的病人,因而,诊察活动不是单向的,而是医患之间感觉、意识、情感、动作的双向交流,需要知觉、注意、记忆、理解等共同参与;另外,认识主体是由专门知识、经验武装起来的职业医生,通过感觉和思维的相互联系作用,不断地从患者身上获取疾病信息,进行思维分析,从而形成对证候的正确判断。这种诊察活动是由"认"到"知"的过程,具有脑外器官与大脑意识综合作用的特点,能够较好地阐述中医临床诊察活动的过程、规律,深刻地揭示中医临床诊察活动中思维与感觉的相互关系,感性思维与理性思维交错进行这一本质特征。

> 通过四诊收集到的病情资料主要包括症状、体征和病史。"症状"是指病人主观感到的痛苦或不适,如头痛、耳鸣、胸闷、腹胀等;"体征"是指客观能检测出来的异常征象,如面色㿠白、喉中哮鸣、大便腥臭、舌苔黄、脉浮数等。而症状和体征又可统称症状,或简称"症",古代还有将其称为病状、病形、病候者。症状虽然只是疾病所反映的现象,但它是判断病种、辨别证候的主要依据。
>
> 诊病,亦称辨病,是在中医学理论指导下,综合分析四诊资料,对疾病的病种作出判断,得出病名诊断的思维过程。将临床上的各种具体疾病进行分析判断而作出的诊断,是为病名,如疟疾、痢疾、肺痈、痫病等。病名是对该疾病全过程的特点与规律所作的概括与抽象。
>
> 对疾病作出病名诊断,是临床各科应学习的主要内容。在学习中医诊断学时,还不可能对疾病的病种进行辨别,难以作出病名诊断。因此,中医诊断学是初步介绍如何进行疾病的诊断、命名及分类等的一门学科。

(二) 辨证

"辨证"是在中医学理论的指导下,对病人的各种临床资料进行分析、综合,从而对疾病当前的病位与病性等本质作出判断,并概括为完整证名的诊断思维过程。本篇主要介绍各种辨证分类方法,常见证型的概念及其临床表现。

"证"是中医学的一个特有概念。证是对疾病过程中所处一定(当前)阶段的病因、病位、病性以及病势等所作的病理性概括。证是对致病因素与机体反应两方面情况的综合,是对疾病当前本质所作的诊断。

辨证论治是中医学的特色与精华,对疾病进行辨证诊断,是治疗时立法处方的主要依据。不论疾病病种是否明确,辨证论治都能够灵活地处理每个人的具体病情,从而大大丰富了中医学对疾病的处理能力。

临床辨证的一般思维规律,是在中医学理论的指导下,通过对症状、体征等病情资料的综合分析,先确定辨证要素,再明确病位、病性等辨证纲领,然后形成完整准确的证名。八纲辨证是辨别证的纲领,属于纲领证;病性辨证是辨别证的性质,属于基础证;脏腑辨证、六经辨证、卫气营血辨证、三焦辨证、经络辨证等是以病位为主,结合病性的辨证方法,属于具体证。

> "证"包括证名、证候、证型等概念。将疾病当前阶段的病位、病性等本质,概括成一个诊断名称,这就是"证名"。如痰热壅肺证、肝郁脾虚证、脾肾阳虚证、膀胱湿热证、瘀阻脑络证等。临床上有时又将证称为"证候",即证为证候的简称。证候是指每个证所表现的、具有内在联系的症状及体征,即证的外候。临床较为常见、典型、证名规范的证,可称为"证型"。
>
> 症、征、证、病四者的关系
>
> 症(症状):病人主观可以体会到的痛苦或不适等异常感觉,如头痛、胸闷。
>
> 体征:医生可以客观检查出来的异常改变,如舌苔黄、脉涩。症是点、线,所有症状有几千个,是疾病现象,是病、证的客观反映,是诊断病、证的主要依据。
>
> 证:对疾病某一阶段的病因、病位、病性及病势等所作的病理概括,是邪正相互作用的整体反应,是疾病当前阶段的主要矛盾,同一证可见于不同的疾病中。
>
> 病:对疾病全过程的特点(如病因、病机、主要临床表现等)与规律(如演变趋势、转归等)所作的病理概括,其全过程可形成不同的证。

（三）病案

病案，又称病历，古称诊籍。病案是临床有关诊疗等情况的书面记录。病案要求把病人的详细病情、病史、诊断和治疗等情况作如实的记录，是医疗、科研、教学、管理及司法的重要资料。病案书写是临床工作者必须掌握的基本技能。

二、诊法辨证的基本原理

中医学在形成和发展的过程中，受到中国古代哲学思想的影响，其认识论和方法论都具有朴素的唯物辩证法思想。对于自然界和人体生理病理，是以直观的方法从总体方面认识其关系，形成了天人相应、神形相合、表里相关的整体观点。

中医学认为，事物之间存在着相互作用的关系和因果联系。人体是一个有机的整体，局部的病变可以产生全身性的病理反应，全身的病理变化又可反映于局部。因此，疾病变化的病理本质虽然藏之于"内"，但必有一定的症状、体征反映于"外"，局部的表现常可反映出整体的状况，整体的病变可以从局部的多方面表现出来。通过审察其反映于外的各种疾病现象，在中医学理论的指导下进行综合、分析，便可求得对疾病本质的认识。这种以已知彼，从外测内，通过外在微小的异常改变推测内在的病变所在，观察事物表现的太过或不及，从而认识事物的本质，便是诊法辨证见微知著、司外揣内、以常达变的基本原理。

三、学习诊法辨证的方法

诊法辨证是中医基本理论、基本知识和基本技能对疾病进行诊断的具体运用，既有理论知识，又有实际操作，还要进行科学思维。因此，学习时必须培养正确的学习方法。

（一）熟练掌握中医学的基本理论

由于中医学的诊病和辨证过程，无不贯穿着中医学的基本理论，因此，要学习掌握好中医诊断的基本技能，必须要有扎实的中医理论基础。所以，在学习中医诊断学时，要深入理解、掌握本门课程的基本理论、基本知识，并且要复习、运用前面所学的中医学基础理论，根据中医学理论的系统性和科学性，用基本理论作指导，才能加深对诊断学的学习和理解。

（二）不断进行临床实践

中医辨证的理论性、实践性很强。前人说"熟读王叔和，不如临证多"，便说明了理论必须同实践相结合的道理，强调了临床实践在学习中医诊断学中的重要意义。通过临床实践，不仅可以加深对书本理论与知识的理解、掌握，锻炼望闻问切诸诊法、辨证分析和病案书写的基本技能，并且能养成严谨的学风和高尚的医德医风。所以，学习中一定要积极、主动地参加临床实践，争取多接触病人，反复练习，并且要正规操作，严格要求，勤练基本功，才能逐步达到熟能生巧的目的，切忌浅尝辄止。

（三）注意科学思维能力的培养

临床诊断，从收集病情资料，到作出病、证判断，是一个完整的认识过程，是从感性认识到理性认识的飞跃,是医学理论知识和科学思维的综合运用。一个正确的临床诊断,不仅反映了一个医生的学术水平,同时也反映了他的科学思维能力。因此,要提高临床诊断水平,仅有渊博的医学知识还不够,还要学习自然辩证法、医学辩证法、逻辑学等有关科学思维方法,更要注意思维方法、思维形式的培养和锻炼,克服不重实际、主观主义、经验主义、片面局限、机械孤立等错误观念的影响。

小结

诊法是中医诊察收集病情资料的基本方法,主要包括望、闻、问、切四诊。

辨证是在中医学理论的指导下,对病人的各种临床资料进行分析、综合,从而对疾病当前的病位与病性等本质作出判断,并概括为完整证名的诊断思维过程。

症(症状):病人主观可以体会到的痛苦或不适等异常感觉。

体征:医生可以客观检查出来的异常改变。

证:对疾病某一阶段的病因、病位、病性及病势等所作的病理概括,是邪正相互作用的整体反应,是疾病当前阶段的主要矛盾,同一证可见于不同的疾病中。

病:对疾病全过程的特点(如病因、病机、主要临床表现等)与规律(如演变趋势、转归等)所作的病理概括,其全过程可形成不同的证。

见微知著、司外揣内、以常达变是中医诊病的基本原理。

目标检测

一、解释题

1. 诊法　2. 辨证　3. 症状　4. 体征　5. 证　6. 病　7. 病案

二、问答题

1. 诊法辨证包括哪些内容?
2. 简述诊法辨证的基本原理。
3. 简述症、病、证、辨证各自的含义。

第2章 问 诊

1. 掌握问现在症的主要内容。
2. 理解问诊的方法和注意事项,背诵《十问歌》。
3. 知道问诊的一般情况、个人生活史与家族史等与疾病的关系。

第1节 问诊的内容

问诊,即向病人或陪诊者有步骤、有目的地询问病史。小儿或昏迷病人,或精神失常者,不能自己陈述病情时,则需写明代诉者与病者关系,以说明病史的可靠性。

问诊可了解疾病的发生、发展与诊治经过,并问清病人的主要痛苦(症状),了解病人的体质、生活习惯等,以达到掌握疾病重点,结合其他三诊来诊察疾病的目的。

问诊时还要掌握好的方法,要注意以下几点:

有目的(围绕主诉)、有重点(现病史)、有次序(现病史、既往史、个人史、家族史等)地询问病情。不能杂乱无章,否则易遗漏要点,且易使病人厌烦。

医者的态度要耐心、细心、严肃、认真,只有保持认真与细心的态度,病人才能相信医生,才会将自己的真实痛苦说出来。问诊时语言要通俗易懂,引导病人系统地重点讲述,但不要暗示,不要用医学术语提问。

> "问而知之谓之工"语出《难经·六十一难》。工,功夫,灵巧之意。说明问诊必须细致、熟练,才能达到技术灵巧的程度。
>
> **链接**

对危重者应抓住重点扼要询问,不能延误抢救,但也不能粗心大意而忽略有关的情况。

一、一 般 情 况

问一般情况包括以下内容:

病人姓名、年龄:应问明年龄,尤其儿童,以便掌握用药分量。

性别:对某些病有特殊性,例如妇女有经、带、胎、产等方面的疾病。

籍贯、职业、地址:主要与地方性疾病、传染病、职业病等有关,均应问及。

因年龄、性别、籍贯、职业等的不同,疾病的发生率可有不同,如麻疹、水痘等病多见于小儿;胸痹、中风病多见于40岁以上的患者;北方寒邪偏盛,南方湿热居多;某些山区居民易生瘿瘤,风湿关节病则多见于渔民;体力劳动者多患腰腿疼痛之疾,脑力劳动者易患失眠等。

> 主诉往往是疾病的主要矛盾所在,通过主诉常可初步估计疾病的范畴和类别、病势的轻重缓急。因此,主诉具有重要的诊断价值。主诉的要素是所述症状或体征的部位、性质、程度、时间等。
>
> **链接**

二、主 诉

主诉是病人就诊时最感痛苦的症状、体征及其持续时间,例如:"发热、咳嗽二天","颜面水肿一周"。主诉必须有症状或体征及时间的描述。

要善于抓住主症进行询问,主症是指疾病中的主要症状与体征,它是疾病病理本质的外在表现。临床若能准确抓住主症,并能围绕主症进行询问,且通过主症进行分析思考,则有利于对疾病本质的认识。

> 准确的认识主症,并不是一件容易的事。因为主症是病证本质的客观表现,是对病证诊断起决定作用的症状,因而并不完全等同于病人的主诉,而必须通过医生分析思考以后才能确定。因为有时病人自认为很重要的痛苦,或者首先所讲的是一些次要症状,其实并不一定是病证所反映的主症。临床时,定准主症以后,就要围绕主症这一中心线索进行询问和思考,并且要问症与辨证相结合(即边询问边分析),减少盲目询问,防止遗漏。

链接

三、现　病　史

现病史是指围绕主诉从起病到此次就诊时,疾病的发生、发展、变化和诊治的经过,其主要内容包括:

(一) 发病经过

主要询问本次发病的时间、诱因及病情的发展、症状的演变过程。

(二) 诊治经过

主要询问患病之后的诊治过程,做过何种检查与治疗,效果如何。

(三) 现在症

除了主诉之外的全身所有症状的记录,为问诊的主要内容(具体见后)。

四、既　往　史

既往史,是病人既往健康情况和曾患过的主要疾病,可作为诊断现有疾病的参考。例如中风患者一般有高血压病史,吐血往往有胃病史。

现病史和既往史的界定与关系

现病史是指当前所患病证的病史,包括就诊疾病从起病到就诊时病情演变与诊治的全部过程,以及就诊当时的全部自觉症状。既往史是指过去所患疾病的病史,包括既往健康情况,曾患过何种疾病及其诊治的主要情况。二者的概念似乎非常清楚,区别并不困难。其实不然,临床要将二者分清并不容易,因为现在与过去是相对的概念,其间并无明确的界线,现在就诊的疾病可能既往已经存在,而既往的疾病现在可能并未消除,这就使得有的病情是作为现病史,或是作为既往史,往往难以确定。

如何区分现病史和既往史呢? 主要应根据主诉所定病证及其所记时间而定。即主诉所述病证及其时间之内者属现病史的内容,主诉所述疾病及其所定时间以外的其他疾病则属既往史的内容。如某患者经常头晕、血压高,已有5年,今晨突然仆倒,神志昏迷,喉间痰鸣。若以昏仆、喉间痰鸣3小时作为主诉,则头晕、血压高等病情,应属既往史的内容。若以经常头晕、血压高5年,昏仆3小时作为主诉,则现病史应记载该病5年来发生发展及演变的经过。同时,主诉以外的其他疾病,即使其病程未超过主诉所述病证的时间,一般也应记在既往史内,如以关节疼痛反复发作4年为主诉,则4年之内所患过的如痢疾、尿出砂石、外伤骨折等病证,仍应属既往史的内容。

由此可知,现病史与既往史的内容及时间界定,实际是由主诉决定的。因此,临床时一定要确定好主诉的内容及其限定时间,否则将给病史与既往史的询问和书写带来困难。

链接

五、个人生活史

个人生活史,主要包括生活经历、精神情志、饮食起居、婚姻生育等。妇女的婚姻家庭情况往往与病情有关,均应仔细询问。

六、家　族　史

要询问病者亲属的健康情况,曾患何种疾病。这有助于诊断某些传染病和遗传性疾病。

第2节　问现在症

问现在症是对全身各部的情况的一个整体了解,所问主要内容及先后顺序一般以明·张景岳提出的、清·陈修园略作修改补充而成的"十问歌"为要点进行:

"一问寒热二问汗,三问头身四问便,五问饮食六胸腹,七聋八渴俱当辨,九问旧病十问因,再兼服药参机变,妇女尤必问经期,迟速闭崩皆可见,再添片语告儿科,麻痘惊疳全占验。"

张景岳说:"十问者乃诊治之要领,临证之首务也。"说明十问是问现在病证的要点,临床可以此顺序进行问诊,但也不能过于机械。

一、问　寒　热

寒和热是临床上比较常见的两个症状,可以单独出现,也可以同时出现,其表现形式不同,其临床意义也有很大不同,分述如下:

(一) 恶寒发热

恶寒发热是指临床上恶寒与发热这两个症状同时并见,也就是在发热的同时病人感觉到怕冷,这种情况多见于外感病的初期阶段,又称之为表证阶段。发热为外邪入侵,人体正气奋起与之抗争;恶寒则是外邪侵入肌腠,毛孔郁闭,卫阳不能达于肌表,失去"温分肉"的功能所致,并非人体阳气虚弱所引起。

"寒"指病人自觉怕冷的感觉。临床上有恶风、恶寒和畏寒之分。病人遇风觉冷,避之可缓者,谓之恶风;病人自觉怕冷,多加衣被或近火取暖而不能缓解者,谓之恶寒;病人自觉怕冷,多加衣被或近火取暖而能够缓解者,谓之畏寒。

在临床上,表证根据其感邪的情况不同又分为风寒、风热等类型。

恶寒重发热轻:是外感风寒的特征。

发热重恶寒轻:是外感风热的特征。

发热轻而恶风:因外感风邪所致,属伤风表证。

对"恶寒发热"症状的理解

"恶寒发热"是指恶寒发热并见,为外感表证常见的症状,并且是诊断有无表证的最主要依据。恶寒与发热是两种相反的症状,从理论上讲,二者是不能同时出现的。但临床确实存在,因为发热是一个过程,从发热的过程来看,恶寒发热见于发热的初期,恶寒时体温已开始上升,故恶寒是发热的伴随症状。其具体表现为:病人感到恶寒,而只是偶尔觉得轻微发热,甚至加衣覆被、近火取暖,其恶寒仍不得缓解,但切诊或探测则可有客观发热存在;或者是病人虽感发热,但同时又有恶寒的感觉。其机理是外邪侵袭肌表,影响卫阳"温分肉"的功能,肌腠失煦则恶寒;邪气外束,玄府闭塞,卫阳失于宣发则郁而发热。所以,恶寒与发热并见是诊断表证的重要依据。

在恶寒发热中,"恶寒"是病人的主观感觉,而"发热"则既可是主观的,也可是客观的。因此,所谓"恶寒发热"的关键,是病人一定要既有恶寒、又有发热的感觉,如果只觉恶寒而毫无发热之感,则即使体温很高,也不能称作"恶寒发热",而只能是"恶寒"。

"恶寒发热"是外感表证的特征性表现。但是,恶寒发热并不局限于外感表证,亦见于里热证。里实热证之恶寒发热,病情较之表证更为严重,是邪正激烈斗争的反映。如邪毒内陷、脓毒流注、肝胆湿热、肝痈、肠痈等病证,均可见恶寒发热,其时恶寒愈重发热愈高,乃火毒内蕴,正邪相争,局部气血瘀滞,营卫不调所致。

链接

(二) 但寒不热

即只觉怕冷而无发热,多见于里证,可见于寒邪直中之里实寒证。也可见于阳气虚弱之里虚寒证,"阳虚生外寒",厚衣加被,取暖则可缓解,其表现多是长期性的,不属表证,所以,要注意与表证的恶寒相鉴别。

(三) 但热不寒

见于里证,为里热所致,根据其热度的高低及热型的不同,临床意义有所不同。

1. 壮热　热势高,一般超过39℃以上,肌肤灼手,如《内经》所述"体若燔炭"。为里热亢盛,正盛邪实,邪正抗争所致,常伴有大渴、大汗、脉洪大等症状。

2. 潮热　按时发热,或按时热势加重,发作与消退在时间上有一定的规律,有如潮水。根据其临床表现与产生的机理不同临床上主要分为三类:

阳明潮热:又称日晡潮热,多在下午3~5点出现发热,伴见腹胀腹痛,大便不通,舌苔黄厚而干燥甚至焦黑。见于外感病表证入里,进入阳明腑大肠阶段,与肠中燥屎相结而形成的腑实证。

湿温潮热:多在午后出现发热,身热不扬(虽发热,身体不像壮热那样灼手,初按不觉热,但稍久即有里热外透之感)伴见胸闷脘痞、肢软乏力、纳呆恶心等兼湿证的表现,此为湿温之邪透发不畅所致。

阴虚潮热:多在午后及夜间发热,伴见颧红、骨蒸(似有热从骨中透发)盗汗、五心烦热等症状,此为阴虚,虚热内生所致。

潮热的表现与辨证

潮热,是指发热有一定的规律性,按时发热,或按时热势加重,如潮汐之有定时的症状。

对潮热的称谓,有以时间命名者,如日晡潮热、午后潮热、夜间潮热等;有以病状命名者,如骨蒸潮热;有按病性命名者,如阳明潮热、阴虚潮热、湿温潮热等。

潮热一症,多属里证,热势有高有低,性质有虚有实,多见于外感热病之中后期及某些内伤病等。导致潮热的常见病机有阳明腑实、湿温邪留气分、肺肾阴虚、阴虚火旺、瘀血内停等。

潮热的辨证首当分虚实。实证潮热多由外感所致,病程较短,热势较高;虚证潮热多由劳倦内伤所致,病程多较长,热势较低,或仅有自觉发热,午后或夜间潮热,天明热退身凉。然实证久延、失治、误治,则可转为虚实夹杂证或虚证。

链接

(四)寒热往来

恶寒与发热交替发作,是邪正相争,互为进退的表现,为半表半里证的特征,可见于少阳病和疟疾。

二、问 汗

汗液是阳气蒸化津液从汗孔排出而成。不论外感或内伤,只要出现人体阴阳的盛衰或卫气开合失职,均可引起汗出异常。

(一)表证辨汗

对外感表证的病人,询问出汗情况,可辨别外邪的性质和正气盛衰。

表证无汗:多为外感寒邪所致,属表寒证,因其无汗,也称为表实证。因寒性收引,使腠理闭塞,故而无汗。

表证有汗:表证有汗主要有太阳中风之表虚证和表热证两种情况。

太阳中风证:因风性开泄,腠理开张,故汗出。

表热证:因风性开泄,热性升散,风热袭表,腠理开张,故汗出。

(二)里证辨汗

对里证病人询问汗出情况,有助于了解病性的寒热和机体阴阳的盛衰。里证辨汗有自汗、盗汗、大汗等情况。

自汗:不因运动、气候炎热、厚衣等原因,而常日间汗出,活动更甚,为自汗,属阳气虚。因阳气不足,卫表不固,腠理疏松,津液外泄所致。

盗汗:睡时汗出,醒时汗止,属于阴虚。因阴虚内热,入睡时卫阳入里,不能固密肌表,虚热蒸化津液从汗孔而出所致。

大汗:大汗有实热证、亡阴证、亡阳证、战汗之分。

实热证,表现为身大热,汗大出,口大渴,脉洪大,是因里热炽盛,迫津外泄所致。

亡阴证,表现为汗出热而咸,四肢温暖,脉细数无力。为阴液大量消亡,阴不内守所致。

亡阳证,表现为汗出凉而淡,四肢厥冷,脉微欲绝。为阳气将绝,元气欲脱,津随外泄所致。

亡阴之汗与亡阳之汗的区别

亡阴与亡阳之汗,又称为绝汗。绝汗是指在病情危重的情况下,出现大汗不止,常是亡阴或亡阳的表现,故又称脱汗。如病势危重,在高热烦渴,脉细数疾的情况下,而见汗出如油,热而黏手者,为亡阴之汗。若病势危重,在身凉肢厥,脉微欲绝的情况下,而见大汗淋漓,汗稀而凉者,属亡阳之汗。

链接

战汗,表现为病人先恶寒战栗,继之全身大汗出,多见于急性热病正邪相争剧烈之时,是疾病的转折点。若汗出热退,脉静身凉,为邪去正复;若汗出身热,烦躁不安,脉来急促,为邪盛正衰之危候。

从"阳加于阴谓之汗"理解汗的机理

《素问·阴阳别论》指出:"阳加于阴谓之汗。"因此,无论生理性或病理性的汗之有无、多少,都应从阴阳盛衰及其相互关系是否协调来加以理解。体内阴阳基本平衡时,一般无明显汗出,体内阳气偏旺则汗出可以散热;外界气温低时,玄府闭塞而无汗出,以保持热能。在病理情况下,阳气亏虚不能固护卫表,腠理不密,则常自汗出;阳气虚而无力蒸腾阴液,津液不能气化成汗,则又为无汗或少汗;阴液津血不足,汗无化源,常为无汗而皮肤干燥;阴虚火旺或内热,蒸迫津液外泄,则常见盗汗;里热炽盛,逼津外泄,故汗多;寒邪外束,肤表固密,故无汗;风邪外袭,营卫失调,则汗自出;经络瘀滞,阴阳气机升降受阻,津液不布,可为半身汗出;湿浊内蕴,阳热蒸蒸,则汗出不彻或头额汗出;病情危重时,阴阳离决,常以"绝汗"为审证要点。

链接

(三)局部辨汗

头汗:伴烦渴饮冷,苔黄脉数,为上焦热盛,因阳热亢盛于上,逼津外泄所致;伴头身困重,脘闷纳呆,舌苔黄腻,为中焦湿热,因湿郁热蒸,迫津上越所致;额部汗出,面色苍白,四肢厥冷,脉微欲绝,为虚阳上越,因元阳离散,虚阳浮越于上,津液随之外泄所致。

半身汗:身体一半无汗,或左或右,或上或下,无汗部位为病侧。多因痰瘀或风湿阻滞,气血运行不利,营卫不得周流所致。

手足心汗:手足心汗出过多,多因阳明燥热内结,脾虚失运,或阴经郁热熏蒸所致。

三、问 疼 痛

(一)问疼痛的性质

由于导致疼痛的病因病机不同,故而疼痛的性质特点各异,所以询问疼痛性质特点,可辨疼痛的病因与病机。

胀痛:指疼痛且有胀的感觉,是气滞作痛的特点,多见于胸胁脘腹。若头胀痛多因肝阳上亢或肝火上炎所致。

刺痛:指疼痛如针刺,是瘀血致痛的特征。

走窜痛:指痛处游走,或走窜攻痛。胸胁脘腹窜痛多因气滞所致,关节疼痛而游走不定多见于风胜之行痹。

固定痛:指痛处固定不移。胸胁脘腹固定疼痛,多属血瘀;关节疼痛固定,多为寒胜之痛痹。

冷痛:指疼痛有冷感,因寒邪阻络或阳虚失温所致。

灼痛:指疼痛有灼热感,多因邪热亢盛所致。

绞痛:指疼痛剧烈如刀绞,多因有形实邪阻闭气机,或寒邪凝滞气机所致。

隐痛:指痛轻而绵绵不休,多由精血亏损,或阳虚生寒所致。

重痛:指疼痛并有沉重之感,多因湿邪困阻,气机不畅所致。

酸痛:指疼痛并有酸软感觉,多由湿邪阻滞所致。唯腰膝酸痛属肾虚。

掣痛:指抽掣牵扯而痛,由一处而连及它处,多因经脉失养,邪阻经络所致。

空痛:指疼痛有空虚感,多由气血精髓亏虚,组织器官失养所致。

总的原则是:凡新病疼痛,痛势较剧,持续不解,痛而拒按,多属实证;久病疼痛,痛势较轻,时痛时止,痛而喜按,多属虚证。

（二）问疼痛的部位

常见的疼痛部位有头痛、胸痛、胁痛、胃脘痛、腹痛、腰痛、四肢痛。

头痛:根据头痛部位,可确定病在哪一经。例如,头痛连项者,属太阳经;两侧头痛者,属少阳经;前额连眉棱骨痛者,属阳明经;巅顶痛者,属厥阴经。引起头痛的原因甚多,无论外感、内伤,虚实诸证均可导致头痛。外感头痛,起病急,伴有表证,多因外感风寒湿邪所致。内伤头痛,起病较缓,反复发作,虚证因气血精髓不足所致;实证因痰浊、瘀血阻滞,或肝火上炎、肝阳上亢所致。

胸痛:多为心肺病变。常见于热邪壅肺、痰浊阻肺、气滞血瘀、肺阴不足以及肺痿、肺痈、胸痹、真心痛等病证。

胁痛:多与肝胆病有密切关系,常见于肝郁气滞、肝胆湿热、肝胆火盛、瘀血阻络以及悬饮等病证。

> 真心痛:又名厥心痛。因胸阳虚损,或气阴不足,或瘀痰阻痹,心脉闭塞所致。以心胸剧痛,甚至持续不解,兼汗出肢冷、面白唇青、脉微欲绝为主要表现的疾病。
>
> 链接

胃脘痛:常见寒、热、食积、气滞等原因引起胃失和降,均可见胃脘疼痛。辨证原则是喜暖为寒,喜凉为热;拒按为实,喜按为虚。

腹痛:腹部分为大腹、小腹、少腹三部分。脐以上为大腹,属脾胃;脐以下至耻骨毛际以上为小腹,属肾、大小肠、膀胱、胞宫;小腹两侧为少腹,属足厥阴肝经循行之处。首先查明疼痛的确切部位,判断病变所在脏腑,然后结合疼痛的性质及兼症,分析病因,辨别寒热虚实。

腰痛:腰脊或两侧、腰骶部疼痛,多属寒湿痹病,或湿热阻络,或瘀血阻络,或肾虚所致。

四肢痛:多见于痹证;四肢痛亦有由于脾胃虚损,水谷精微不能布达于四肢而作痛者;若独见于足跟或胫膝酸痛的,多属肾虚。

周身疼痛:新病周身疼痛,多属实证,以感受风寒湿邪居多;若久病卧床不起而周身疼痛,则属虚证,乃气血亏虚,失其荣养所致。

四、问 睡 眠

正常人的睡眠有规律,睡得深,睡得熟,能使精神状态得到恢复,这是人体的阴阳顺利交接,阴平阳秘的表现。通过询问睡眠时间的长短、入睡的难易与程度、有无多梦等情况,有助于了解机体阴阳气血的盛衰,心神是否健旺安宁等。一般来讲,睡眠的改变表现在失眠和嗜睡两个方面。

（一）失眠

失眠是指不易入睡,或睡而易醒不能再睡,或睡而不酣时易惊醒,甚至彻夜不眠的症状,且常并见多梦。失眠是阳不入阴,神不守舍的病理表现。其致病原因常见有:一是心血不足,心神失养;或阴虚火旺,内扰心神;二是邪气干扰,如痰热上扰或食积胃脘等。

（二）嗜睡

嗜睡多见于痰湿内盛,阳虚阴盛的病证。如困倦嗜睡,伴有头目昏沉、胸闷脘痞、肢体困重者,乃痰湿困脾,清阳不升所致;若饭后嗜睡,兼有神疲倦怠、食少纳呆者,多由中气不足,脾失健运所引起;大病之后,精神疲乏而嗜睡,是正气未复的表现。

"嗜睡"、"昏迷"与"昏睡"的鉴别

嗜睡又称多寐、多眠睡、嗜卧,是指神志清醒但睡意很浓,常不自主地入睡,呼之则醒,醒后又睡,甚至不分场合,卧倒即睡,醒后回答问题准确。痰湿困阻、清阳不升,脾气虚弱、中气不足,心肾阳虚、神失温养,胆热内积,瘀血阻窍,暑热伤气等,皆可使神明失清阳之荣,故出现嗜睡。

昏迷是指神志模糊,不省人事,或者昏睡不醒,呼之不应,对外界刺激无任何反应的一种临床表现。常见于外感热病重症,内伤杂病中的中风、痫病和厥病类疾病、重度外伤等。其常见病机有热闭心神(包)、腑热熏蒸、热毒攻心、暑热闭神、湿热蒙蔽、风痰内闭、热盛动风、瘀血乘心、阴竭阳脱等。

昏睡是病中日夜沉睡,虽能唤醒,但神志朦胧,答非所问,偶能正确对答,后旋即复睡。昏睡多为昏迷之先兆,即浅意识的昏迷,若进一步发展,易成昏迷。

链接

五、问饮食口味

问饮食多少,可知津液盛衰与脾胃强弱;病人口中的异常味觉,常与脏腑的病变有关。

（一）问渴饮

口渴与不渴:口不渴为津液未伤的表现,多见于寒证、湿证或热象不明显的情况;口渴则表示津液已伤或水湿内停,气化受阻。

口渴喜冷喜热:口渴喜冷饮,为热盛伤津;口渴喜热饮,为寒湿内停,气化受阻。

口渴能饮与不能饮:口渴喜冷,饮水多者,为热盛伤津。口渴不多饮,或水入即吐者,可见痰饮水湿内停,或湿热内困,水津不能上承;或热入营血,热邪蒸腾津液。口干但欲漱水不欲咽者,兼面色黧黑或肌肤甲错,为瘀血内停。多饮多尿消瘦者,为消渴。

热入营血口反不甚渴的机理

"反不甚渴",即口不甚渴,不是口不渴。是说邪入营分之后,口渴的程度与气分之口大渴相比较,反而轻了一些。热入营分,为何口反不甚渴? 其理由可有以下几点:一是热入营血,热能蒸阴上升,上潮于口,故不甚渴。二是气分证是高热、大汗出,而营分发热不如气分证时高,伤津耗液的程度反不如在气分时重。三是热在气分耗伤津液,饮水可以自救,而热在营血则是耗伤营阴,营阴亏损,水不能济,故饮水无快意,而饮亦不多。四是热入营分,多有神志异常、感觉失灵,对口渴未能灵敏地反映出来。五是内有蓄瘀之故,热邪深入营血,迫血妄行,热窜血络,在外可见斑疹隐隐及各种出血症状;在内则瘀血蓄积,热蕴于瘀血之中,蒸发其中的水分上潮于口,故有瘀血亦不欲饮水,而口不甚渴。

链 接

(二) 问饮食

饮食口味、食量正常,为胃气充足。病中如食欲渐好,食量渐增,表示胃气渐复。

食欲不振主要是因为脾胃功能失常所致。食欲不振,食后脘腹胀满,大便稀溏,是因脾胃气虚所致;食欲不振,胸脘满闷,头身困重,舌苔厚腻,是湿邪困脾所致。

厌食,脘腹胀满,嗳腐吞酸,舌苔厚腻,是因食停胃脘所致。厌食油腻厚味,并兼有胁肋胀痛,恶心呕吐,舌苔厚腻,是因肝胆湿热,横逆犯胃所致。妊娠出现厌食头晕,恶心呕吐,舌苔厚腻,是因冲脉之气上逆,胃失和降所致。

消谷善饥多因胃火炽盛所致。若日久不愈,身体消瘦,伴有多饮多尿者,为消渴病;若消谷善饥,而大便溏稀者,为胃强脾弱,胃火亢盛则善饥,脾虚失运则便溏。

饥不欲食是胃阴不足的表现。嗜食生米、泥土、纸张等异物,多为虫积。

> 消渴:是因恣食肥甘,或情志过极、房事不节、热病之后等,郁热内蕴,气化失常,津液精微不能正常输布而下泄,导致阴虚燥热,以口渴多饮,多食而瘦,尿多而甜为主要表现的疾病。
>
> **链 接**

吞咽艰涩,食后不久又欲吐出者为噎膈;食入即呕吐者多为胃热,因气火上逆所致。

久病重病长期厌食或不能食者,若突然思食、索食,称"除中",为脾胃之气将绝,是假神的一种表现。

"除中"的机理分析

久病重病之人,本已失神,已久不能食,而突然一反常态,出现欲进饮食,甚至暴食,称之为"除中"。金·成无己《注解伤寒论》:"除,去也;中,胃气也。言邪气太甚,除去胃气,胃欲引食自救,故暴能食,此欲胜也。"所以"除中"实际上是中气衰败的死亡前兆,属"残灯将灭"、"回光返照"的表现。

假神的出现是精气衰竭已极,阴不敛阳,虚阳外越,神气外现所致。因为精气、阴阳是神气内存的物质基础,今精竭、阴绝、阳微,神失依存,故浮而外越,本神暴露。此种欲食甚至暴食,为胃之本能的表现。这种本能就是维持生命生存的能力,胃之本能欲维持脾胃后天之本,以保生命的延续,欲引食纳谷以自救。但因胃气本身已失去存在的物质基础,即使勉强食之,却已无化谷之能,而更加重其负担,以致能量无继,胃之本气反绝,于是神去机息,迅速导致死亡。

链 接

（三）问口味

口味是指病人口中的异常味觉，常可反映脏腑的病变。

口苦：主热证，如肝胆火旺、心火上炎。

口淡：主脾胃气虚、寒湿中阻及寒邪犯胃。

口甜：主脾胃湿热及脾气亏虚。

口酸：主肝胃不和及伤食。

口咸：主肾虚及寒水上泛。

口腻：主痰热内盛、湿热中阻及寒湿困脾。

口苦、口酸、口甜、口咸的主要病机

五味归属于五脏，当脏腑的精气外泄时，可因脏气的偏盛上溢于口而见口味异常，也可因为脏腑之虚，不能摄纳精气而外逸可见口味的异常。

口苦，指未食苦味食物或药物而自觉口中有苦味。《灵枢·邪气脏腑病形》："胆病者，善太息，口苦。"《伤寒论》："少阳之为病，口苦，咽干，目眩也。"说明胆热、肝热是形成口苦的主要原因，由于胆汁味苦，肝胆之气上泛故口苦。又因苦味入心，心火上炎亦可见口苦。

口酸，指不因食酸物，而口中常有酸味感觉，或泛酸，且恶酸。因肝味酸，故口酸常为肝气之上溢。土虚木乘亦可作酸，除见口酸外，常有纳食不香、食少、脘胀、嘈杂泛酸等症。饮食停滞，化腐生酸，亦见口酸。

口甜，为口中作甘而不喜甜。因甘味入脾，故口甜又称脾瘅。其病机是脾之精气上溢于口。如过食肥腻厚味，郁积化热，积湿于脾，热蒸脾气上溢则口甜。少数亦为脾虚，虚火迫脾津上溢而口味作甘。脾为湿困，精气失于运化，上泛口中亦作口甜。

口咸，乃口中常有食盐之咸味。咸味入肾，肾液上溢则口中作咸。其产生机理常为肾阳虚而不摄，肾液上泛，或肾阴虚，虚火逼肾液上乘而成。

链接

六、问　二　便

大便的排泄，虽直接由大肠所司，但与脾胃的腐熟运化、肝的疏泄、肾阳的温煦、肺气的肃降等有密切关系。小便的排泄，虽直接由膀胱所主，亦与肾的气化、脾的运化转输、肺的肃降和三焦的通调等功能有关。问二便时应注意询问其性状、颜色、气味、时间、量的多少、排便次数、排便时的感觉和伴随症状等。

（一）问大便

主要了解脾、胃、大肠的病变及肾的盛衰。

1. 便次异常　便秘：指大便干燥，排出困难，次数减少。多因热结肠道，或津液亏少，或阴血不足，以致肠道燥化太过，肠失濡润，传导失常所致。亦有由于气虚传送无力，或阳虚寒凝，以致肠道气机滞塞而便秘者。

泄泻：指大便次数增多，粪便稀薄，或泻出如水样。多因脾失健运，小肠不能分清别浊，水液直趋于下，大肠传导失常所致。常见的证候有脾虚失运、脾肾阳虚、饮食积滞、肝脾不调、大

肠湿热等。

2. 便质异常　主要有完谷不化、溏结不调、脓血便和便血。

完谷不化：泄泻而夹有未消化食物。多因脾胃虚寒，或命门火衰所致。

溏结不调：大便时干时稀，多因肝郁脾虚，肝脾不调而致；大便先干后稀，多属脾胃虚弱。

脓血便：指大便中含有脓血黏液。多见于痢疾，因大肠湿热所致。

便血有远血、近血之分，若先便后血，便血紫暗，则为远血，多因脾不统血所致；先血后便，便血鲜红，则为近血，多因肠道湿热，损伤脉络所致。

3. 排便感异常　有以下几种情况。

肛门灼热，多因大肠湿热或热结旁流，热迫直肠所致；里急后重，多因湿热内阻，肠道气滞所致；排便不爽，多因大肠湿热，或肝脾不调，或饮食积滞所致；滑泻失禁，多因脾肾阳衰，肛门失约所致；五更泻，黎明前腹痛泄泻，泄后则安，多由肾阳不足所致；肛门气坠，甚则脱肛，多属脾虚中气下陷。

（二）问小便

可诊察体内津液的盈亏和相关脏腑的气化功能是否正常。

1. 尿量异常　小便清长，属虚寒证，或消渴证；尿量减少，多由热盛伤津，或汗下伤津，或水湿内停。

2. 尿次异常　新病小便频数，短赤而急迫，是下焦湿热；小便频数，量多色清，夜间尤甚，为肾气不固；小便不畅，点滴而出为癃，点滴不出为闭，因肾阳不足，气化失司，或湿热下注，或瘀血、结石阻塞所致。

> 淋证：指小便频急、短涩疼痛、淋漓不尽为特点的一类肾系疾病，包括热淋、劳淋、石淋、膏淋、子淋等。
>
> 链接

3. 排尿感异常　小便涩痛，多因湿热下注所致，见于淋证；余沥不尽，遗尿，失禁，多因肾气不固所致。

七、问经带

妇女还应注意月经、带下、妊娠、产育等情况。

（一）月经

月经周期一般28天左右，行经约3~5天，量适中，色正红，无血块。问月经应注意了解月经的周期，行经的天数，月经的量、色、质，有无闭经或行经腹痛等表现。必要时应询问末次月经日期、初潮或绝经年龄。

月经先期：指连续2个月经周期出现月经提前7天以上。多因脾不统血，或邪热迫血妄行所致。

月经后期：指连续2个月经周期出现月经延后7天以上。属虚者多因营血亏损，使血海不能按时充盈；属实者多因气滞血瘀，冲任不畅，或因寒凝血瘀，冲任受阻。

月经过多：多因血热，冲任受损；或因气虚，冲任不固；或因瘀阻胞络，络伤血溢所致。

月经过少：因营血衰少，血海亏虚，或因肾气亏虚，精血不足，血海不盈所致者为虚证；因寒凝、血瘀和痰湿阻滞引起者为实证。

经色、经质异常:色淡红质稀,为血虚证;经色深红质稠,为血热证;经色紫暗,夹有血块,兼有小腹冷痛者,为寒凝血瘀。

痛经:经前和经期小腹胀痛或刺痛,多属气滞和血瘀;小腹冷痛,遇温则减轻者,多属寒凝或阳虚;经期或经后小腹隐痛,多属气血两虚,或肾精不足,胞脉失养所致。

(二) 带下

白带:带下色白量多,质稀如涕,淋漓不绝。多属脾肾阳虚,寒湿下注所致。

黄带:带下色黄,质黏臭秽。多属湿热下注或湿毒蕴结所致。

赤白带:白带中混有血液,赤白杂见。多属肝经郁热,或因湿热下注而成。

八、问 小 儿

主要了解出生前后情况,预防接种、传染病史和传染病接触史。小儿常见致病原因有易感外邪,易伤饮食,易受惊吓等。

小结

问诊是医生通过询问病人或陪诊者来了解病情,诊察疾病的方法。在问诊时要注意方法。主诉是病人就诊时最主要的症状和体征以及持续的时间。中医全身问诊的顺序一般按《十问歌》来进行。

寒热中恶寒发热主表证,但寒不热主寒证,壮热为里实热证,潮热分为阳明潮热、阴虚潮热与湿温潮热,寒热往来为半表半里证。

阳加于阴谓之汗,自汗多为阳气虚,盗汗多属阴虚,战汗为邪正相争的转折点,绝汗为亡阳、亡阴的表现。

疼痛的部位与病变脏腑经络有密切联系,疼痛性质可反映病因病机。

失眠为阳不入阴,嗜睡为阴盛阳虚。

问饮食口味可知脾胃强弱与津液盈亏。

问大便可了解脾、胃、大肠及肾的病变;问小便可诊察津液的盈亏和肾、膀胱的气化功能是否正常。

妇女还应注意询问月经、带下、妊娠、产育等情况。

目 标 检 测

一、解释题

1. 主诉 2. 恶寒 3. 畏寒 4. 寒热往来 5. 壮热 6. 自汗 7. 盗汗 8. 掣痛 9. 除中 10. 癃闭 11. 月经先期

二、问答题

1. 背诵《十问歌》。

2. 恶寒和发热同时并见有何临床意义?

3. 试述"寒热往来"的临床意义。

4. 试述潮热的分类与临床表现。

5. 阴虚潮热与阳明潮热有何异同?

6. 试述自汗与盗汗的症状特征与临床意义。

7. 亡阴、亡阳之汗各有何特点?

8. 试述失眠的产生机理及临床表现特点。

9. 试述头痛的分经。

10. 试述食欲不振的临床意义。

11. 试述渴不能饮的临床意义。

12. 试述便秘的临床意义。

13. 试述泄泻的临床意义。

14. 试述癃闭的临床意义。

15. 试述月经后期的临床意义。

第3章 望　诊

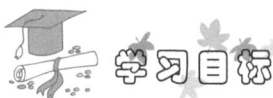

1. 掌握望神、望五色主病、望舌、望皮肤、望小儿指纹、望痰的方法及临床意义。
2. 理解望诊的原理、望舌的原理、望头面五官的方法及临床意义。
3. 知道望躯体、望姿态、望四肢、望二阴的临床意义。

望诊,是医生运用视觉,有目的地观察病人的全身情况、局部表现、排出物、舌象,以及小儿食指络脉的变化以了解病情的一种方法。

中医理论认为,人体是一个有机的整体,体内的病理变化,必然在其体表相应的部位反映出来,因此通过对体表的观察,可以了解整体及局部某一脏腑或气血阴阳的病理变化,故《灵枢·本藏》说:"视其外应,以知其内脏,则知所病矣。"

望诊的内容,包括望神、望色、望形态、望头颈五官、望皮肤、望二阴和望舌、望排出物、分泌物及望小儿食指络脉等。

第1节　全身望诊

一、望　神

神是人体生命活动现象的总称,其概念有广义与狭义之分。广义的神,指整个人体生命活动的外在表现,即对生命现象的高度概括;狭义的神,指人的精神意识思维活动。望神主要指望广义之神。

神的物质基础是精,神来源于先天之精,但又要靠后天之精气的滋养,精与神有着密不可分的关系,精足则神旺,精衰则神弱。所以通过望神,可以了解五脏精气的盛衰,分析病情的轻重,推测疾病的预后。

神的具体表现可以反映在病人的目光、面色、表情、神志、言语、体态等方面。由于五脏六腑的精气,皆通过经络上注于目,而目内通于脑,为肝之窍、心之使,又有"神藏于心,外候于目"、"人之神气栖于两目"的说法,所以眼神目光是诊察神的重要内容。望神应注意区别以下五种情况。

（一）得神

得神又称"有神",表现为目光明亮灵活,精彩内含,面色荣润含蓄,神情自然,体态自如,动作灵活,反应灵敏,言语清晰。表示精气充足,体健无病,或虽病但精气未损,脏腑未伤,病轻易治,预后良好。

（二）少神

少神又称"神气不足"，表现为精神不振，倦怠嗜睡，双目少神，肢体乏力，动作迟缓，表情淡漠，面色无华，气短懒言等。少神表明精气受损，脏腑功能减弱，常见于一般虚证。

（三）失神

失神又称"无神"，表现为目光呆滞，精神萎靡，面色晦暗，表情淡漠，反应迟钝，甚至神志昏迷，语无伦次，循衣摸床，撮空理线，目闭口张，手撒尿遗等。失神表示脏腑精气已脱，病情严重，预后不良。

（四）假神

假神是病人在危重阶段出现精神暂时好转的一种假象。如原来本已无神，精神极度衰弱，突然精神转"佳"，想见亲人；原本目无光彩，瞳神呆滞，突然目光转亮，但眼球活动不灵活；原是面色晦暗，或苍白，突然面红如妆，但仅现颧部；原是卧床不能自转侧，忽见起床活动；原是意识不清，不欲言语，突然神清多语；原本不思饮食或甚少，突然食欲大增等都属于假神的表现。这是由于久病精气衰竭已极，阴不敛阳，以致虚阳外越，而暴露出的一时"好转"的假象，临床通常喻为"回光返照"或"残灯复明"，是垂危病人死亡的先兆。假神与病情好转应加以区别。

假神与病情好转的鉴别

假神是指垂危病人出现的暂时性精神"好转"的假象，为临终的预兆。假神的出现，是由于精气衰竭已极，阴不敛阳，虚阳无所依托而外越，以致暴露出一时"好转"的假象。这是阴阳即将离决的危候，古人比做"残灯复明"、"回光返照"，好比灯油将尽时，灯光忽而转亮再熄灭，太阳将落时，由于空气的折射作用，天空暂时转亮，继而渐暗。这种精气暴露之象属恶候，不能持久。

假神与病情好转的区别在于：假神的出现比较突然，如本已神志不清而突然神志清楚，本已久不能食而突欲进食甚至食之颇多，其"好转"与整个病情不相符，只是局部、暂时的。由无神转为少神到有神，是整个病情的好转，有一个逐渐好转、全身状况同步好转的过程。

得神、少神、失神、假神鉴别表

	得神	少神	失神	假神
目光	明亮灵活	目光晦滞	目暗睛迷，瞳神呆滞	目光突然转亮
面色	明润含蓄	暗淡少华	晦暗暴露	忽然泛红如妆
神志	神志清楚	思维迟钝	意识朦胧	突然清醒，想见亲人
言语	言语清晰	声低少语	语声断续，语无伦次	突然声高，多语不休
饮食	食欲正常	食欲不振	不思饮食	突然能食

链接

（五）神志错乱

指神志错乱失常。临床常表现为焦虑恐惧、狂躁不安、淡漠痴呆和卒然昏倒等，多见于癫、狂、痴、痫、脏躁等病人。

（1）焦虑恐惧：指病人时时恐惧，焦虑不安，心悸气促，不敢独处一室的症状。多属虚证，常见于脏躁等病，多由心胆气虚，心神失养所致。

（2）狂躁不安：指病人狂躁妄动，胡言乱语，少寐多梦，打人骂詈，不避亲疏的症状。多属阳证，常见于狂病等，多由暴怒气郁化火，煎津为痰，痰火扰乱心神所致。

（3）淡漠痴呆：指病人表情淡漠，神志痴呆，喃喃自语，哭笑无常，悲观失望的症状。多属阴证，常见于癫病、痴呆等，多由忧思气结，津凝为痰，痰浊蒙蔽心神，或先天禀赋不足所致。

（4）卒然昏倒：指病人突然昏倒，口吐涎沫，两目上视，四肢抽搐，醒后如常的症状。属痫病，多由脏气失调，肝风夹痰上逆，阻闭清窍所致。

望神须注意"一会即觉"、"以神会神"

"一会即觉"、"以神会神"是望神的方法，这种提法见于清·石寿棠《医原·望病须察神气论》："望而知之谓之神，既称之曰神，必能以我之神，会彼之神。……人之神气，在有意无意之间流露最真，医者清心凝神，一会即觉，……不宜过泥，泥则私意一起，医者与病者神气相混，反觉疑似，难以捉摸。此又以神会神之妙理也。"

"一会即觉"是说医者在望神时，要在刚一接触病人，病人还未注意（有意无意之间）时，平心静气，冷眼观察，在非常短暂的时间内凭自己的直觉即可获得对病人神气旺衰的真实印象。

"以神会神"是说望神的方法，以己之神会彼之神，用医生的神志来观察病人的神志，以此来了解病人的精神意识状态和机体的整体功能状态。因此，要求医者在望神时，神应专一，善于用自己的神去察病人的神气。

望神的最佳时机是医生刚一接触病人，病人尚未注意、毫无拘谨、没有掩饰、流露真实表情的时候，此时所表现的神气最为可靠。这种"一会即觉"、"以神会神"的能力，需要平时在临床和生活实践中不断加以训练才能获得。

神的表现不限于望诊范畴。

在临床望神中，无论是得神，或失神、少神、假神的表现中，需从面色、声息、体态、言谈、目光，以及舌象、脉象等多方面去诊察，其中有一部分并不只属于望诊内容，如言谈、声息、舌神、脉神和饮食情况等，则应结合闻诊、脉诊或问诊的内容。

链接

二、望　　色

望色，即观察面部皮肤的颜色和光泽的变化，来了解病情的诊法。

人体面部气血充盛，加之皮肤薄嫩，色泽变化易显露于外，因此通过观察面部色泽以候脏腑的虚实和气血的盛衰。望面色时应注意"气"和"色"两个方面，而且"气"较"色"更为重要。皮肤的颜色主要分青、赤、黄、白、黑五种，称为五色。气是显现在皮肤表面的光泽，显示着人体精气盛衰，皮肤的色泽是脏腑气血阴阳的外荣征象，因此望面部色泽的变化，能够分析脏腑精气的盛衰，可辨别疾病的性质，判断病情的进退。

（一）常色

正常人的面部色泽称为常色，我国人的正常颜色是红黄隐隐，明润含蓄，表示人体的气血津液充盈与脏腑功能正常。光明润泽为有神气，含蓄不露为有胃气。

链接

对清·汪宏《望诊遵经》"有气不患无色，有色不可无气"的理解

气，指脏腑精气，脏腑精气充足，能够上荣于面，则面色荣润光泽，称为"有气"。脏腑精气虚衰，不能上荣于面，则面色晦暗枯槁，称为"无气"。所以面色有无光泽可反映脏腑精气的盛衰，对判断病情的轻重和预后有重要意义。色，指面色，是面部脉络中的血色与肤色相兼现于外的颜色，不同面色可反映不同性质和不同脏腑的疾病。

病人面色荣润光泽，说明虽病而脏腑精气未伤，功能亦无大碍，即使缺乏血色，属阴血不足，但因气能化生血液，经过适当治疗亦易恢复，预后良好，故曰："气至色不至者生"、"有气不患无色"。病人面色晦暗枯槁，说明脏腑精气虚衰，功能亦严重损伤，不论何种面色，皆属久病重病，难于治疗，预后不佳，故曰："有色不可无气"、"色至气不至者死"。

根据人体禀赋以及时间、气候、环境等不同，常色又有主色、客色之分。

1. 主色　是一生不变的颜色，具有种族特征，其面色、肤色终生不变。由于种族、地域及禀赋的原因，有偏赤、白、青、黄、黑的差异，总以明润含蓄为正常。

2. 客色　随季节、昼夜、阴晴气候、职业等原因的变化，在常色的基础上，肤色有一定的改变，称为客色。如面色春稍青、夏稍赤、秋稍白、冬稍黑、长夏稍黄；白天及晴天气色明亮，晚上及阴天面色稍暗而含蓄。

主色及客色者是生理正常的现象，诊断时必须注意。

（二）病色

人体在疾病状态时，面部色泽发生的变化称之为病色。病色总的特征是晦暗或暴露。

病色主要分为青、赤、黄、白、黑五种。五色主病的理论在《内经》中就有记载，《灵枢·五色》谓："青黑为痛，黄赤为热，白为寒。"此外，根据中医五行学说的原理，五色与五脏相对应，青为肝，赤为心，黄为脾，白为肺，黑为肾，所以，青、赤、黄、白、黑五色，既可提示不同性质的病邪，又可反映不同脏腑的病变。

病色可分为善色与恶色两大类：善色，指面色虽有明显变化，鲜明显露但仍光泽，表示虽病而脏腑精气未衰，胃气尚能上荣于面，一般为新病、轻病、阳证，易治，预后较好。恶色，指病色暴露，枯槁晦暗无泽，表示脏腑精气已衰，胃气衰败不能上荣于面，一般为久病、重病、阴证，难治，预后较差。

《内经》论述面部色泽变化归纳表

五色	五脏	平人		病人	
		有华无病	无华将病	有华主生（善色）	无华病危（恶色）
赤	心	如白裹朱	如赭	如鸡冠	如衃血
白	肺	如鹅羽	如盐	如豕膏	如枯骨
黄	脾	如罗裹雄黄	如黄土	如蟹腹	如枳实
青	肝	如苍璧之泽	如蓝	如翠羽	如草兹
黑	肾	如重漆色	如地苍	如乌羽	如炲

链接

（1）青色：主寒证、气滞、血瘀、疼痛、惊风。

青色：为阴寒凝滞，气血运行不畅的一种表现。阳虚寒凝或外寒侵袭，寒主收引，使气血瘀阻不通，血不能荣面，故面色发青；气机受阻，经脉不利，"不通则痛"，所以临床多伴有痛证。如面色青灰，口唇紫暗，胸前"虚里"部刺痛者，是心阳不振，心血瘀阻所致。面色苍白而带青色，头身或胸腹疼痛者，多属寒邪外袭，或阴寒内盛。面色青紫，胸胁疼痛者，多为肺气虚寒，瘀血凝滞。

此外，小儿面色青紫，以鼻柱、两眉间及口唇周围明显，属惊风先兆，是热极引动肝风，本色外现所为。

（2）赤色：主热证，亦可见于戴阳证。

赤色乃血液充盈于皮肤脉络所致，血得热则行，热甚则血行加速，脉道扩张，故见赤色。实热和虚热皆可使血络扩张而出现赤色，所以，赤色主热有实热、虚热之分。若满面通红，多为实热证；若仅见两颧潮红，则为阴虚阳亢之虚热证。此外，久病重病的患者，原面色苍白，忽见颧红如妆，游移不定，多为虚阳浮越于上的"戴阳"证，属危重证候。

（3）黄色：主脾虚、湿证。

黄色为脾虚湿蕴的表现。脾虚失运，水湿不化，或气血不足，肌肤失养，故见黄色。若面色淡黄，枯槁无华，称为"萎黄"，是脾胃气虚，气血不足所致。若面色黄而虚浮，称为"黄胖"，为脾阳不振，水湿不化，湿泛肌肤所致；若面目肌肤俱黄，称为"黄疸"，其黄色鲜明如橘皮者，属"阳黄"，为湿热熏蒸，胆汁外溢所致；黄色晦暗如烟熏者属"阴黄"，为寒湿郁阻，气血不荣所致。

（4）白色：主虚证、寒证、失血证。

白色为气血不荣之候。凡阳气虚衰，气血运行无力；寒凝经脉，气血不畅；失血耗气，气血不充盈血脉时，颜面皮肤俱可见白色。如面色㿠白而虚浮，多为阳气不足，面色淡白而消瘦，多为营血亏虚；面白无华而略带黄色，为气血俱虚；若暴病面色苍白，常为阳气暴脱之征象。里寒证腹痛剧烈或战栗时，也可见面色苍白，为阴寒凝滞，经脉拘急所致。

（5）黑色：主肾虚、寒证、瘀血和水饮。

黑为阴寒内盛，水停血瘀的表现。肾为水火之脏，阳气之根，肾阳虚衰，水饮不化，则水寒阴盛，血失温养，血行不畅，瘀滞于经脉，故面呈黑色。如面黑暗淡，多属肾虚，肾阳衰微；面黑而干焦，多为肾精亏耗，虚火灼阴；面色黧黑而肌肤甲错，属瘀血；眼眶周围晦黑，为肾虚水泛之征。

三、望 形 态

形态包括形体的强弱胖瘦、人体的动静姿态等的变化。人体的形态与内脏气血、阴阳、邪正和病势顺逆是统一的，人体的一些内部变化，往往表现于不同的形态。望形态包括强弱、胖瘦、体质形态、动态。

（一）强弱

强指身体强壮，表现为胸廓宽厚，骨骼粗大，皮肤润泽，肌肉丰满。内盛则外强，身体外形强壮，说明内脏坚实，气血旺盛。

弱指身体衰弱，表现为胸廓狭窄，骨骼细小，皮肤枯槁，肌肉消瘦。内衰则外弱，身体外形衰弱，说明内脏脆弱，气血不足。

(二) 胖瘦

观察人体的肥胖消瘦,应和饮食情况结合起来。胖而能食,为脾胃健旺;胖而食少,为脾虚痰湿;瘦而能食,为中焦有火;瘦而食少,为中气虚弱。

若形体肥胖,肌肤白嫩,少气乏力,为形盛气虚,易聚湿生痰,痰壅气塞化火,易致中风暴厥之证;若形体干瘦,肌肤黄枯,急躁易怒,为阴血不足,虚火亢盛,易患肺燥咳嗽。

(三) 体质形态

体型特点是由体质所决定的,可以反映机体对某些疾病的易感性,以及患病后证候的倾向性。体质可分为阳脏、阴脏和阴阳平和三种。阳脏之人多阴虚阳盛,体型瘦长,头长颈细,肩狭胸窄,身体姿势多前屈;阴脏之人多阳虚阴盛,体型矮胖,头圆颈粗,肩宽胸厚,身体姿势多后仰;阴阳平和之人则无偏盛偏衰,气血调匀,阴平阳秘,体型适中。

> **对清·林之瀚《四诊抉微》"形胜气者夭"、"气胜形者寿"的理解**
>
> 形指形体胖瘦,气指精气盛衰,主要表现在机体功能的强弱方面。"形之所充者气",形与气两者相合而不可离,观察两者的表现对判断机体的强弱具有重要意义。"形胜气者夭",是指形体肥胖而精气不足,表现为精神不振、纳少乏力、机体功能低下,虽胖亦属不健康表现,多非长寿体质。"气胜形者寿",是指形体虽瘦,但精气充足,表现为精神充沛、神旺有力,虽瘦亦属健康表现,每为长寿体质。
>
> 由此可见,在判断体质强弱方面,气的盛衰比形的胖瘦具有更重要的意义,所以在望形体的胖瘦时,一定要将形与气两者结合起来,进行综合判断,才能作出正确的结论。
>
> 链接

(四) 动态

1. 辨阴阳寒热 望动态的原则是:"阳主动,阴主静"。如身体轻便,转动灵活,喜向光,为阳证;如身体沉重,转动不便,喜背光,为阴证。卧时仰面伸足,常揭去衣被,不欲近火,多为热证;卧时蜷缩成团,喜加衣被,向火取暖,多为寒证。

2. 辨被迫体位 因呼吸困难而端坐,其仰首者,多为实证,如痰浊阻肺;其俯首者,多为虚证,如心肺气虚,肾不纳气。被迫端坐而卧,伴心悸、气短、喘逆者,多为心阳不足,水气凌心。被迫侧卧,多为水饮留于胁下之悬饮证,患者多卧于病侧。腹痛患者,被迫仰卧者,多为实证;被迫俯卧者,多为虚证;辗转翻动,不断变换体位者,多为气滞或虫积所引起的阵发性腹痛。

3. 辨异常动作 风主动,善行而数变,风气通于肝,所以形体的异常动作,凡拘挛、蠕动、震颤、抽搐、角弓反张等均为肝风内动;循衣摸床、撮空理线多为邪热扰心,或久病大虚,元气将脱之象。

第2节 局部望诊

一、望 头 面

主要是观察头的形态、头发的色泽以及面部的形态异常。

（一）头部

头为精明之府,诸阳之会,中藏脑髓,髓为肾所主。发为血之余,又为肾之华。望头部,即是观察头的外形、动态与发的色泽变化,以了解脑、肾和气血阴阳的盛衰。

1. 头的形态　头形过大过小均为病态,多由先天不足所致。囟门凹陷,称为囟陷,属虚证,多因先天不足、后天失养、吐泻伤津等,以致髓海不充。囟门高突,称为囟填,多属实热证,因温病火邪上攻,或风热、湿热等外邪所侵。囟门迟闭,骨缝不合,严重时前囟扩大,骨缝分离,称为解颅,多由于先后天不足,或肾气亏损所致。囟门早闭,多因先天亏损,髓海不足所致。

> **疳积**:出自宋·钱乙《小儿药证直诀》。因喂养不当,损伤脾胃,津气耗伤,影响生长发育,以全身虚弱羸瘦为主要表现的营养缺乏性疾病。
>
> 链接

2. 发的形色　头发的状态是肾气之盛衰、精血之枯荣的反映。肾精气盛则发长而黑,肾精气衰则发坠且白,血盛则发润,血衰则发枯。发黑润茂密,是肾气旺盛,阴血充足的表现;发黄稀疏易落,或干枯不荣,为精血不足或血热;突然大片脱发,称为斑秃,多为血虚受风;中年以后白发,为肾虚衰老的表现;青年白发无其他病象者,不属病态;小儿发结如穗,多见于疳积,因喂养不当,脾胃虚损所致。

（二）面部

面部的形态异常,主要有以下四种:

1. 面肿　最多见的是水肿。水肿有阴水和阳水之分,阳水肿起较速,眼睑头面先肿,肿势较肢体部为甚;阴水肿起较慢,下肢、腹部先肿,最后波及头面。若头面皮肤红而肿,色如涂丹,压之不退色,伴有疼痛,则不属水肿,是抱头火丹,多由风热火毒上攻所致;头肿大如斗,面目肿盛,目不能开,是"大头瘟",由天行时疫,毒火上攻所致。

2. 腮肿　以耳部为中心腮部突然肿起,漫肿焮热,面赤咽痛,称为"痄腮",俗名"蛤蟆瘟",为感受温毒之邪所致。

> **痄腮**:见宋·朱佐《朱氏集验医方》。温热疫毒侵袭,壅遏少阳经脉所致。以发热,腮部肿胀、疼痛为主要表现的疫病类疾病。
>
> 链接

3. 口眼㖞斜　肢体活动正常,能言语者,是风中经络,其病较轻;如兼有半身不遂、神志不清,言语謇涩者,是风中脏腑,其病较重。

4. 特殊面容　惊恐貌,多见于小儿惊风、狂犬病等病人。苦笑貌,是破伤风的特殊征象,一般有外伤史,亦可发生于新生儿断脐不慎者,乃破伤之处感染邪毒所致。狮面,可见于麻风病人。

> **狂犬病**:出自《五十二病方》。被疯狗等咬伤,疯毒入血攻心,致人发狂,引动肝风。以烦躁、怕风、恐水、畏光、痉挛抽搐,终致瘫痪而危及生命为主要表现的疫病类疾病。
>
> **脐风**:出自唐·孙思邈《千金要方》。因断脐处理不洁,感染风毒所致。以婴儿唇青口撮,牙关紧闭,苦笑面容,甚至四肢抽搐、角弓反张为主要表现的痉病类疾病。
>
> **破伤风**:出自唐·蔺道人《仙授理伤续断秘方》。因肌肤损破,染受风毒而发。以全身肌肉强直性、阵发性抽搐、牙关紧闭、角弓反张为主要表现的痉病类疾病。
>
> 链接

二、望五官

五官是目、鼻、耳、口、舌等头面部器官的统称。《灵枢·五阅五使》:"鼻者肺之官也,目者肝之官也,口唇者脾之官也,舌者心之官也,耳者肾之官也。"故诊察五官的异常变化,可以了解脏腑的病变。

（一）望目

目为肝之窍,心之使。所以,目有异常,不仅与肝有关,也能反映其他脏腑经络的病变。

目窠浮肿为水肿的表现,红肿为脾胃有热,松软无力为脾虚,下睑疏松微肿为肾虚。目窠内陷见于伤津脱液,或精气衰竭。目睛突起,伴喘者为肺胀,伴颈肿者为瘿瘤,单眼凸起为恶候。胬肉攀睛多因心肺二经风热,或脾胃湿热,或阴虚火旺,心火上炎所致。针眼、眼丹多为风热相搏,或脾胃热毒上攻。

开目喜明者为阳证,闭目恶明者为阴证。眼睑颤动为风热侵袭,或气血不足。眼睑下垂为睑废,多因脾气不足所致。目上视、直视见于肝风或精气衰竭,斜视为肝风,微定为痰热。瞳孔散大为肾精耗竭或心神耗散,瞳神缩小为肝胆火炽或虚火上炎,或为中毒。

中医理论中有五轮学说,将目的部位划分为五个区域,分属不同的脏腑,这在指导临床实践中有一定的实用价值。具体的划分方法是:瞳仁属肾,称为水轮;黑眼属肝,称为风轮;目眦及血络属心,称为血轮;白睛属肺,称为气轮;眼睑属脾,称为肉轮。

链接

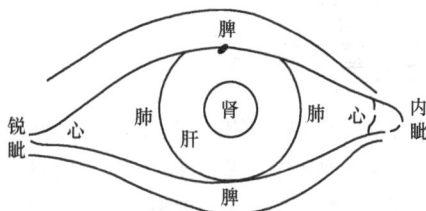

图 2-3-1 眼的五轮分属

（二）望耳

肾开窍于耳,手足少阳经之脉布于耳,手足太阳和阳明经之脉也行耳之前后,所以耳为"宗脉之所聚",与整体都有联系。现代耳针疗法所取得的成绩,足以证明耳不仅与肾有关,而且通过经络,与五脏六腑、四肢百骸都发生密切的联系。望耳应注意耳的色泽和耳内的情况。

正常耳部色泽微黄而红润。全耳色白多属寒证;色青而黑多主痛证;耳轮焦黑干枯,是肾精亏极之征象;耳背有红络,耳根发凉,是麻疹的先兆。

耳内流脓,为脓耳,流黄脓者为"聤耳";流白脓者为"缠耳",皆因肝胆湿热蕴结日久所致。

（三）望鼻

鼻为肺之窍,是呼吸的通道,又为脾之外应,胃经之所过。故鼻可反映肺及脾胃的病变。望鼻,主要望鼻的外形及鼻内的分泌物。

鼻头色青,常兼有腹痛;色黄是里有湿热;色白是亡血;色赤是脾肺二经有热;色微黑是有水气;鼻色明润,是无病或病将愈之征。

鼻准头胖大,色红赤生粉刺者,称为"酒糟鼻",多因中焦脾胃蕴热所致。鼻翼随呼吸而动,称为"鼻煽",多因邪热壅肺,气道不利,呼吸困难所致,属热证、实证;鼻柱塌陷常见于梅毒或麻风等病。

> 梅毒:首见于宋·窦汉卿《疮疡经验全书》,系由性乱而使淫秽疫毒之邪入侵,流窜皮肉筋骨,脏腑经络,甚至侵犯脑系。以阴部糜烂,外发皮疹,筋骨疼痛,皮肤起核而溃烂,神情痴呆等为常见表现的疫病类疾病。
>
> 麻风:首见于宋·王怀隐《太平圣惠方》,因感染疠毒,内侵血脉,损伤皮肤、筋脉经络及五脏。以遍身麻木,皮肤见红斑紫癜,形若蛇皮,脱屑等为主要表现的慢性疫病类疾病。

链接

鼻流清涕,属外感风寒或肺气虚寒;鼻流浊涕,多为外感风热,如久流浊涕而有腥臭气的,多是"鼻渊",是湿热蕴结肺胃所致。

(四) 望口

脾开窍于口,其华在唇,与胃互为表里,故观察唇与口,可以了解脾胃的病变。

唇色以红润为正常。若唇色深红,属实证、热证;唇色淡红,多虚证、寒证;唇色深红而干焦者,为热极伤津;唇色绛紫而干焦者,为瘀热;唇色鲜红者,为阴虚火旺;唇色淡白者,多属气血两虚;唇色青紫者,为血行瘀阻;环口黑色者是肾气将绝;唇干枯皱裂是津液已伤。唇口糜烂,多因肺胃蕴热上蒸;唇边生疮,红肿疼痛,是心脾二经积热上熏;唇内溃烂,其色淡红,为虚火上炎。

(五) 望牙龈

齿为骨之余,龈为胃之络,望齿与龈可诊知肾与胃的情况。

牙齿光燥如石,为胃热津伤;燥如枯骨,为肾阴枯竭。牙齿松动脱落,为肾精亏损。睡中咬牙,为胃中积滞或虫积。牙关紧闭称为口噤,多为风痰阻络,或热动肝风。

齿龈红肿疼痛为胃火。齿龈腐烂,牙齿脱落为牙疳。

(六) 望咽喉

咽喉为肺、胃之门户,是呼吸、进食的通道,为诸经脉所络,故许多脏腑的病变可从咽喉的异常变化反映出来,尤其是对肺、胃、肾的病变,诊断价值更大。

红肿疼痛,为肺胃郁热上冲;若红肿溃烂,为热毒深极;若鲜红娇嫩,肿痛不甚,多为肾水亏少,虚火上升。咽喉一侧或两侧突起肿块,状如乳突,色红且痛,称"乳蛾",多为肺胃热盛,或虚火上炎,气血瘀滞所致。如咽喉间出现灰白色膜,擦之不去,重擦出血,随即复生者,则是"白喉",为疫疠之毒,蕴积肺胃,上蒸咽喉所致,急须隔离治疗。

三、望躯体

望躯体的内容包括望颈项、胸胁、腹部和腰背部。

(一) 望颈项

颈项是联接头部和躯干的部分,其前部称颈,后部则称为项。颈项部的望诊应注意外形和动态变化。

1. 瘿瘤 颈前颌下结喉的一侧或两侧,有肿块如瘤,或大或小,可随吞咽移动,称为"瘿瘤"。多由肝郁气结痰凝所致,或与地方水土有关。

2. 瘰疬 颈部两侧,肿块如垒,累累如串珠,称"瘰疬"。多由肺肾阴虚,虚火灼津,结成痰核,或感受风火时毒,致气血壅滞结于颈项。

3. 颈脉跳动 颈侧人迎脉搏动明显,称为"颈脉跳动",是水肿病的征象。如卧则颈脉怒张,突突作动,则是心阳虚衰,水气凌心之征。

4. 颈软 颈项软弱,抬头无力,称"项软"。小儿项软,系先天不足,精亏髓少,骨骼失充所致;病后项软,神疲乏力,是气血阴阳大伤,形体失养;若年老体弱,项软头垂,为肾之精气亏竭的表现。

5. 项强 后项强硬,前俯及左右转动困难者,称为"项强"。头项强痛轻者,伴恶寒脉浮,多为风寒侵袭太阳经脉所致;头项强痛甚者,伴高热神昏,多为温热之邪灼伤阴液,而致筋脉失养的痉病。如醒后,突觉项强不便的,称为"落枕",多因睡姿不当,风寒客于经络所致。

(二) 望胸胁

胸腔内藏心肺,属上焦,为宗气所聚之处;肝胆经循行两胁。望胸胁主要了解心肺的病理变化。

1. 扁平胸 胸廓前后径不及左右径的一半,呈扁平状,伴见肌肉瘦削,常见于肺肾阴虚及久病精气亏耗的患者。

2. 桶状胸 胸廓前后径增加,与左右径相等,甚至超过左右径,胸间增宽饱满呈圆桶状,故称桶状胸。可见于肺胀病,久咳耗伤肺肾,渐积而成。

3. 鸡胸 胸骨下部明显前突,肋骨侧壁凹陷,形似鸡胸者,称为鸡胸。胸骨剑突显著内陷,形似漏斗者,称为漏斗胸。胸骨两侧有肋骨与肋软骨连接处明显隆起,状如串珠者,称为肋串珠。此三者多因先天不足或后天失养,肾气不充,骨骼发育异常所致,常见于佝偻病患儿。

> 佝偻病:又名软骨病,系因先天不足或后天失调所致。以小儿发育迟缓,骨软变形为主要表现的劳病类疾病,包括五迟、五软、鸡胸、龟背等病证。
>
> 五迟:小儿因先天胎禀不足,肾元亏损,或后天喂养不当,气血虚弱,生长发育迟缓。以立迟、行迟、发迟、齿迟、语迟等为主要表现的劳病类疾病。
>
> 五软:小儿因先天之气未充,或后天喂养失当,病后失调,营养不足,气血虚弱所致。以头项、口、手、足、肌肉等软弱无力等为主要表现的劳病类疾病。

链接

(三) 望腹部

望腹部主要指望大腹的形态变化。正常人的腹部平坦而对称,直立时腹部可稍隆起,仰卧时则稍凹陷。

1. 腹部隆起 腹部隆起有肥胖、妊娠等生理因素,也有病理因素,这里主要观察病理性的腹部隆起,其多为水停腹内造成。若腹部膨隆,伴有腹壁青筋显露,肚脐突出,四肢消瘦者,属臌胀病(单腹臌胀),多为肝郁脾虚,以致气滞血瘀,水湿内停所致;若腹部胀满,周身浮

> 臌胀:出自《灵枢·水胀》。因肝病或蛊虫病日久,或长期饮酒,或腹内有癥积、痨、癌等病,阻碍气血水液运行,水积于腹。以腹胀如鼓,肤色苍黄,腹皮青筋显露为主要表现的积聚类疾病。

链接

肿者,属水肿病,为肺脾肾三脏功能失调,水邪停聚,外渗肌肤所致。

2. 腹部凹陷　腹壁陷下,明显低于正常,又称"舟状腹"。若见于新病,多为剧烈吐泻,津液大伤;若见于久病,伴肉削骨著者,则为脏腑精血耗竭,属病危之象。

（四）望腰背

背以脊柱为主干,督脉贯脊行于正中,足太阳膀胱经分行挟于腰背两侧,正常人腰背部两侧对称,俯仰转侧自如,直立时脊柱居中,颈、腰段稍向前弯曲,胸、骶段稍向后弯曲,但无左右侧弯。望腰背部应重点观察脊柱及腰背部有无形态异常及活动受限。

1. 脊柱过度弯曲　若胸椎部分过度后弯,称为驼背或龟背;脊柱偏离正中线,向左或右弯屈者,称为脊柱侧弯。二者均可由肾气亏虚、发育不良,或脊椎疾患所致;若久病之人背脊后突,两肩下垂,称为背曲肩随,为心肺精气衰败之象。

2. 脊疳　极度消瘦的病人,脊骨突出似锯,为脏腑精气亏损之象,见于慢性重病患者。

四、望　四　肢

四肢包括上肢和下肢的各部位和关节,望四肢主要观察四肢的形态和动态变化。

1. 四肢浮肿　四肢浮肿一般是全身浮肿的一部分,也有仅足跗肿胀者,按之有凹陷,久不平复,见于水肿病。

> 痹病:"痹"者,闭也,阻闭不通之义。痹病实为一类疾病,可分为肢体痹、内脏痹两类。肢体痹为风寒湿热等邪侵袭机体,阻痹经络,久之使气血运行不畅,形成以肌肉、筋骨、关节疼痛、酸重、麻木、活动障碍等为主要表现的疾病。内脏痹为痰浊寒瘀等邪留着内脏,阻滞气血运行,久之使脏气不宣而壅塞,出现病变脏器部位的胀闷,甚至疼痛为主要表现的进行性病变。
> **链接**

2. 膝部肿大　若膝部红肿热痛,屈伸不利,多为热痹,由风寒湿侵袭关节,日久化热而致;若膝部肿大,股胫消瘦,形如鹤膝,称为鹤膝风,多因寒湿久留,痰瘀阻络,气血亏虚所致。

3. 下肢畸形　直立时两踝并拢两膝分离,称为膝内翻,又称"O"形腿或罗圈腿;两膝并而两踝分离,称为膝外翻,又称"X"形腿。踝关节呈固定形内收位,称足内翻;呈固定形外展位,称足外翻。皆属先天亏虚,肾气不充,发育不良。

4. 青筋显露　小腿部脉络曲张,形似蚯蚓,甚者胀痛不舒,直立或行走时加剧,为血行不畅,瘀阻脉络所致。

5. 手指变形　一个或数个手指关节呈梭状畸形而活动受限,多由风湿久蕴,筋脉拘挛,或兼痰瘀阻络所致。指末端膨大如杵者,称为杵状指,多由久病咳喘,心肺虚损,痰瘀互结所致。

五、望　二　阴

前阴又称"下阴",是男女外生殖器及尿道的总称。后阴即肛门,又称"魄门"。

（一）望前阴

阴囊肿大,皮泽透明的,称"水疝",因水湿停聚,下注阴囊所致;阴囊肿大,不透明不坚硬的,称"㿉疝";阴囊内有肿块,卧则入腹,起则下坠,时隐时现的,称"狐疝";皆因腹腔筋膜薄弱,小肠入囊而成,其形成与肝经寒邪或为气虚下陷有关。妇女前阴突出如梨状肿块,称"阴挺",因脾气亏虚,产后劳累,中气下陷,致胞宫下坠阴户之外。

(二) 望后阴

直肠脱出肛门外,为"脱肛",因中气不足,气虚下陷,升提乏力,肛门松弛所致,常见于年老体弱、妇女产后或久泻久痢者,亦可见于小儿。肛门外之周围有物突出,可兼疼痛,甚则便时出血者,是为"痔核",系因湿热内炽,肛门内血脉运行阻滞而瘀塞所致。其生于肛门齿线以下者,称"外痔";生于肛门齿线之内者,称"内痔";内外皆有,称"混合痔"。肛门周围发生瘘管,内通直肠,外流脓水,称为"肛瘘"。常因久痔不愈,溃后成瘘,亦可因肛周生痈疽,溃后成瘘或溃后不收敛所致。

六、望 皮 肤

皮肤居一身之表,内合于肺,卫气循行其间,有保护机体的作用。十二正经皆有络脉,孙络循于体表,脏腑气血通过经络荣养皮肤,所以凡感受外邪,或内脏有病,均可引起皮肤异常改变。正常人皮肤荣润而有光泽,是气血旺盛、津液充足的表现。皮肤色泽的变化在面色中已经提及。

其外形的变化是:皮肤虚浮肿胀,多属水湿泛滥为病;皮肤干瘪枯燥,多为津液耗伤,或精血亏损;皮肤干枯粗糙,状若鱼鳞,称为"肌肤甲错",是瘀血阻滞局部,新血不能到达,皮肤失养所致。

(一) 望水痘

全身皮肤出现痘粒状的水泡,多见于小儿。其特点是:椭圆形,肤浅易破;一般顶部无脐,只偶有脐凹,大小不等陆续出现,浆薄如水,晶莹透亮,不结厚痂,不留痘痕。属外感时邪而证候较轻的一种传染病。

(二) 望斑疹

点大成片,色红或紫,平摊于皮肤下,摸之不碍手,压之不褪色者,称为斑。斑有阳斑与阴斑之分,色深红者为阳斑,多在发热性疾病的中后期出现,为里热外透的表现;色淡红或青紫者为阴斑,多见于慢性疾病,为脾气虚弱、血失统摄所致。

点小如粟,色红或紫,高出肤面,扪之碍手者,为疹。疹有麻疹、风疹、瘾疹等不同。麻疹、风疹属儿科常见传染病,多伴有发热等症状,出疹也是一种里热外透的表现,以出的透彻、齐整为佳,出又内陷是热毒内陷的不良表现。隐疹则为风寒或风热侵袭营卫,或身体过敏所致。

(三) 望白痦

皮肤上出现的一种白色小水疱,晶莹如痱子,高出皮面,擦破流水,多分布于颈项胸腹,偶见于四肢,唯不见于头面部,消失时有皮屑脱落。白痦的产生,多因感受湿温之邪,湿热蒸腾于肌肤,汗出不畅,蕴酿而成。凡正能胜邪,湿热外达顺畅,则见晶莹饱满的晶痦;若正不胜邪,邪毒内陷之逆证,则见色白而枯、干瘪无浆的枯痦。

白痦与汗疹的区别

白痦与汗疹均是高出皮肤的疱疹,但白痦是晶莹如粟的白色小颗粒,汗疹则是尖状红色小粒。

暑湿、湿温患者,往往皮肤上出现一种白色小疱疹,晶莹如粟,高出皮肤,擦破流水,多发于颈胸部,四肢偶见,面部不发,兼有身热不扬等湿热证表现者,称为白痦。因外感湿热之邪,郁于肌表,汗出不彻而发。由于湿温病,湿蕴热伏,一时难以透发,故白痦可反复多次出现。

若皮肤发生密集的尖状红色小丘疹,很快变为小水疱或小脓疱,后干燥成细小鳞屑,有瘙痒及灼热感,常因搔抓而继发感染引起痱毒(汗腺炎),称为汗疹,或称痱子、痱疮、痱疮等,多见于炎夏,以小儿及肥胖之人易患,分布于头面、颈项、腹、背、肩、股等处。多因暑湿蕴蒸,汗泄不畅,湿热之邪郁于肌肤而发。

(四)望痈疽疔疖

痈、疽、疔、疖是发于皮肉筋骨之间的外科疮疡疾患。四者的区别是:

1. 痈　红肿高大,根盘紧束,伴有焮热疼痛者,称为"痈",属阳证。多因湿热火毒蕴结肌肤而致,热盛肉腐则成痈脓。其特点是脓溃后疮口易收敛。

2. 疽　漫肿无头,肤色不变,不热疼痛者,称为"疽",属阴证。多由气血亏虚而寒痰凝滞所致。其特点是脓汁稀薄,疮口难收。

3. 疔　根脚坚硬而深,麻木或发痒,顶白而痛甚者,称为"疔"。多因外感风热或内生火毒而发。其特点是邪毒深重,易于扩散。

4. 疖　形小而圆,生于皮肤浅表,红肿热痛不甚,容易化脓,脓溃即愈者,称为"疖"。多由火热湿毒郁阻于肌肤所致,常见于小儿夏季暴晒,感受太阳火毒所引起。其特点是病位浅表,症状轻微。

第3节　望排出物

排出物,包括分泌物和排泄物。分泌物主要有痰、涎、涕;排泄物主要有大小便及呕吐物。望排出物是指通过观察患者的分泌物和排泄物的色、质、量的变化,以了解内脏病变。一般来说,排泄物色质清稀者,多属寒证;色黄质稠厚者,多属热证。望排出物,应重点观察痰涎、呕吐物和二便。

一、望痰涎

痰白而清稀,或有灰黑点,属寒痰,为寒邪阻肺,或脾阳不足,不能温化与敷布水液,水饮凝聚而成;痰黄稠而黏,属热痰,为热邪壅肺,煎熬津液而成;痰少而黏、难以咳出,属燥痰,为津液不足,肺失滋润而成;量多白滑、易咳出,属湿痰,为脾虚水湿不运,凝聚而成;痰中带血丝,或咳吐鲜血者,多为火邪灼肺,血络受损,常见于阴虚火旺证;咳吐脓血腥臭者为肺痈,为热毒壅肺,肉腐化脓而成;口中多涎清稀而自出的,多为脾胃阳虚;口流黏涎,多为脾蕴湿热。

二、望呕吐物

呕吐是胃气上逆所致。呕吐物秽浊酸臭为热呕,是胃中积热所致。清稀无臭为寒呕,多因脾胃阳衰或寒邪犯胃所致。呕吐物酸腐夹杂不消化食物,为食积呕吐,多因暴饮暴食,宿食不化所致。呕吐物色黄味苦为肝胆湿热;呕吐清稀痰涎为痰饮中阻;呕吐鲜血或暗红血块,多是肝火犯胃,灼伤胃络。

三、望 二 便

（一）望大便

正常大便色黄,质软成圆柱状或条状,病理状态下可使大便的性状发生改变。大便质稀溏泻,多为脾虚湿渗肠间;大便质如水,挟杂完谷不化,为脾肾阳虚,不能腐熟;大便色黄质黏如糜,为湿热蕴结大肠;大便燥结难解,伴发热、腹胀口臭等,多为热盛伤津,传导不利所致;大便下脓血黏冻,多为痢疾。血随大便而下,称便血,多见于肠胃血络受损或痔疮病。

（二）望小便

正常小便色淡黄,清净而不浑浊。小便色清量多,为寒证,为阳虚气化不足所致;色黄赤而短,为热证,为热盛伤津所致。小便混浊如米泔水,排尿不利,为膏淋,为脾肾亏虚,精微下泄;尿有砂石,为石淋,为湿热蕴结所成。尿中带血,为血尿,伴疼痛者,多属下焦热盛,热伤血络;无痛者,则为肾痨或肿瘤等。

第4节　望小儿食指络脉

小儿食指络脉诊法,始见于唐·王超《水镜图诀》,是中医儿科的常用诊法,因小儿不能自述,舌脉诊亦不便,所以,小儿食指络脉诊法显得尤为重要。这种诊法只适合于3岁以内的小儿。

小儿食指络脉主要是观察小儿食指内侧的络脉,食指脉络又分为风、气、命三关。食指第一节为风关;第二节为气关;第三节为命关。诊察食指络脉时,先用手指用力适度地从命关向气关、风关直推数次,使其容易显露,便于观察。

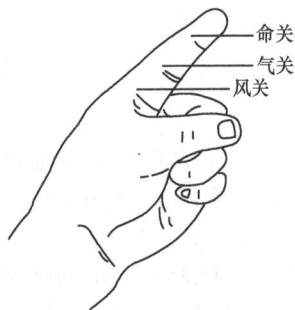

图2-3-2　三关示意图

一、正常小儿食指络脉

正常络脉,色泽浅红或红紫相兼,隐现于风关之内。

二、病理小儿食指络脉

当小儿患病时,络脉的色泽、部位、浮沉、形态等都将发生变化。

以络脉浮沉分表里:浮主表,沉主里。

络脉的颜色辨病性:鲜红为外感风寒;紫色主热;青色主惊风、痛证;淡白主虚证;紫黑主血络郁闭。络脉色淡,纹理极细者,多属正虚;纹色深浓,脉纹粗大者,多属邪盛病重。

以三关测疾病轻重:络脉现于风关,病多轻浅易治;现于气关,病情较重;现于命关,则病情更热重。若络脉一直延伸到指端,即所谓"透关射甲",其病情危重,多预后不良。

小儿食指络脉的色泽及形成机理

小儿食指络脉的颜色有白、黄、红、紫、青、黑6种。色红浮露者,主外感表证,多属风寒;色紫者,主内热,多属邪热郁滞;色青紫者,多为风热;色青者,主惊风、疼痛;色淡红者,为虚寒;色白主疳积;色黄为伤脾;色黑为中恶;色深紫或紫黑者,主血络郁闭,为病危之象。

外感风寒初起,小儿食指络脉多色红而浮。如邪气化热,则随着体温的升高,络脉的颜色也由浅而深,变为深红,或由红而紫。若病情进一步发展加重,则食指络脉可变青变黑。据临床统计,寒证呈淡红色脉纹者占95%,热证呈紫色或青紫色脉纹者占96.87%,而食指络脉色青者中83.3%的主惊证。至于虚弱之体,其气血每多不足,则食指络脉色多淡,常见淡红或兼黄色,脉络隐而不现。但也有学者认为色青而浮主外感风寒;色紫而浮主外感风热;色青显露主风寒邪盛;色青转紫主邪从热化;色紫转青为惊风之变;色青而沉滞主寒极痛症或气血瘀阻;色淡青而沉属脾气虚弱。

食指络脉的三关及形成机理

食指络脉出现的部位及其形色随邪气入侵的浅深而变化。若络脉显于风关时,是邪气入络,邪浅而病轻;若络脉从风关透至气关,其色较深,则是邪气入经,主邪深而病重;若络脉显于命关,是邪气深入脏腑,可能危及生命,故曰命关。若络脉直达指端,称为透关射甲,病更凶险,预后不佳。对于内伤杂病的诊断,也是如此。

小儿食指络脉的三关与病情有密切关系。关于食指络脉延长的机理,现代研究发现,主要与静脉压升高有关。根据实验,观察到食指络脉达风关时的静脉压平均为98~1471Pa,气关时为686~1961Pa,命关时为1569~3432Pa,提示静脉压与食指络脉的长短成正比关系。静脉压的升高,临床上表现为血液的瘀滞,如心功能不佳,则血流速度减慢,末梢循环衰退,血液在静脉内瘀滞,使远侧端不能看到的细小静脉扩张而显现出来。

链接

第5节　望　　舌

望舌,又称舌诊,是通过观察病人舌质和舌苔的变化以诊察病情的方法。望舌是望诊的重要组成部分,也是中医诊断疾病的重要依据之一。

望舌具有悠久的历史,早在《黄帝内经》中就有望舌诊病的记载。东汉·张仲景《伤寒杂病论》将望舌作为辨证的重要依据之一。元代·杜清碧《敖氏伤寒金镜录》中记载舌象图36幅,乃论舌的第一部专著。明清时期温病学派兴起,尤为重视望舌、验齿在诊断中的作用。近代开展了舌诊的客观化研究,对舌象形成的原理有了更加深入的了解,对望舌的临床应用也有了更加广泛的拓展。

链接

一、望舌概说

(一)望舌原理

舌与经络脏腑关系密切。手少阴心经之别系舌本;足太阴脾经连舌本、散舌下;足厥阴肝经络舌本;足少阴肾经挟舌本;足太阳膀胱经经筋结于舌本;肺系上达咽喉,与舌根相连。

舌为心之苗,又为脾之外候。"心主血脉",气血上荣于舌,通过望舌色可以了解人体气血的盛衰,舌的运动又受心神的支配,舌质的运动灵活与否,语言是否清晰,反映了"心藏神"的功能,舌的味觉与心神的功能有关;舌苔为舌体上一层苔状物,由胃气蒸化谷气上承于舌面而成,舌体又赖气血充养,脾胃互为表里,为气血生化之源,所以舌象与脾胃运化功能相应。

对"舌为心之苗,脾之外候"的理解

舌为心之苗主要体现在生理、病理两方面。从生理上看,舌体分布着丰富的脉络和旺盛的血液循环,能够较好地反映机体的血液循环状态;舌体的运动,执行神明之心的意志,具有协助完成说话发音的功能。在病理上,心血的失常,如心气虚弱,心血失荣,则舌质浅淡;心火上炎,血热炽盛,舌肿糜烂;心血瘀阻,血行不畅,舌暗或有瘀斑。心神的失常,如痰迷心窍,热闭心包,则舌强语謇。可见,舌既能表现出"心主血脉",又能反映"心主神明"的生理病理变化。

舌为脾之外候,主要体现在脾开窍于口。因为脾主运化功能,与饮食、口味有关,脾的经脉循口夹舌,故脾气通于口,达于舌,使舌能主味觉。若脾失健运,则食欲不振,舌淡乏味;湿热困脾,常口腻舌甜。此外,脾主肌肉,若脾虚生化无源,气血不足,舌体失于气血充养,则舌痿软无力,舌色淡嫩。

链接

舌下金津、玉液是肾液、胃津上潮的孔穴,由此可察知体内津液的盈亏及输布情况。所以通过观察舌象,可测知体内脏腑的虚实、气血阴阳的盈亏、邪正的盛衰、疾病的预后等。

(二) 望舌内容

望舌主要是观察舌质和舌苔两方面的变化。舌质,又称舌体,是舌之本体肌肉脉络组织,望舌质包括望舌神、舌色、舌形、舌态等方面的变化,以候脏腑之虚实、气血之盛衰。舌苔,是舌体上附着的一层苔状物,望舌苔包括望苔质和苔色两方面的改变,以测病邪的浅深、邪正的消长。舌质和舌苔的综合变化,统称舌象。

(三) 舌面分部

脏腑的病变反映于舌面,具有一定的分布规律。一般舌质候五脏病变为主,侧重血分;舌苔候六腑病变为主,侧重气分。心肺居上,故舌尖候上焦心肺;脾胃居中,则舌中候中焦脾胃;肝胆之脉布胁肋,故舌之两边候肝胆;肾居下焦,则舌根候肾。另外,《伤寒指掌·察舌辨证法》还有"舌尖属上脘,舌中属中脘,舌根属下脘"之说。但舌面分部不可拘泥,因疾病的表现错综复杂,故还须结合其他症状进行综合分析。

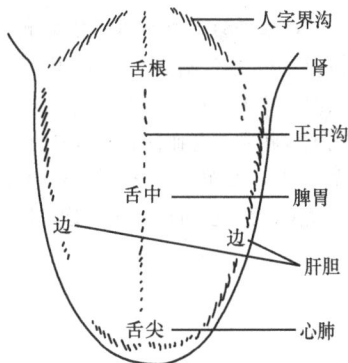

图 2-3-3　舌面脏腑部位分属图

(四) 望舌方法

病人可以采用坐位或仰卧位,面向自然光线,头略扬起,自然地将舌伸出口外,舌体放松,舌面平展,舌尖略向下,尽量张口使舌体充分暴露。望舌的顺序是先看舌尖,再看舌中、舌边,最后看舌根部。望舌应当先看舌体,再看舌苔。再根据舌体、舌苔的基本特征,分项察看。

在望舌过程中,既要迅速敏捷,又要全面准确,尽量减少病人伸舌的时间,以免口舌疲劳。若一次望舌判断不准,可让病人休息3~5分钟后,再重复望舌。根据临床需要,还可让病人舌抵上腭,察看舌下络脉。除了通过望诊了解舌象特征之外,为了使诊断更加准确,必要时还应配合刮舌和揩舌等诊察方法。这些方法可用于鉴别舌苔有根无根,以及是否属于染苔等。

刮舌与揩舌的区别

刮舌是用消毒的刮舌板或压舌板,用力适中地由舌根向舌尖慢慢推移刮动,连续3~5次,以观察刮下的苔垢及舌面的情况,一般用于观察较为坚实的厚腻苔。

揩舌是用消毒纱布卷在食指上,蘸少许生理盐水(使其湿润),以适中的力量,从舌根至舌尖,连揩4~5次,一般用于较薄的松浮苔。

链接

(五) 望舌注意事项

望舌以白天充足而柔和的自然光线为佳。如在夜间或暗处,采用日光灯光源较好,光线要直接照射到舌面,避免面对有色的光线。

饮食及药物可使舌象发生变化。某些饮食或药物,会使舌苔染色,称为染苔。如吃蛋黄或饮橙汁可使舌苔染黄,抽烟可将舌苔染成灰黑色。

此外,牙齿残缺、镶牙、睡觉时张口呼吸等因素也可导致舌象异常,观察时要注意鉴别。

(六) 正常舌象

正常舌象的主要特征为舌体柔软灵活,舌色淡红明润,舌苔薄白均匀,苔质干湿适中,简称"淡红舌,薄白苔"。

影响正常舌象的生理变异因素

正常舌象受内外环境影响,可以产生生理性变异。①年龄因素:如儿童阴阳稚弱,舌质淡嫩,苔少或剥;老人精气渐衰,气血迟缓,舌色较暗红或带紫暗色,但均无明显的病变。②体质、禀赋因素:如先天性裂纹舌、齿痕舌、地图舌等,多因禀赋不足,体质较弱,但长期无明显症状。③性别:女性经期可以出现蕈状乳头充血而舌质偏红,或舌边尖部有明显的红刺,月经过后恢复正常。④气候因素:如夏月湿盛,苔厚微黄,但不板滞。一般说来,属于生理性变异所致者,异常舌象往往是长期不变的,无任何不适症状出现,可以通过问诊加以区别。

链接

二、望 舌 质

舌质,即舌之本体,由舌之肌肉、血脉、经络组成,与体内脏腑、气血、津液关系甚为密切。望舌质对于诊察疾病,判断预后都有十分重要的意义。望舌质应从神、色、形、态诸方面审察。

（一）舌神

望舌神，主要是从舌体之荣、枯来诊察。荣，是荣润光彩，表现为舌的运动灵活，舌色红润，鲜明光泽，为有神之舌；枯，是枯晦无光彩，表现为舌的运动呆滞，舌质干枯晦暗无光，为无神之舌。舌神的有无，反映了脏腑、气血、津液的强弱和疾病预后的吉凶轻重。

（二）舌色

舌色，即舌体的颜色。一般分为淡红、淡白、红绛和青紫四类。

1. 淡红舌　舌色淡红润泽。

是气血调和，无病之象，常见于健康人；如外感表证初起，病情轻浅，未伤气血，也可见到淡红舌。

2. 淡白舌　舌色较正常浅淡，红色少而白色多。

主虚证，或寒证。舌色淡白而瘦小，多属气血两虚。舌淡白胖嫩，或有齿痕，多属阳气虚衰。

3. 红绛舌　舌色红于正常舌者是红舌；深红色者是绛舌。一般绛舌多由红舌进一步发展而成。

主热证。舌色鲜红，舌苔黄燥者，属气分实热。舌色深绛，苔薄而干，多属热入营血。舌嫩红或绛，少苔或无苔，多主阴虚火旺。红绛舌颜色越深，表明热邪越重。舌色由淡红、红而转变为绛，提示热势渐增，病情加重；反之，舌色由绛而红终至淡红，则是热退病轻之象。此外，舌尖红者，多为心火亢盛或风热袭肺；舌边红者，多为肝胆火旺。

> **红绛舌既主实热证，又主虚热证。**
>
> 红绛舌的形成可因邪热亢盛，气血沸涌，舌络充盈而成；也可因阴虚水涸，虚火上炎于舌络而舌红。舌色红绛而有苔者，多由外感热病热盛期，或内伤杂病，脏腑阳热偏盛所致，属实热证；舌色红绛而少苔或无苔者，提示胃、肾阴伤，多由热病后期阴液受损，或久病阴虚火旺，属虚热证。
>
> **链接**

4. 青紫舌　全舌呈均匀青色或紫色，或红绛之中泛现青紫色者，是全青紫舌；如仅局部见青紫色斑块、斑点或条带，是局部青紫舌。

> **青紫舌既主热证，又主寒证。**
>
> 青紫舌形成可因阴寒内盛，阳气不宣，气血不畅，血脉瘀滞而致；亦可由于热毒炽盛，深入营血，营阴受灼，气血不畅而现。若舌色淡紫或紫暗而湿润，多见于阳虚阴盛，气血运化不畅之证；舌色青为寒凝血瘀之重证，提示阴寒内盛，阳气受遏，血行凝泣；舌紫红或绛红，舌苔焦黑而干，多见于热证，提示营血热盛。
>
> **链接**

主病有寒热之分，但总由气血不畅，瘀血凝滞所致。舌绛紫色深，干枯少津，多属热毒炽盛，气血壅滞。舌淡紫而润，系阴寒内盛，气血凝滞。舌色暗紫，为瘀血内阻之征。全舌青紫，为血瘀较重，舌局部见紫斑、紫点，为血瘀较轻。紫斑、紫点见于舌尖，多主心血瘀阻；见于舌边，多为肝郁血瘀。

（三）舌形

舌形，指舌质的形体。病理舌形有苍老、娇嫩、胖大、瘦薄、裂纹、芒刺和齿痕等异常变化。

1. 苍老舌　舌质形色坚敛，纹理粗糙而不柔软。

主实证。

2. 娇嫩舌　舌质纹理细致，浮浅娇嫩。由于嫩舌多兼虚胖，故常并称胖嫩舌。

主虚证。胖嫩者多主虚寒。舌淡白而嫩，多属气血亏虚。舌淡白而胖大娇嫩，多属脾肾阳虚。舌红而嫩,多属阴液不足,舌体失养。

3. 胖大舌　舌体比正常人大而厚,伸舌满口,舌肌弛缓者,为胖大舌;舌体肿大,盈口满嘴,甚者不能闭口,舌肌胀急者,为肿胀舌。

胖大舌主水湿、痰饮;肿胀舌主热盛、酒毒。舌淡胖大者,多属脾肾阳虚,水湿内停。舌红而胖大者,多为脾胃湿热或痰热内蕴。舌深红而肿胀,多为心脾热盛。舌青紫而肿胀,是酒毒攻心之象。

4. 瘦薄舌　舌体较正常舌瘦小而薄。

主阴血亏虚。舌色浅淡而瘦薄者,属心脾两虚。舌色红绛而瘦薄者,多因热盛伤阴或阴虚火旺所致。

5. 裂纹舌　舌面上有明显的裂沟,而裂沟中并无舌苔覆盖。

主精血亏损。舌色浅淡而裂者,是血虚之候。舌色红绛而裂者,多由热盛伤津,阴精耗损所致。

先天性裂纹舌与裂纹舌的区别

　　舌面上出现各种形状的裂纹、裂沟,深浅不一,多少不等,统称为裂纹舌。裂纹或裂沟中无舌苔覆盖者,多属病理性裂纹舌;如沟裂中有舌苔覆盖,则多为先天性裂纹舌。在健康人中大约有0.5%的人在舌面上有纵、横间深沟,裂纹中有苔覆盖,且无不适症状,为先天性裂纹舌,须与病理性裂纹舌作鉴别。

链接

---

6. 芒刺舌　舌体上有红色颗粒高突如芒刺,摸之棘手。

主热盛。一般芒刺越多,邪热愈甚。舌尖有芒刺,多为心火亢盛。舌边有芒刺,多属肝胆火盛。舌中有芒刺,主胃肠热极。舌红而生芒刺多见于气分热盛。点刺色鲜红多主血热内盛,或阴虚火旺。点刺色绛紫多属热入营血,气血壅滞。

7. 齿痕舌　舌体边缘有牙齿压迫的痕迹。

齿痕舌常与胖嫩舌并见。主脾阳虚衰,水湿内停。

胖大舌、齿痕舌、肿胀舌及其临床意义

　　舌体比正常的人大而厚,伸舌满口,称为胖大舌。胖大舌常兼有舌边齿痕,则称为齿痕舌,但亦有舌体不胖大而出现齿痕,是舌质较嫩的齿痕舌。舌体肿大,舌色鲜红或青紫,甚则舌肿胀而不能收回口中,称为肿胀舌。胖大舌多因津液输布失常,是体内水湿停滞的表现。舌色淡白,舌体胖大边有齿痕者,多为脾肾阳虚,水湿不化而停聚;舌体不胖而有齿痕,舌质嫩者,多属气血两虚。舌肿胀色红绛,多见于心脾热盛,或素喜饮酒,复感湿热。

链接

(四) 舌态

舌态,即舌体运动时的状态。病理舌态有痿软、强硬、震颤、歪斜、吐弄、短缩等异常变化。

1. 痿软舌　舌肌痿缩,舌体软弱,伸缩无力。

主阴虚、气血两虚。舌色红绛而暴痿者,多因邪热亢盛,阴液亏损所致。舌色红干而渐痿的,多为肝肾阴亏,筋脉失养所致。舌色淡白而渐痿者,系久病亏损,气血虚极所致。

2. 强硬舌　舌体失却柔和,屈伸不利,或不能转动者。

强硬舌大多并非局部病变,而关系于脏腑病证。舌色红绛,干而强硬,多主热盛津伤。舌红绛强硬,兼神志不清,多属热扰心神。舌体强硬胖大,多为痰蒙心窍所致。舌强语言謇涩,伴肢体麻木、眩晕,为中风之征兆。

3. 震颤舌　舌体不自主的颤动,动摇不宁,轻者仅伸舌时颤动,重者不伸舌亦抖颤难宁。

主肝风内动。可因热盛、阳亢、阴亏、血虚等所致。新病舌绛而颤动,多属热极生风。舌红少津而颤动,见于肝阳化风、阴虚动风。久病舌淡白而颤动者,为血虚动风。酒毒内蕴,亦可见舌体颤动。

4. 歪斜舌　伸舌时舌体偏向一侧,或左或右。一般舌歪在前半部明显。

多为中风、中风先兆或中风后遗症。

5. 吐弄舌　舌伸口外,不即回缩者为吐舌;舌反复吐而即回,或舌舐口唇四周,掉动不宁者为弄舌。

两者皆因心脾有热,热伤津液,肝筋失养,引动内风,致筋脉动摇而不能自已。吐舌不宁,多属疫毒攻心,或正气已绝;弄舌不已,常见于小儿智能发育不良,或为动风之先兆。

6. 短缩舌　舌体卷短,紧缩不能伸长,严重者,舌伸难于抵齿。舌短缩常与舌痿软并见。

主寒凝、痰阻、津伤。多为病情危重的征象。舌淡白或青紫而湿润、短缩者,多属气血虚衰,或寒凝经脉。舌胖而短缩,多为痰湿内阻。舌干红而短缩,系热盛津伤。

痿软舌与短缩舌的区别

痿软舌:舌体软弱无力,不能随意伸缩回旋。多因气血虚极,阴液亏耗,舌肌筋脉失养而废弛所致,主伤阴或气血俱虚。

短缩舌:舌体卷缩、紧缩,不能伸长,严重者舌不抵齿,多为病情危重的征象。舌短缩常与舌痿软并见。

链　接

三、望　舌　苔

舌苔,是在舌体上面覆盖的一层苔状物。正常舌苔是由脾胃之生气上熏,胃津上潮,凝聚于舌面所生。病理舌苔多由胃气挟邪气上泛而成。由于胃气的强弱不同,病邪的寒热有别,故可形成各种不同的病理舌苔。望舌苔,就是观察苔质和苔色两个方面的变化,以推测病邪的性质、病位的浅深和邪正的盛衰。

(一) 苔质

苔质,即舌苔的质地。苔质包括苔之厚薄、润燥、腐腻、剥落和有根、无根等变化。

1. 厚、薄苔　凡透过舌苔能隐隐见到舌体之苔称薄苔,又叫见底苔;不能透过舌苔见到舌体之苔则称厚苔,又叫不见底苔。

薄苔,或为正常舌苔,或为疾病在表。厚苔,主疾病在里,病情较重。

舌苔薄而均匀,或舌之中根部微厚,常见于健康之人;若疾病初起在表,病情轻浅,未伤胃气,舌苔无明显变化,亦可见到薄苔。舌苔厚,或舌中根部尤著者,多示外感病邪气已入里,或胃肠内有宿食,痰浊停滞。

"苔垢薄者，形气不足；苔垢厚者，病气有余" 的理解

苔垢薄者,形气不足:由于舌苔乃胃气上熏,胃津上潮,凝聚于舌面而成。若舌苔过薄,甚至无苔,是胃之津气不足,不能化生新苔所致。

苔垢厚者,病气有余:舌苔过厚,是胃气夹湿浊邪气熏蒸所致,故为邪气有余之象。

链接

舌苔由薄增厚,为邪气渐盛,或表邪入里,为病进;舌苔由厚变薄,提示正气胜邪,或内邪消散外达,为病退的征象。舌苔的厚薄转化,一般是渐变的过程。如薄苔突然增厚,提示邪气极盛,迅速入里;苔骤然消退,舌上无新生舌苔,为正不胜邪,或胃气暴绝。

2. 润、滑、燥、糙苔 舌苔润泽有津,干湿适度者,为润苔;舌苔湿润而滑,伸舌欲滴者,为滑苔;舌苔干燥少津者,为燥苔;舌苔干而粗糙,扪之涩手者,为糙苔。

舌苔的润燥变化,反映体内津液的盈亏和输布情况。滑苔主痰饮、主湿。燥、糙苔皆主津液已伤,或津液输布障碍。舌苔润泽,多属正常。舌红而苔润,主热入营血。舌淡而苔滑,多为水湿内停。舌红苔燥,多属热甚伤津。舌淡而苔燥,多因湿遏阳气。

如舌苔由润变燥,表明热重津伤,或津失输布;反之,舌苔由燥转润;主热退津复,或饮邪始化。

腐苔:多因体内阳热有余,蒸腾胃中腐浊之气上泛,积聚于舌所致。

腻苔:常因体内湿浊内盛,阳气被抑,湿浊停聚舌面所致。

链接

3. 腐、腻苔 苔质疏松,颗粒较大,舌边、舌中皆厚,刮之易去,其状如豆腐渣堆积舌面,为腐苔;苔质致密,颗粒细腻,舌边苔薄,舌中苔厚,刮之难去,其状如油腻覆盖舌面,为腻苔。

腐苔主食积胃肠,或痰浊内蕴;腻苔多见于湿浊、痰饮、湿温等阴邪所致病证。舌苔薄腻,或腻而不板滞,多为食积,或脾虚湿困;白腻而滑,多主痰浊、寒湿内阻;苔黄厚黏腻,多为痰热、湿热、暑湿之邪内蕴。

病中腐苔渐退,续生薄白新苔,为正气胜邪,病邪消散;若腐苔脱落,不能续生新苔者,为病久胃气衰败,属无根苔范畴。

4. 剥落苔 舌本有苔,忽然全部或部分剥脱无苔者,为剥落苔。舌前半部苔剥脱者,称前剥苔;舌中部苔剥脱者,称中剥苔;舌根部苔剥脱者,称根剥苔;舌苔多处剥脱,舌面仅残存斑驳舌苔者,为花剥苔;舌苔全部剥脱,舌面光洁如镜者,为镜面舌;舌苔剥脱形状不规则似地图,边缘凸起,界限清楚,部位时有转移者,为地图舌。

主胃气不足,胃阴枯竭。望舌苔的有无、消长及剥脱变化,不仅能测知胃气、胃阴的存亡,亦可反映邪正盛衰、疾病预后。

舌红苔剥,主阴虚;舌淡苔剥,为气虚或气血两虚。镜面舌,色红绛,为胃阴枯竭,胃乏生气之兆,属阴虚重证;舌色㿠白如镜,甚至毫无血色,为营血大虚,或阳气虚衰,均病重难治。

剥苔的范围大小,多与气阴或气血不足程度有关。剥脱部位,多与舌面脏腑分部相应:如舌苔前剥,多为肺阴不足;舌苔中剥,多为胃阴不足;舌苔根剥,为肾阴枯竭。

如舌苔从全到剥,是胃的气阴不足,正气渐衰的表现;如舌苔剥落之后,复生薄白之苔,乃邪去正胜,胃气渐复之佳兆。应注意,无论舌苔的增长或消退,都有逐渐转变为佳;倘若舌苔骤长骤退,多为病情暴变征象。

5. 有根苔与无根苔 有根苔,又叫真苔,无论苔之厚薄,皆紧贴舌面,似从里生;无根苔,又叫假苔,舌苔不与舌体相连,似浮涂于舌,不是舌所自生。

有根苔,表示有胃气,主实证、热证。无根苔,表示胃气已衰,常见于虚证、寒证。察舌苔有根与无根,对辨别病情轻重、病势顺逆、胃气的有无有重要意义。

舌苔有根无根的辨析

正常舌苔是由脾胃之气熏蒸而成,故舌苔的生长是有根蒂的。舌苔与舌体关系密切,不可分离,但在某些病变过程中,亦有舌苔舌体脱离的状态,舌苔似无根蒂,故有舌苔有根无根的辨析。

1. 舌苔有根无根的识别 凡舌苔紧贴舌面,刮之难去,似从舌里生出,称"有根苔",此属真苔;若苔似浮涂舌上,刮之即去,非如舌上生出者,称为"无根苔",此即假苔。但是舌苔的易刮和不易刮,不能完全说明有根无根的问题,亦不能完全据以辨证虚实。易刮去者,固属假苔,但不一定无根;若旋刮旋生,舌面并不光洁,仍属有根,并非虚证。苔质松,便易刮去;苔质实,便不易刮去。

2. 舌苔有根无根的临床意义 一般认为,有根之苔病初见之为深重,后期见之属佳兆;无根之苔乃胃肾之气不能上潮,正气衰竭之故。苔生于舌面,舌便是苔之根,而脾胃生发之气上熏于舌而为苔,则脾胃又是舌和苔之根。所谓无根苔,并非苔不自舌生,不由脾胃之气上熏而成,而是既生之苔因"胃气匮乏",不能续生新苔,渐离舌面,而致舌面洁净如截。据此,《中医舌诊》认为,辨别舌苔的有根无根,意义有三:第一,有根之薄苔,匀铺于舌面,是属正常舌苔。第二,有根之厚苔,虽代表邪气变盛,但脏腑生气并未告竭。第三,无根之苔,无论厚薄,便属脾、胃、肾气不能上潮,为正气衰竭的范畴。而邓铁涛教授主编的《中医诊断学》(教学参考丛书)则认为,假苔的意义有三:其一,清晨舌苔满布,食后苔即退去,虽属假苔,但并非无根,平人有此现象;若退后苔少或无苔,则是里虚;若舌面浮一层厚苔,望似无根,其下却已生新苔,亦为有根之假苔,是疾病向愈之善兆。其二,有苔有色,刮之即去,其病轻浅,揩之则去,更为轻浅。其三,厚苔一片,四周洁净,不能续生新苔,是无根假苔,是原有胃气匮乏,阴阳衰竭之重证。

链接

(二) 苔色

苔色,即舌苔颜色。一般分为白苔、黄苔和灰黑苔三类。

1. 白苔 白苔有薄、厚之分。薄白苔,舌上薄薄分布一层白色舌苔,透过白苔仍可看到舌质;厚白苔,苔呈乳白色或粉白色,舌边尖稍薄,中根部较厚,舌质被舌苔遮盖。

白苔一般为正常之苔,亦主表证和寒证。苔薄白而润,布于舌中、根部者,是为正常舌苔。

苔薄白,兼有寒热、脉浮等症,是表证初起。苔薄白,舌质浅淡,肢冷者,多为阳虚内寒证。苔薄白,舌质淡紫者,是阳气亏虚,气血凝滞之象。苔薄白而干,舌质淡红者,为表邪未解,肺津已伤。苔薄白,舌尖红者,多为燥热伤津,或心肺火盛。

苔厚白滑或腻,多主痰湿、食浊内阻。苔厚白而干者,常为痰浊上泛,或热伤津液。苔厚白如积粉,扪之不燥,常见于瘟疫或内痈。

2. 黄苔 黄苔有淡黄、深黄和焦黄之分。淡黄苔,又称微黄苔,是舌苔中现有均匀的浅黄色,多由白苔转化而来;深黄苔,又称正黄苔,苔色黄而略深厚;焦黄苔,又称老黄苔,是深黄中夹有灰褐色。

主里证、热证。苔色越黄,热邪愈重;淡黄为热轻,深黄为热重,焦黄为热结。

舌尖苔黄,热在上焦;舌中苔黄,热在胃肠;舌根苔黄,热在下焦;舌边苔黄,肝胆有热。

舌苔由白转黄,或黄白相兼,为外感表证化热入里,但尚未完全入里,表里相兼阶段。苔薄黄而润,是邪初入里,热未伤津。苔薄黄而干,为邪热不甚,但津液已伤。苔黄而腻,为湿热或痰热内蕴,或为食积化腐。苔黄厚干燥,主高热伤津。苔焦黄干裂,多为邪热炽盛,津液枯涸之征。

链接

灰黑苔多由白苔或黄苔转化而成,多在疾病持续一定时日、发展到相当程度后才出现。多因肾阳虚衰,里寒之极,寒水上泛;或里热极盛,肾水不克火,反被里热炽灼熏化所致。

3. 灰黑苔　苔色浅黑即灰苔,苔色深灰为黑苔。灰苔与黑苔仅有轻重程度的差别,常并称为灰黑苔。

主里寒、里热之重证。一般苔色越黑,病情越重。苔质的润燥是辨别灰黑苔寒热属性的重要指征:苔灰黑湿润多津为寒湿病证,多由白苔转化而成;苔灰黑干燥无津液为火热病证候,多由黄苔转变而成。舌面湿润,边尖苔白腻而中根部苔灰黑,多主阳虚寒湿内盛,或痰饮内停。

舌苔黑燥见于舌尖者,多属心火极盛;见于舌中者,为肠热腑实,或胃将败坏之象;见于舌根部者,主下焦热盛。

灰黑苔的形成及辨证意义

灰黑苔的形成机理:一般认为,苔色呈浅黑色时即为灰苔,苔色呈深灰色时即为黑苔,故灰黑色苔可以相提并论。从形成来看,灰苔多由白苔发展而成;黑苔则多由黄苔发展而来,少数由灰苔转化而成黑苔。

灰黑苔的临床意义:一般认为,病至苔色见灰或黑色,均属里证,是寒证或热证发展到极端的表现。虽然如此,灰色和黑色舌在病变性质上仍略有区分。灰色多为实证、热证的反映,临床如邪热传里、时疫、郁积、蓄血等,都可以见到灰色舌苔。黑色则寒、热、虚、实的病变皆可出现。寒邪传里化火,或实热伤津,其黑苔多由中部黑起,延及舌根、尖部。其中,热甚所致黑苔干焦起裂,往往由白转黄,由黄转黑,这种黑苔刮之不脱,扪之不润,乃热极伤阴之故;若寒湿证中见到黑苔,其苔必润滑,虚寒证中见到黑苔,其苔必薄;真寒假热证中见到黑苔,苔全黑而满舌,由淡白突然变黑,多无变黄的过程。

链接

四、望舌的综合应用与临床意义

(一) 舌质与舌苔互验合参

疾病的变化是一个复杂的病理过程,舌质和舌苔的变化虽然同是内在复杂病变在舌上的反映,但两者反映的病情侧重面有所不同。一般认为,脏腑虚实、气血盛衰的变化,血病变化主要表现在舌质;而病邪的寒热浅深、邪正消长,多反映于舌苔。临证察病,既要注意正气的盛衰,亦须诊察邪气的变化。加之疾病对舌质和舌苔的影响程度,有时并不完全一致,或以舌质变化为主,或以舌苔改变为主。因而在确定舌象的意义时,要在分别掌握舌质、舌苔的基本变化及其主病的同时,注意舌质与舌苔的相互关系,将两者的变化互验、合参。

一般来说,舌质与舌苔的变化是统一的,提示病机相同,其主病为两者意义的综合。如舌质红,舌苔黄,主实热证;舌质红绛有裂纹,舌苔焦黄干燥,多为热极伤津;舌质淡,舌苔白,主虚寒证。但是,在病变过程中,也常有舌质、舌苔变化不一致的情况出现,此时,应对舌质、舌苔形成的原因及相互关系进行全面审定,以求得统一的意义。如舌质红绛,舌苔白滑腻,舌质红绛,本属热证,而苔白滑腻,又常见于寒湿内郁,质、苔之间是矛盾的。其成因可能有三:其一,外感热病中,营分有热,故舌质红绛,气分有湿,则苔白滑腻;其二,患者素有阴虚火旺之体,舌质红绛,复感痰浊食积,故见苔白滑腻;其三,患者先有寒湿内郁,故苔白滑腻不解,但湿浊久郁化热,邪热内伏入营,则舌质红绛,实为湿遏热伏之征。临证望舌,须结合全身症状、体征,加以综合分析,才能准确判断该舌象的意义,为辨证提供较为可靠的诊断依据。

（二）望舌的临床意义

望舌简便易行,舌象的变化能比较客观准确地反映病情,可作为辨证的重要依据。舌诊的临床意义主要有如下几方面:

1. 判断正气盛衰　正气的盛衰可反映于舌。如舌质红润,为气血旺盛;舌质淡白,为气血虚衰。舌苔薄白而润,是胃气充盛;舌光无苔,主胃之气阴衰败。

2. 分辨病位浅深　病邪轻浅多见舌苔变化,病情深重可见舌质舌苔同时变化。如外感病中,苔薄白,是疾病初起,病情轻浅;苔黄厚,主病情较重,病邪入里;舌质红,是气分有热;舌质绛,候热入营血。

3. 区别病邪性质　不同的病邪致病,在舌象上可反映出不同变化。如白苔多主寒;黄苔常主热;腐腻苔多属痰浊、食积;青紫舌是瘀血之征。

4. 推断病势进退　通过对舌象的动态观察,可测知病变的发展趋势。如舌质由淡红转为红绛,乃至绛紫,舌苔由白转黄至灰黑,皆提示病变由表入里,由轻到重,由单纯变复杂,病势进展。反之,则病势渐减,疾病向愈。

5. 估计病情预后　舌象可提示病情的轻重和预后的吉凶。如舌荣有神,舌面有苔,舌态无异者,为正气尚充,胃气未败,病情较轻,预后多吉;若舌质枯晦,舌苔骤剥,舌态异常者,主正气亏损,胃气衰败,病情较重,预后多凶。

小结

望诊主要包括全身望诊、局部望诊、望舌、望排出物和望小儿食指络脉等内容。

全身望诊主要望总体神色形态,望神可了解五脏精气的盛衰,望色分为青、赤、黄、白、黑五种,能分析脏腑精气的盛衰,辨别疾病的性质,判断病情的进退。人体的形态与内脏气血、阴阳邪正和病势顺逆是统一的。

局部望诊主要观察头面、五官、躯体、四肢、二阴、皮肤等部位色泽形态的变化,了解相应脏腑的病变及感受邪气的性质。

望舌是中医诊断疾病的重要依据之一,可根据舌质、舌苔的变化,互验合参,判断正气盛衰,分辨病位浅深,区别病邪性质,推断病势进退,估计病情预后。

一般来说,排出物色质清稀者,多属寒证;色黄质稠厚者,多属热证。

可根据小儿食指络脉的浮沉分表里,颜色辨病性,三关测轻重。

目 标 检 测

一、解释题

1. 假神　2. 常色　3. 善色　4. 恶色　5. 解颅　6. 阳水　7. 乳蛾　8. 白喉　9. 芒刺舌　10. 腐苔

11. 腻苔　12. 剥落苔

二、问答题

1. 试述中医神的概念及望神的临床意义。

2. 我国健康人的面色怎样?

3. 试述假神的产生机理。

4. 善色与恶色各有何临床意义?

5. 试述五色主病。

6. 如何区别瘿瘤和瘰疬?

7. 何谓五轮学说?

8. 试述斑疹与白㾦特征。

9. 试述舌面的脏腑分部。

10. 试述正常舌象的特征。

11. 试述红绛舌的特征与临床意义。

12. 如何区别紫舌的寒热属性?

13. 试述瘦薄舌的特征与临床意义。

14. 试述齿痕舌的特征与临床意义。

15. 试述舌苔形成的机制。

16. 试述腻苔的特征与临床意义。

17. 试述剥落苔的特征与临床意义。

18. 试述黄苔的特征与临床意义。

19. 如何区别灰黑苔的寒热属性?

20. 试述望舌的临床意义。并各举一例说明。

21. 举例说明望痰辨别疾病的性质。

22. 试述望小儿食指络脉的适应范围、色泽的变化与临床主病。

第4章 闻 诊

1. 掌握发声、语言、呼吸异常以及咳嗽、呕吐、呃逆、嗳气、太息、肠鸣等的特征和临床意义。
2. 理解闻诊的含义,嗅口气、排泄物之气的临床意义。
3. 知道嗅其他病理气味的基本内容。

闻诊是通过听声音和嗅气味以诊察疾病的方法。听声音包括诊察病人的语言、呼吸、咳嗽、呕吐、呃逆、嗳气、太息、喷嚏、肠鸣等各种声响。嗅气味包括嗅病体发出的异常气味以及分泌物、排泄物和病室的气味。各种声音和气味,都是在脏腑生理和病理活动中产生的,所以鉴别声音和气味的变化,可以判断出脏腑的生理和病理变化,为诊病、辨证提供依据。

第1节 听 声 音

声音的产生,主要是气的活动,与喉、会厌、舌、齿、唇、鼻等直接相关,也与肺、心、肾等脏的关系密切。因此,根据声音的变异,不仅能诊察发音器官的病变,还可审察内脏和整体的变化。

一、正 常 声 音

正常声音必须具有发声自然,音调和畅,言语清楚,言与意符等特点。但因人的年龄、性别、禀赋等差异及情志的变化,声音也有高低、清浊等之别,此属生理现象,不属病态。

二、病 变 声 音

(一) 发声

一般情况下,新病小病,其声多不变,惟有久病、苛疾,其声乃变。凡患者发音高亢,声音连续,前轻后重的多属实证、热证;发声低微,声音断续,前重后轻的多属虚证寒证。常见的发声异常有:

1. 声重 语声重浊,称为声重,多属外感风寒,或湿浊阻滞,以致肺气不宣,鼻窍不通所致。常伴有鼻塞、流涕或咳嗽、痰多等。

2. 嘶哑 嘶哑包括音哑和失音。音哑又称声嘶,即嗓子干涩,发音困难。失音,是指完全不能发音,古称"喑"。音哑与失音的病因病机基本相同,失音为音哑之甚。新病音哑或失音,属实证,多是外感风寒或风热,或痰浊壅滞,以致肺气不宣,清肃失职,所谓"金实不鸣"。久病音哑或失音,多属虚证,常是精气内伤,肺肾阴虚,虚火灼金,以致津枯肺损,声音难出,即所谓"金破不鸣"。暴怒叫喊,耗伤气阴,喉咙失润,也可导致声嘶或失音。妊娠末期出现声音嘶哑,称为"子喑"。因为胞之脉系于肾,肾脉又系舌本,当胞体增大,络脉受压,使肾脉不通则肾之精气不能上承舌本所致,分娩后可自愈。

音哑、失音的虚实辨析

音哑、失音是多种急慢性疾病中的一个症状。病位在喉,或由脏腑病变而渐及于喉。卒然发病者,称为"暴喑"或"暴哑",多属实证。久病声嘶渐致失音,则称"久喑",多属虚证,但亦常有虚实夹杂,痰瘀阻滞,阳虚阴盛者。

若突然起病,声音粗浊,音调降低,甚则嘶哑,或兼喉痒喉痛,咯痰不爽,或有咳嗽之声,兼发热恶寒者,则多为外感风寒、风热所致。若兼咳痰黄稠,咽喉红肿疼痛,口干口苦,则为痰火郁闭,均属金实不鸣。若发病缓慢,声嘶日渐加重,日久不愈,咽喉色红痒痛,干咳少痰,或见喉部黏膜溃疡,常兼潮热盗汗,形瘦、腰痛耳鸣,则属肺肾阴虚,金破不鸣。

链接

---

3. 鼾声　熟睡或昏迷时的鼻息声,称鼾声,并非全是病态,是气道不利所发出的异常呼吸声。昏睡不醒,鼾声不绝者,常见于热入心包,或中风入脏之危候。

4. 呻吟　身有痛楚或有胀满时,口中发出的"哼哼"声,称呻吟。攒眉呻吟,必苦头痛。呻吟而扪心或护腹,多是胸脘或腹痛;扪腮可能齿痛。

5. 惊呼　似暴受惊恐,骤然大叫一声,即惊呼。多因病在骨节、脏腑,气机闭阻。小儿阵发惊呼,表情惊恐,多是惊风证。

6. 喷嚏　肺气上冲于鼻而发出的声音。新病喷嚏频作,伴鼻塞流涕、恶寒发热、头身疼痛、脉浮等,为风寒邪气侵袭肺卫。若久病喷嚏频作,鼻塞流涕,但无表证,兼神疲乏力、气短自汗、易感冒等,多为肺气不足、肺气不利所致。若阳虚久病,突然发作喷嚏,为阳气回复之征。

(二) 语言

言为心声,言语与心主神明有关,心病则语言错乱,言不随心。一般认为语声高亢宏亮,多言而躁动的,多属实证、热证、外感病证;语声低微无力、少言而沉静的,多属虚证、寒证、内伤病证。

1. 语言謇涩　神志清楚,思维正常,但语言不流利,或吐字不清者,称为语言謇涩。可见于中风后遗症,因风痰阻络,舌体筋脉失于濡养所致。若见于热病后期,是真阴灼伤,舌体失养所致。

2. 谵语　神志不清,语无伦次,声高有力,称为谵语。多属热扰心神之实证,可见于温病邪入心包或阳明腑实证、痰热扰乱心神等。

3. 郑声　神志不清,语言重复,时断时续,声音低弱,称为郑声。属于心气大伤,精神散乱的虚证。

4. 独语　自言自语,喃喃不休,首尾不续,见人则止的称为独语。在急性热病中见此,多为邪陷心包;在情志病中见此,是痰浊内盛,上蒙心窍,神明被扰所致;见于老年人或久病者,为气血亏虚,心神失养所致。

5. 错语　语言颠倒错乱,或言后自知说错,不能自主,称为错语,为心气不足,神失所养的虚证。

6. 狂言　精神错乱,语无伦次,狂躁妄言称为狂言,多见于痰火扰心的狂证。

7. 夺气　言语轻迟低微,欲言不能复言,为夺气,是中气大虚的表现。

(三) 呼吸

呼吸与肺肾诸脏以及宗气相关,所以诊察呼吸变化,有助于推测五脏以及宗气的虚实。

病者呼吸如常,是形病而气未病;呼吸异常,是形气俱病。外感邪气有余,呼吸气粗而快,属热证、实证。内伤正气不足,呼吸气微而慢,属虚证、寒证。气粗为实,气微为虚。病态呼吸的临床表现有喘、哮、上气、少气、短气等。

1. 喘 喘是呼吸困难,短促急迫的表现,甚者张口抬肩,鼻翼煽动,不能平卧。喘有虚实之分,实喘发作急骤,气粗声高息涌,惟以呼出为快,仰首目突,形体壮实,脉实有力,多属肺有实热,或痰饮内停。虚喘发病徐缓,喘声低微,吸少呼多,息短不续,动则喘甚,但以深吸为快,形体虚弱,脉虚无力,是肺肾虚损,气失摄纳所致。

2. 哮 哮是以呼吸急促似喘,喉中痰鸣如哨音为特征,多反复发作,缠绵难愈。多因内有痰饮,复感外寒,束于肌表,引动伏饮而发;也有感受外邪,失于表散,束于肺经所致者。而久居寒湿地区,或过食酸咸生冷,又可诱发本症。

临床上哮和喘常同时出现,所以往往称为哮喘,关于哮与喘的区别,明·虞抟《医学正传》:"喘促喉中如水鸡声者谓之哮,气促而连续不能以息者谓之喘。"

喉中痰鸣与哮、喘的关系

喉中痰鸣是指痰阻气道,肺气不利而呼吸鸣响有声,是痰涎壅盛的指征。因痰涎稀、稠、多、少及气机壅塞程度不同而致鸣声不同。一般而言,痰多而稠黏,滞于气道,则音低如鼾声;痰多而稀薄,呼吸冲击,则多漉漉之声;气机壅塞,气道不利,则哮鸣如哨笛。咳吐痰去,则鸣声稍息。喉中痰鸣不仅可见于哮病,亦可见于痰喘、中风、痫病以及其他疾病垂危之时。

哮病发作则呼吸困难,呼气长而费力,喉中哮鸣如哨,或如水鸡之声。

中风入脏,肝风夹痰壅塞气道,亦可见喉中痰鸣。痫病发作,喉中痰鸣,为痰蒙清窍,气机壅滞之象。久病、重病,气息低微,无力咳吐,喉中痰声滚滚者,则为肺肾气绝之候。

链接

（四）咳嗽

咳嗽是肺失宣肃,肺气上逆的一种症状。其发生与肺脏关系最密切,但五脏六腑的病变凡可影响肺的均可引起咳嗽。这是由于肺主气又外合皮毛,上连喉咙,开窍于鼻,外邪或先袭皮毛,或从口鼻而入,肺多首先受邪,气道壅塞,肺气上逆则发生咳嗽;脾不健运,水液聚积成痰湿,湿痰上渍于肺,致使肺气不利而发生咳嗽;又肝气郁结,气郁化火,肝火上炎,肺受熏灼而失清肃,则发生咳嗽。故《素问·咳论》说:"五脏六腑皆令人咳,非独肺也。"闻诊可根据咳嗽的声响和兼见症状,鉴别病证的寒热虚实。

咳声重浊,痰色清白,鼻塞不通,多是外感风寒。因风寒束肺,使肺宣发肃降失职所致。

咳声不扬,痰稠色黄,不易咳出,兼咽喉疼痛,鼻出热气,多属肺热。因邪热犯肺,肺津受灼,肺气不利所致。

咳有痰声,痰多而易于咯出,多是寒咳,或为痰饮、湿痰。因脾阳虚,水湿不运,湿聚成痰,痰湿阻肺,肺失宣降所致。

干咳无痰,或痰少黏稠,咽喉干燥,多属燥邪犯肺,或肺阴亏虚。因阴津耗损,肺失濡润,不得清肃所致。

咳声轻清,低微气怯,兼气促,多属肺虚,因久病肺气虚损,失于宣肃所致。

咳声如犬吠,常兼音哑,多为白喉。因疫毒攻喉,闭塞气道所致。

咳声阵发,发则连声不绝,甚则呕恶咳血,咳终时作鹭鸶叫声,称"顿咳",也叫"百日咳"。多因时行疫邪犯肺,阻遏气道所致。

关于咳嗽与肺咳的概念

咳嗽单名咳或嗽。然古代曾将咳与嗽加以区分,如金·刘河间《素问病机气宜保命集·咳嗽论》:"咳谓无痰而有声,……;嗽谓无声而有痰,……;咳嗽谓有痰而有声。"究之临床,很难将两者截然分开,故现今一般通称为咳嗽。

以往对于"咳嗽"的定义,尚不够科学、严谨。应该说,咳嗽是指肺气上逆作声,并咯吐痰液的症状。咳嗽为肺系疾病最常见的表现,他脏病变亦可影响到肺而伴见咳嗽,故前人有咳嗽"不离于肺"、"不止于肺"之说。

外感或内伤的多种原因,如六淫外邪袭肺、有害气体刺激、痰饮停肺、气阴两虚等,导致肺气失于宣发、肃降,均可使肺气上逆而发为咳嗽。临床以咳嗽作为主症的疾病主要有肺热病(风温肺病)、肺咳、哮病、肺痿、肺胀、肺痹、肺痨、肺岩、顿咳、尘肺、肺水、喉咳等。其他脏腑的病变影响到肺也可出现咳嗽的症状,所以《素问·咳论》有"五脏六腑皆令人咳"之说。

"肺咳"是独立的病名。《素问·咳论》:"肺咳之状,咳而喘息有音,甚则唾血。"可见"肺咳"不是一个症状,它有病位(肺),有主症(咳),伴随症(喘息有音,甚至唾血),因此,"肺咳"是一个病名。是一个以咳嗽为主要表现的疾病,并且不属肺痨、肺痿、肺胀、肺痈等已定病名的疾病。肺咳是因外邪犯肺,或痰浊内蕴,气阴亏虚等,使肺失清肃而肺气上逆,表现以咳嗽为突出症状的肺系非特异性疾病。其新起病程短者为新肺咳,病久而反复发作者为久肺咳。其与西医所说气管-支气管炎相类似。

链接

(五) 呕吐

呕吐是指胃中饮食物、痰涎、水液上逆,经口冲出的一种表现。有声有物为呕,有物无声为吐,有声无物为干呕,临床上统称呕吐,均为胃失和降,胃气上逆的反应。根据呕吐的声音,可辨寒热虚实。

呕吐声音微弱,吐势徐缓,吐物呈清水痰涎,多属虚证、寒证。因脾胃阳虚,脾失健运,胃失和降,胃气上逆所致。

呕吐声音壮厉,吐物呈黏痰黄水,或酸或苦,多属热证、实证。因热伤胃津,胃失濡养而致胃气上逆。若热扰神明,呕吐呈喷射状。

呕吐酸腐味的食糜,多因暴饮暴食,或过食肥甘厚味,以致食滞胃脘,胃失和降,胃气上逆而致。若食滞不甚者,则干呕口臭。

(六) 呃逆

呃逆,唐代以前称"哕"。由胃经之气上逆,致横膈拘挛,声自咽部冲出而致。临床可据呃声之长短、高低和间歇时间不同,以诊察疾病的寒热虚实。

日常的打呃,呃声不高不低,短暂且可自愈,多因咽食匆促,或食后偶感风寒所致,不属病态。

呃逆见于新病,呃声有力者,属实证、热证,多因热邪客胃。若呃声沉缓有力,多因寒邪阻遏胃阳;呃声频频,连续有力,高亢而短,则是肝火犯胃所致。

呃逆见于久病,呃声低怯者,属虚证、寒证,多因脾胃气衰或脾胃虚寒。久病胃气衰败者,突然呃逆,其声低弱,不连续,良久一声,是病情转危之兆。

（七）嗳气

嗳气,古称"噫",是胃中气体向上出于咽喉而发出的声音。嗳气亦当分虚实。虚者其声多低弱无力,嗳后腹满可暂减,顷刻如故;实者其声多高亢有力,嗳后腹满得减。

若嗳气声重浊,有酸腐臭气,脘腹胀痛拒按,苔厚腻,多因暴饮暴食,而致食停中焦,气机受阻,胃气上逆而成;若嗳气频作,其声响亮,胁胀脘痛,脉弦,多因恼怒伤肝,肝气横逆犯胃,胃气上逆而致。嗳气声低沉而断续,无酸腐气味,纳谷不馨,舌淡脉弱,多因脾胃虚弱,脾气不升,胃气不降而上逆所致,可见于久病或老人。

（八）太息

太息,又称叹息,是病人自觉胸闷不畅,一声长吁或短叹后,则胸中略舒的一种表现。多因肝郁气滞所致。

（九）肠鸣

肠鸣,又称腹鸣,指腹中漉漉作响而言。是腹中气机不和,胃肠中的气体随着胃肠的蠕动与水液相互激荡而产生。根据其发生的部位、声音可辨病位和病性。

肠鸣声在脘部,如囊裹水,振动有声,起立行走或以手按抚,其声则漉漉下行,为痰饮聚于胃,阻滞中焦气机,传导失常所致。

肠鸣声在脘腹,漉漉如饥肠,得温、得食则减,受寒、饥饿时加重,多因胃阳受损,胃肠气机不和之故。

腹中肠鸣如雷,多因寒湿困遏中阳,脾胃升降失常,气机受阻所致。若属湿邪偏胜则脘腹痞满,大便濡泄;寒甚则脘腹疼痛,肢厥吐逆。

第2节　嗅　气　味

嗅气味,分病体之气与病室之气两种,都是指和疾病有关的气味而言。病室之气亦由病体本身或排泄物所发出,气从病体散发到病室,可以说明病的沉重情况。一般气味酸腐臭秽,多属实证;气味不重,或微有腥臭者,多属虚寒。

一、病体气味

（一）口气

正常人说话时不会发生臭气,如有口臭,多属消化不良,或有龋齿,或口腔不洁。口出酸臭气的,是内有宿食;口出臭秽气的,是胃热;口出腐臭气的,多是内有溃腐疮疡。

（二）汗气

病人身有汗气,可知已曾出汗。汗有腥膻气,是风湿热邪久蕴皮肤,津液蒸变的缘故。腋下汗出臭秽,如狐狸膻臊,令人不可接近,称"狐臭",多因湿热郁蒸所致。

(三) 鼻臭

鼻出臭气,经常流浊涕,是"鼻渊",多因肺热或脾胃湿热内盛所致。

> 鼻渊:因外邪侵袭,或脏腑蕴热,蒸灼鼻窍,或因脏腑虚损,邪留鼻窦所致。以鼻流浊涕量多,鼻塞,嗅觉减退,头晕胀闷,鼻道有脓等为主要表现的鼻病。
>
> 链接

(四) 身臭

身发腐臭气,应考虑有无溃腐疮疡。

(五) 排泄物之气

如痰涎、大小便,妇人经带等的异常之气味,一般通过问诊可以知道。如咳吐浊痰脓血,有腥臭气者为肺痈。大便臭秽为热,有腥气为寒。小便黄赤浊臭,多是膀胱湿热;尿液若散发出烂苹果气味者,多属消渴病。矢气酸臭,多是宿食停滞。妇女经带有腥气的是寒;有臭气的是热,秽臭不堪当是重证恶候。

二、病室之气

瘟疫病开始,即有臭气触人,轻则盈于床帐,重则充满一室。病室有腐臭或尸臭气味的,是脏腑败坏,病属危重;病室有血腥臭,病人多患失血症。还有病室特殊气味,如尿臊气(氨气味),多见于水肿病晚期患者;烂苹果样气(酮体气味),多见于消渴病患者,均属危重证候。

> **小结**
>
> 闻诊是通过听声音和嗅气味以诊察疾病的方法。听声音的内容包括辨病人的声音、语言、呼吸、咳嗽、呕吐、呃逆、嗳气、太息、喷嚏、肠鸣等;嗅病气的内容包括病体的各种气味以及分泌物、排泄物和病室的气味。
>
> 凡暴病,发病迅速,多言,声高有力,声音重浊,气粗,遇热易发而加重的,多属实证、热证;凡久病,发病徐缓,少言,声低无力,声音轻微,气弱,遇冷易发而加重者,多属虚证、寒证。声音嘶哑、咳嗽、气喘、哮鸣、喷嚏等皆因肺失宣肃,或肺气上逆所致;呕吐、呃逆、嗳气等多由胃失和降,胃气上逆造成;而谵语、郑声、狂言、独语、错语、惊呼、鼾声等多与心气受伤,心神扰乱有关;太息是肝气郁结,气失条达的表现。
>
> 一般来说,凡气味微腥或无臭的,多属虚、寒,或寒湿;气味腥浊、臭秽的,多属实、热,或湿热。若气味酸腐馊臭,常因宿食停积所致;而嗅到烂苹果气、尸臭、血腥气味,均应考虑脏腑衰败,失血亡精之重症。

目 标 检 测

一、解释题

　　1. 金实不鸣　2. 谵语　3. 郑声　4. 哮　5. 太息

二、问答题

　　1. 何谓闻诊？闻诊包括哪些内容？

　　2. 正常声音的特点是什么？

　　3. 新病音哑和久病音哑各有何意义？

　　4. 谵语与郑声各有何临床意义？

　　5. 独语与错语各有何临床意义？

　　6. 何谓喘？简述其分类的特点及意义。

　　7. 何谓哮？喘哮如何区别？

　　8. 寒、热、虚、实之咳嗽各有何特征？

　　9. 呃逆和嗳气有何异同？

　　10. 病体之气的变化有何规律？

第5章 切 诊

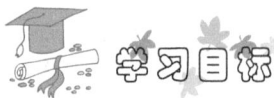

🎓 学习目标

　　1. 掌握寸口诊脉的方法,正常脉象的特征,常见脉象的特征和临床意义,相兼脉的组合原则与主病规律。
　　2. 理解脉诊的原理,脉象的生理变异;妇人脉、小儿脉的特点。
　　3. 理解按诊的方法,按脘腹的内容及意义。
　　4. 知道按诊的意义,按胸胁、按肌肤、按手足、按腧穴的内容及临床意义。

　　切诊,是指医生运用手指或手掌触觉,对患者体表某些部位进行触、摸、按、压,以了解病情,诊察疾病的一种方法。它包括脉诊和按诊两部分。

第1节 脉 诊

一、脉 诊 概 述

　　脉诊,是医生用手指切按患者体表的某些浅表动脉,根据脉动应指的形象,以了解健康状况,辨别病证的诊察方法。

(一) 脉象形成的原理

　　其一,心、血、脉直接关乎脉象的形成。心主血脉,心与全身血脉相通;脉不仅是血液汇聚之府,也是气血运行转输之道;脉道必赖血液以充盈,因而血液的盈亏,直接关系到脉象的大小。心、血、脉三者关系密切,形成一个血液循环系统。心脏是血在脉内运行的枢纽和动力,心脏在心气和宗气的作用下,产生有节律的搏动,推动着血液在脉道内如环无端,周流不息地循行以形成脉象变化,即所谓脉象,乃是"心动应脉"、"脉动应指"的形象。由此可见,血在脉内循行之所以能形成脉象变化,全赖于心脏的正常搏动和脉道的约束。

　　其二,诸脏协调是形成脉象的重要条件。脉象的形成,不仅与心、血、脉相关,而且与其他脏腑机能活动也息息相关。肺主气,司呼吸。而气对血液有推动、统摄等作用,所以,肺的呼吸运动是主宰脉动的重要因素。脾胃为"后天之本",气血生化之源,并有统摄血液在脉道中运行,防止血逸出脉外的作用;气血的盛衰和水谷精微的多寡,还表现为脉之"胃气"的多少。肝藏血,主疏泄。肝的藏血功能可调节血量,以适应人体需要;而肝的疏泄功能可使气机通畅,气血和顺,经脉通利。肾藏精,精化血,肾精是化生血液形成脉象的物质基础。

　　由此可见,脉象虽是血液在脉内循行过程中的表现征象,但它确是各脏腑功能活动相互协调作用下的综合反应。脏腑功能失调,会直接或间接地影响气血的生成和运行,而气血的生成和运行失常,又会敏感地反应于脉象的变化上。

(二) 诊脉的部位

诊脉的部位,有遍诊法、三部诊法和独取寸口法三种。

1. 遍诊法　见于《素问·三部九候论》,是一种诊察全身浅表动脉搏动,判断病情的方法。即将诊脉部位分成上为头部、中为手部、下为足部。每部又各分天(上)、人(中)、地(下)三候,三三合而为九,故遍诊法又称"三部九候法"。

表 2-5-1　遍诊法诊脉部位及临床意义

三部	九候	相应经脉和穴位	所属动脉	临床意义
上部(头)	天	足少阳经(两额动脉)太阳穴	颞浅动脉	候头角之气
	地	足阳明经(两颊动脉)巨髎穴	面动脉(颌内动脉)	候口齿之气
	人	手少阳经(耳前动脉)耳门穴	颞浅动脉	候耳目之气
中部(手)	天	手太阴经寸口部的太渊穴、经渠穴	桡动脉	候肺之气
	地	手阳明经合谷穴	拇主要动脉	候胸中之气
	人	手少阴经神门穴	尺动脉	候心之气
下部(足)	天	足厥阴经五里穴或太冲穴	跖背动脉	候肝之气
	地	足少阴经太溪穴	胫后动脉跟支	候肾之气
	人	足太阴经箕门穴或足阳明冲阳穴	股动脉或足背动脉	候脾胃之气

2. 三部诊法　是东汉医家张仲景所创立的一种诊脉方法,见于《伤寒杂病论》。现在这种方法多在寸口无脉搏或者观察危重病人时运用。

上部人迎(颈总动脉搏动处),以候胃气;中部寸口(桡动脉搏动处),以候十二经之气;下部趺阳(足背动脉搏动处),以候胃气。或加足少阴(太溪穴),以候肾气。

3. 寸口诊法　最早见于《内经》,主张诊脉独取寸口是在《难经》。因为这种方法简便易行,为后世医家所普遍采用,也是目前通用的诊脉部位。

(1) 寸口的部位:"寸口"是指腕后高骨内侧桡动脉搏动处。因其在鱼际穴后一寸许,故曰"寸口",又称气口或脉口。

(2) 寸口诊脉的原理:其一,中医学认为寸口为手太阴肺经的动脉,为脉之大会。而肺朝百脉,五脏六腑、十二经的气血皆汇聚于肺,故脏腑气血的盛衰可以反映于寸口。正如《难经·一难》所说:"十二经皆有动脉,独取寸口以决五脏六腑死生吉凶之法,何谓也?然,寸口者,脉之大会,手太阴之动脉也。"

其二,手太阴肺经起于中焦,环循胃口。足太阴脾经则在中焦属脾络胃,且同属太阴经脉,其气相通,其脉相连。而脾胃为后天之本,气血生化之源;由胃化生的水谷精微,经脾的运化转输上达于肺,通过肺的宣发布散以濡养全身。可见,寸口可以反映脾胃及五脏六腑气血的盛衰。故《素问·五藏别论》:"气口何以独为五脏主?曰:胃者,水谷之海,六腑之大源也,五味入口,藏于胃以养五脏气,气口亦太阴也,是以五脏六腑之气味,皆出于胃,变见于气口。"

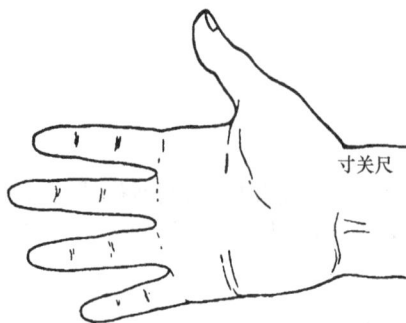

图 2-5-1 寸关尺部位图

（3）寸口脉的分部及分候脏腑：寸口脉分为寸、关、尺三部。即以腕后高骨为标记，其内侧的部位为关，关前（腕侧）为寸，关后（肘侧）为尺。左右手各三部，两手共六部脉。每一部又分浮、中、沉三候，故合称为"三部九候"。这与"遍诊法"的"三部九候"名同实异，应加以区分。

中医认为，寸口六部脉分属一定的脏腑，可以分候相应脏腑的病变。有关寸口的脏腑分部，历代医家认识不同，但比较一致的认识是：左寸候心、小肠；左关候肝、胆；左尺候肾、膀胱；右寸候肺、大肠；右关候脾、胃；右尺候肾、命门。

寸口诊脉及分候脏腑的原理

独取寸口脉能够诊断全身病证的原理，一般都遵循《素问·五藏别论》、《素问·经脉别论》和《难经·一难》的解释，即肺朝百脉、寸口为脉之大会的道理。独取寸口的理由是：①脉动明显：寸口处覆盖组织较薄，脉动十分明显，脉下有桡骨衬托，便于运用指法，人迎处虽脉动亦明显，但不便于施用指法，且易引起痛痒之感。②诊脉方便：古人拘于"礼"的束缚，不便解衣、触头、按足来进行诊脉，而诊寸口脉病人伸手即可取，操作极其方便。③脉气准确：诊脉时，寸口脉与心脏处于同一水平，较之人迎、趺阳脉离心脏的距离更适中。④经验丰富：由于长期习惯于寸口诊脉，所以诊寸口脉较其他任何部位的脉象，体会最多，经验更丰富，对病情的判断更有把握。

寸口脉分候脏腑的原理，可用乐器加以比拟说明。吹笛子时，笛管长度的不同，启闭不同的笛孔，使吹入的气流在管中产生不同类型的驻波，从而发出不同的声调，这与切寸口脉的原理是颇相类似的。人的左右手寸口脉，也好像二胡的两根琴弦，而寸关尺则好比是不同的音阶，弹按不同的琴弦与音阶，会发出不同的音响。气血流过寸口这一特定部位时，在流体动力学上必然发生复杂的变化，受到内在各个脏器不同功能状态的影响。因此，寸口局部的脉象变化，完全有可能反映出整个身体的生理病理信息。

链接

（三）诊脉的方法及注意事项

1. 时间　诊脉的时间以清晨为佳，因为清晨未起床、未进食时，机体内外环境比较安静，脉象未受饮食、情绪、运动等因素的影响，体内气血、阴阳和顺，脉象能比较准确地反映机体的生理、病理情况，最易体察脉象的变化。但在临床实践中，不应拘泥于清晨，而是尽量创造一个相对安静的体内外环境。

而每次诊脉持续的时间，一般认为不得少于1分钟。古人诊脉，必候"五十动"，即指每次诊脉的时间，不应少于脉跳动五十次，必要时，可延长2~3个"五十动"。以便于仔细辨别脉象的节律变化，了解有无促、结、代等节律失常的脉象。

2. 体位　诊脉时病人取坐位或仰卧位，前臂自然向前平展，与心脏置于同一水平，手腕伸直，手掌向上，手指微微弯曲，在腕关节下面垫一个松软的脉枕，使寸口部充分伸展，局部气血通畅，便于诊脉。

3. 指法

（1）布指：医生首先用中指按在病人腕后高骨内侧以定关部，再以食指按关前以定寸部，无名指在后以定尺部。三指呈弓形,指端平齐以指目按脉,指目即指头与指腹交界棱起之处,与指甲二角连线之间的部位,是手指触觉比较灵敏的部位。布指疏密应根据病人高矮而定。体高者稍疏,体矮者稍密。诊小儿脉时,因寸口短,不容三指定寸关尺,可用"一指(拇指)定关法"。

(2) 运指:医生诊脉时根据手指用力轻重的不同,运指有举、按、寻的不同。三指轻用力,按至皮肤诊脉谓之"举",又称"浮取",以候浮脉类;中等用力,按至肌肉诊脉谓之"寻",又称"中取",以候中部各脉。另外,寻还包括挪动指位,内外推寻,寻找有变异的脉象;重用力,按至筋骨诊脉谓之"按",又称"沉取",以候沉脉类。此外,还有总按、单按的不同运指方法。三指用同等力度同时切按寸、关、尺三部脉谓之"总按";提起二指单用一指用力分别诊察寸、关、尺某一部脉象谓之"单按"。

4. 平息 医生布指后应集中精力,平心静气调整呼吸,用自己一呼一吸的时间计算病人脉搏跳动的至数。一呼一吸称为一息,一息脉来4~5至为正常脉象。

二、正常脉象

正常脉象是指正常人在生理条件下出现的脉象,亦称平脉、常脉。具体表现为三部有脉,不浮不沉,脉位居中,一息四至(闰以太息为五至,相当于70~80次/分),不大不小,从容和缓,柔和有力,节律一致,尺脉沉取有一定的力量,并随生理活动和气候环境的不同有相应的变化。

"平脉"的含义与脉象

"平脉"亦称正常脉象,是指人们在正常生理条件下所表现出来的脉象。"平脉"的定义包含两方面的内容:一是"平脉"的典型脉象特征;二是"平脉"的生理变异以及由此涉及的与若干其他脉象的关系问题。

关于平脉的典型脉象,历代文献多有描述,用"脉象要素"来分析表述平脉的脉象特征,可以理解为:脉位居中,不浮不沉,沉取不绝;至数适中,不快不慢(一息4~5至);脉律均匀;脉宽、脉长适中,不大不小、不长不短、寸关尺三部均有脉;脉力、紧张度适中,和缓而有力、不强不弱;流利度适中,从容而滑利。

由于"生理变异"是一个相当宽的范围,它包含了年龄、性别、形体、饮食、情志、劳逸等多方面的因素,同时包含了因不同的季节、气候、地理环境等自然条件的影响而作出的正常生理反应性变化。因此,"平脉"实际上也包含了相当宽的范围,由于不同的个体和环境而有相应的变异。

由此可见,平脉的典型特征与生理变异是平脉不可缺少的两个方面。判断正常脉象须结合考虑诸多的条件才能确定,否则就易流于机械或导致错误。当然这些条件或因素对脉象的影响,只能在适当的程度之内,超过了就会是异常脉象。例如:弦脉,在老年人可以是平脉,在青年人则多半是病脉,而且属于老年人正常脉象的弦脉,只能"弦"在一定的程度以内,超过了则亦是病脉。

链接

(一) 正常脉象的特点

正常脉象的特点可概括为"有胃"、"有神"、"有根"。

1. 有胃 即脉有胃气。脉有无胃气,主要反映脾胃运化功能的盛衰。胃为水谷之海,后天之本,气血生化之源。人体的一切生机皆取决于胃气的有无,即"有胃气则生,无胃气则死"。有胃气的脉象表现为往来从容和缓,柔和有力。

2. 有神　即脉有神气。脉贵有神,心主血藏神,脉为血之府,气血充盈,心神健旺,体现于脉,则脉亦有神。有神气的脉象表现为节律调匀,应指有力。

3. 有根　即脉有根基。脉有根无根主要反映肾气的盛衰。肾为先天之本,元气之根,人之经脉气血全赖肾间动气之生发,肾气犹存,好比树木之有根,充满生机。有根的脉象表现为尺脉沉取有力,重按不绝。

总之,脉贵有胃、有神、有根,是从不同侧面强调正常脉象的必备条件。即不论何种脉象,只要节律整齐,有力中不失柔和,和缓中不失有力,尺部沉取有一定的力量,就是有胃、有神、有根的表现,说明脾胃、心、肾等脏腑功能正常,即使有病而病尚轻浅,正气未伤,生机仍在,预后良好。

对脉象"胃、神、根"的理解

历代医家所谓脉象中的"胃、神、根",实际上是人的正气在脉象中的反映或体现。脉有胃、有神、有根为平脉;少胃、少神、少根为病脉;脉无胃、无神、无根是病情十分危重的表现。

1."胃"　胃为后天之本,气血生化之源。因此,脉有胃气直接和间接地反映了脾胃运化功能的强弱以及全身气血的盛衰、营养状况的优劣。显然,在脉象所反映的人体生理信息中,势必包含了胃气的盛衰。脉有胃气的表现主要是:从容、徐和、软滑。

2."神"　神是人体生命活动的综合反映。脉有神气的主要特征是:应指有力,柔和从容,井然有序,节律整齐。由于平人脉象是有胃、有神的典型表现,脉之有神应是有力而带柔和之象,与脉有胃气之和缓从容难以截然分开,二者均有冲和之象,故前人有"有胃即有神"之说。说明脉之"胃气"与"神气"有相互包容、重叠的一面,但二者的侧重还是略有不同:脉之胃气重点表现在脉气之和缓、流利,脉之神气则主要表现为脉律整齐和应指有力。

3."根"　脉之有根,古人均认为与肾有关。肾为先天之本,是人体脏腑功能活动的原动力。若肾气充足,则脉象必有根。临床诊脉,以沉取候肾,以尺部候肾,故脉之有根主要表现为:三部脉沉取有力,或尺脉沉取有力。

总之,脉象之有胃、有神、有根,是从不同的侧面强调正常脉象所必备的条件,三者相互补充而不能截然分开。

（二）正常脉象的生理变异

正常脉象可随生理活动和气候环境的不同有相应的变化。常见的影响因素有气候、年龄、性别、精神状态、饮食情况等。例如,四季气候有温、热、寒、凉的变化,正常脉象则有春弦、夏洪、秋毛、冬石的不同;年龄长幼不同,脉象也有不同的变化,婴幼儿脉率较快,青壮年脉多有力,年老体弱者脉多偏弱;剧烈运动脉多疾数,静卧入睡脉多迟缓;肥胖之人脉多沉细,消瘦之人脉多偏浮;身材高大者脉象较长,矮小者脉象较短等,皆属于生理性脉象差异,不做病脉论。

四季平脉:又称四时平脉,指脉象随着四时气候而相应变化的生理现象。人体在春温、夏热、秋凉、冬寒的四时气候变化影响下,寸口脉出现"春胃稍弦"、"夏胃稍洪"、"秋胃稍浮"和"冬胃稍沉"的变化。这一变化是"天人相应"的体现,切脉时应当考虑这一因素。

此外,有的人其脉不见寸口,而现于寸口背侧,称为反关脉;若脉从尺部斜向手背虎口方向,称为斜飞脉。这是由于血脉循行走向变异所致,不属于病脉。

三、病理脉象

因病使脉象异于平脉和正常变异之脉,属病理脉象,简称病脉。在历代脉学文献中,病脉的种类和命名也有所不同。如《脉经》将脉分为二十四种;《濒湖脉学》分为二十七种;《景岳全书》分为十六种;《诊家正眼》分为二十八种。近代医家多从二十八脉论述。现将常见病脉的脉象与主病分述于下:

(一) 常见病脉及临床意义

1. 浮脉

脉象特征　轻取即得,重按稍减;举之有余,按之不足。

临床意义　表证。亦可见于内伤久病。

机理分析　外邪袭表,正邪相争在肌表部,脉气鼓动于外,故脉位浅显,轻取即得,重按压迫脉力稍减。因此浮脉是表证之征。久病阴血衰少,或阳气亏乏,不能内守而致虚阳外浮,其脉虽浮,但举按皆不足,是病情较为严重的表现。

2. 沉脉

脉象特征　轻取不应,重按始得。

临床意义　里证。有力为里实,无力为里虚。

机理分析　邪实内郁,正气尚盛,邪正相争于里,致气滞血阻,阳气被遏,不能鼓动脉气于外,而见脉沉有力;正虚而阳气无力升举鼓动,故脉沉而无力。

3. 迟脉

脉象特征　脉来迟缓,一息不足四至。

临床意义　寒证。有力为实寒,无力为虚寒。

机理分析　寒则凝滞,气血运行缓慢,故脉迟而有力。若阳气亏虚,无力运行气血,则脉迟而无力。此外,邪热结聚,阻滞气血运行,也见迟脉。故迟脉不可概认为主寒证,当脉症合参。

4. 数脉

脉象特征　脉来快数,一息六至。

临床意义　热证。有力为实热,无力为虚热。

机理分析　外感热病初起,或脏腑热盛,由于邪热鼓动,使经气偏盛,血随气行,血流加速,故脉数有力。浮数为表热,沉数为里热。若阴津不足,虚热内生也可使气血运行加快,且因阴虚不能充盈脉道,而脉体细小,故阴虚者可见脉细数无力。

脉之迟与证之寒、热

迟脉一般主寒证。但:①表寒证多见浮紧脉,而非浮迟脉,因为寒邪侵袭肌表,导致肌表经脉收引,脉道紧缩而拘急,故见脉浮紧,其脉率一般不会"迟"。②里寒证所见迟脉有别。心主血脉,脉搏快慢源于心之鼓动,迟脉之出现往往与心阳、心气之鼓动有关。或为阴寒之邪凝滞,致心之阳气被遏,鼓动受阻(里实寒),故脉迟而有力;或为心阳心气亏虚,鼓动不及(里虚寒),故脉迟而无力。③迟脉亦见于热证。如阳明腑实证之脉迟;热入血室、瘀热互结而脉迟等。此类迟脉是由于瘀热浊邪壅结,间接影响于心所致。

链接

5. 虚脉

脉象特征　三部脉举之无力,按之空虚,应指松软。亦是无力脉的总称。

临床意义　虚证。多为气血两虚。

机理分析　气虚无力鼓动血行,则脉来无力;血虚不足以充脉,则按之空虚;气虚不敛则脉管松弛,故应指松软。

6. 实脉

脉象特征　三部脉举按皆有力。亦是有力脉的总称。

临床意义　实证。亦见于正常人。

机理分析　邪气有余,正气不衰,正邪相搏,气血壅盛,脉管内充盈度较高,脉管呈紧张状态,故见脉搏应指有力。

7. 洪脉

脉象特征　脉体粗大,状如洪水,来盛去衰,滔滔满指。

临床意义　邪热亢盛。

机理分析　邪热充斥,脉道扩张,故脉体粗大;邪热亢盛,正邪相争急剧,气盛血涌,沸腾似波涛,脉来势急,脉去势缓,则现来盛去衰。

8. 细脉

脉象特征　脉体细小,应指如线,脉位略沉,至数显然。

临床意义　气血两虚,诸虚劳损,也主湿证。

机理分析　血不足不能充盈于脉,气不足无力鼓动血行于脉中,故见脉体细小,脉位深沉。湿阻脉络,气血充脉不利,亦见脉体细小。

9. 滑脉

脉象特征　往来流利,应指圆滑,如盘走珠。

临床意义　实热、痰饮、食滞。亦是青壮年的常脉,妇女的孕脉。

机理分析　实热、痰饮、食滞等实邪壅盛于内,邪正相搏,气实血涌,血流加快,脉道充盈,故脉往来流利,应指圆滑。

若青壮年健康无病而见脉滑柔和,是营卫充实之象;若妇女妊娠而见滑脉,是气血充盛以养胎儿的表现,不作病论。

10. 涩脉

脉象特征　往来艰涩,迟滞不畅,如轻刀刮竹。

临床意义　血少、精伤,气滞血瘀。

机理分析　血少、精伤,脉失濡润,血行不畅,脉往来艰涩,多见脉涩而无力。气滞血瘀,脉气不畅,血行受阻,则脉涩而有力。

11. 弦脉

脉象特征　端直以长,指下挺然,如按琴弦。

临床意义　肝胆病、痛证、痰饮、疟疾。亦见于老年健康者。

机理分析　弦为脉气紧张之状,由于肝气郁滞,气机不畅,经脉之气紧束不伸,失于柔和,故脉来弦劲。疼痛可致脉道拘急,疟邪居于少阳,使少阳之气不伸。故疼痛、疟疾也可见弦脉。

老年人脉象弦,为精气衰减的征象。随着年龄的增长,精血亏虚,脉失濡润,脉象失其柔和之性而变弦,是属于生理性退化的一种征象。

12. 紧脉

脉象特征　脉来绷急,左右弹指,状如牵绳转索。

临床意义　寒、痛、宿食。

机理分析　寒性收引、凝滞。寒邪侵袭机体，以致脉道紧张而拘急，正气未衰，正邪相争剧烈，气血向外冲击有力，则脉来绷急而搏指，状如切绳而见紧脉；各种疼痛导致阴阳不调，脉道拘急而出现紧脉；宿食内阻，气机失和，脉道拘急亦出现紧脉。

弦脉、紧脉的脉象与鉴别

弦脉以脉硬有形、端直以长为脉象特征。其形成可能与血管周围神经机能失调而影响血管平滑肌的舒收，脉管弹性状况较差等因素有关。脉波图示波峰较钝、切迹高而显，故顶似平坦，且降支呈弧凸状，这与脉来挺然直过、长硬如弦的指下感觉是一致的。弦脉属有力脉是指其脉硬欠柔、按之不移而言，实际上脉势并不很强，因而弦脉当是阳中之阴脉，这与弦脉主要候肝胆疾患，而肝病有肝气易郁、肝阳易亢、肝阴肝血易亏的病理特点是相符的，即气郁则脉势欠盛、脉道舒收失调，阳亢阴血亏则使血管壁硬而失柔、弹性降低。

紧脉以紧张有力、绷急弹指为脉象特征。紧脉主实寒证。一方面由于寒性收引，既可使脉管在纵的长度上收引绷急，又可使脉管在横的管径上收缩紧束，因而脉道处于绷急紧束的状态。另因新病突起，正气本非virtual衰，故阳气亢奋以胜寒，血行旺盛以祛邪，因而脉势冲击有力。这样，气血旺盛的脉势，冲击着绷急紧束的脉管壁，因而指下感觉脉体虽然不大，但脉势却弹指有力、状若转索。《濒湖脉学》所说"紧言其力弦言象"，是弦紧二脉辨别的要点。即紧脉是以脉势强盛、弹指有力为特点；弦脉是以脉象挺然、管硬有形为特点。

链接

13. 缓脉

脉象特征　一息四至，来去怠缓乏力。

临床意义　湿证，脾胃虚弱。

机理分析　湿邪黏滞，阻碍脾胃气机，故脉失胃气之柔和而见怠缓；脾胃虚弱，气血不足，脉失充盈鼓动，脉来亦怠缓乏力。

若脉来从容和缓有力，浮沉适中，见于正常人，是有胃气的表现，说明脾胃功能正常，气血调和，健康无病。

14. 濡脉

脉象特征　浮而细软，按之无力。

临床意义　虚证、湿证。

机理分析　气血不足，血虚则脉失血液充盈而变细，气虚则无力鼓动而脉软。故诸虚证，皆可见濡脉。若脾虚湿盛，脉受湿阻，也可见濡脉。

15. 弱脉

脉象特征　脉位偏沉，脉细而软。

临床意义　主虚证。

机理分析　阴血不足，不能充盈脉道；阳气衰少，无以推动血行，故脉来沉细而软。

16. 微脉

脉象特征　极细极软，若有若无，模糊不清，按之欲绝。

临床意义　气血大虚，阳气衰微。

机理分析　阴血大虚则脉失阴血充盈而变细，阳气衰微则无力鼓动而脉软。阴阳衰微，气血大虚脉则表现为极细软而无力，似有似无。临床以心肾阳气衰微较为多见。久病脉微是正气将绝，新病脉微是阳气暴脱。

17. 促脉

脉象特征　脉来急数,时有一止,止无定数。

临床意义　阳热亢盛,气滞血瘀,痰阻食停。

机理分析　阳热亢盛,则血行加速,故脉来急数;热灼阴津则津血衰少,心气受损,脉气不相接续,故脉来时有一止;因气、血、痰、食等病邪郁滞化热,同时病邪阻滞血行,使脉来急数,脉气不相顺接而出现歇止。

18. 结脉

脉象特征　脉来迟缓,时有一止,止无定数。

临床意义　阴盛气结,痰滞血瘀,癥瘕积聚。亦可见于气血虚衰。

机理分析　阴寒内盛,血行迟缓,故脉来缓慢;痰滞血瘀,癥瘕积聚,阻碍气机,以致脉气不相接续,而见脉时有一止;若久病气血虚衰,尤其是心气、心阳虚衰,脉气不续,故脉来缓慢而时有一止,且结而无力。

19. 代脉

脉象特征　脉来缓慢,时有一止,止有定数,良久方来。

临床意义　脏气衰微,痛证,七情惊恐,跌打损伤。

机理分析　脏气衰微,气血虚损,气不连续,无力推动血行,以致脉缓而有歇止,良久方来,脉势软弱,常说明是病情较重;痛证、七情惊恐、跌打损伤致气机受阻,心气失和,而使脉气不相顺接,亦可见代脉,但应指有力。

(二) 脉象类比与相兼

1. 脉象类比

(1) 比类法:将相似的脉象归为一类,进行比较分析的方法,称为比类法。

各种病脉均是在邪正斗争中形成的,辨证以表里寒热虚实为纲,脉象则有浮沉迟数虚实之相应。因此,现按浮、沉、迟、数、虚、实六个纲脉加以归类比较。临床常见病脉的脉象和主病归类如表2-5-2。

表2-5-2　常见病脉归类简表

脉纲	共同特点	相类脉		
		脉名	脉象	主病
浮脉类	轻取即得	浮	举之有余,按之不足	表证,亦见于虚阳浮越证
		洪	脉体阔大,充实有力,来盛去衰	热盛
		濡	浮细无力而软	虚证,湿困
		散	浮取散漫而无根,伴至数或脉力不匀	元气离散,脏气将绝
		芤	浮大中空,如按葱管	失血,伤阴之际
		革	浮而搏指,中空边坚	亡血、失精、半产、崩漏
沉脉类	重按始得	沉	轻取不应,重按始得	里证
		伏	重按推至筋骨始得	邪闭、厥病、痛极
		弱	沉细无力而软	阳气虚衰、气血俱虚
		牢	沉按实大弦长	阴寒内积、疝气、癥积

续表

脉纲	共同特点	相类脉		
		脉名	脉象	主病
迟脉类	一息不足四至	迟	一息不足四至	寒证,亦见于邪热结聚
		缓	一息四至,脉来怠缓	湿病,脾胃虚弱,亦见于平人
		涩	往来艰涩,迟滞不畅	精伤、血少;气滞、血瘀,痰食内停
		结	迟而时一止,止无定数	阴盛气结,寒痰瘀血;气血虚衰
数脉类	一息五至以上	数	一息五至以上,不足七至	热证;亦主里虚证
		疾	脉来急疾,一息七八至	阳极阴竭,元气欲脱
		促	数而时一止,止无定数	阳热亢盛,瘀滞、痰食停积;脏气衰败
		动	脉短如豆,滑数有力	疼痛,惊恐
虚脉类	应指无力	虚	举按无力,应指松软	气血两虚
		细	脉细如线,应指明显	气血俱虚,湿证
		微	极细极软,似有似无	气血大虚,阳气暴脱
		代	迟而中止,止有定数	脏气衰微;疼痛、惊恐、跌仆损伤
		短	首尾俱短,不及本部	有力主气郁,无力主气损
实脉类	应指有力	实	举按充实而有力	实证;平人
		滑	往来流利,应指圆滑	痰湿、食积、实热;青壮年;孕妇
		弦	端直以长,如按琴弦	肝胆病、疼痛、痰饮等;老年健康者
		紧	绷急弹指,状如转索	实寒证、疼痛、宿食
		长	首尾端直,超过本位	阳气有余,阳证、热证、实证;平人
		大	脉体宽大,无汹涌之势	健康人;病进

(2)对举法:将两种性质相反的脉象进行对比分析的方法,称为对举法。

浮脉与沉脉是脉位浅深相反的两种脉象。浮脉脉位浅表,轻取即得;沉脉脉位深沉,重按始得。

迟脉与数脉是脉率快慢相反的两种脉象。迟脉来去慢,一息三至;数脉来去快,一息六至。

虚脉与实脉是脉搏气势相反的两种脉象。虚脉三部脉举按均无力;实脉三部脉举按皆有力。

滑脉与涩脉是脉搏流利度相反的两种脉象。滑脉是往来流利,应指圆滑;涩脉是往来艰涩,滞涩不畅。

洪脉与细脉是脉体大小和气势强弱相反的两种脉象。洪脉脉体宽大,来盛去衰;细脉脉体细小如线,其势软弱无力。

紧脉与缓脉是脉搏紧张度相反的两种脉象。紧脉按之如牵绳转索,脉管的紧张度较高;缓脉急缓乏力,脉管的紧张度较低。

2. 相兼脉 两种或两种以上的单因素脉象同时并见者称为相兼脉。

由于疾病是一个复杂的过程,可以由多种因素相兼致病,疾病中邪正斗争不断发生变化,疾病的性质和病位亦可随之而变。因此,病人的脉象经常是两种或两种以上相兼出现,故相兼脉亦称复合脉。如浮数为二合脉,弦滑数为三合脉,浮数滑实为四合脉。常见脉象中,有些脉本身就是复合脉,如涩脉是由细、迟、短三脉合成。

相兼脉的组合原则是,凡是性质相反的脉不能相兼组成相兼脉。如浮与沉、迟与数、洪与细、滑与涩、虚与实等。

相兼脉的主病,等于组成该相兼脉的各单一脉的相合。如浮数脉,浮主表,数主热,合之即主表热;沉迟脉,沉为里,迟为寒,合之即主里寒。

不能相兼的脉象

由于疾病是复杂的,病理改变往往是多方面的,因此,临床上的脉象大部分是相兼存在的,如脉滑数、脉浮紧、脉弦细数等。然而也并不是所有的脉象都可以随意相兼。一是性质相反的脉不能相兼,如同一病人其脉不可能既浮又沉、既迟又数、既滑又涩等。二是有些脉类上属于对立的脉也不能相兼,如濡脉为浮细无力,而弱脉为沉细无力,故不能称濡弱脉;结脉是缓而中止,止无定数,代脉则是止有定数,故结脉与代脉不会在同时出现(有时可以交替出现),而促脉则是数而中止,故不能与结、代脉相兼。三是有的脉象本来就是由多个脉象要素综合构成的,因此不能又将单因素的脉象与之相兼,如洪脉是脉体洪大而脉势汹涌,浮沉均很明显,故不能称脉洪浮、沉洪、洪而有力;微脉是脉搏极细极弱,若有若无,因此严格地说,所谓脉微细、脉微弱都是不恰当的;虚脉是无力脉的总称,因此著称脉虚无力则是重复缀语。此外,紧脉主实寒,脉道因寒邪所遏而绷急紧束,故紧脉的脉势虽甚有力但其脉体不可能是大,因而不会有洪紧、脉紧而大之类的脉象。

链接

临床常见的相兼脉及其主病举例:

浮数脉:主风热袭表的表热证。

浮缓脉:主太阳中风的表虚证。

浮紧脉:主外感寒邪之表寒证。

沉紧脉:主里寒证。

沉细脉:主阴虚或血虚。

沉缓脉:主脾虚,水湿内停。

沉弦脉:主肝郁气滞。

滑数脉:主痰热、痰火,或内热食积。

洪数脉:主气分热盛。

弦数脉:主肝火、肝热。

沉细数脉:主阴虚内热。

弦滑数脉:主肝火夹痰、肝风痰热内扰。

诊妇人脉与小儿脉

1. 诊妇人脉

妇女有经、带、胎、产等特有生理变化和相关病证,其脉象亦有相应改变。

(1)诊月经脉

妇人左关、尺脉忽洪大于右手,口不苦,身不热,腹不胀,是月经将至之兆。

若寸、关脉调和,而尺脉弱而细涩者,月经多不利。妇人闭经,尺脉虚细涩者,多为经血亏少的虚闭;尺脉弦涩者,多为气滞血瘀的实闭证。

(2)诊妊娠脉

常见妊娠脉大约有三种:其一,已婚妇女素来经行正常,而突然停经,兼见有嗜酸、恶心欲吐等表现,脉来滑数冲和,可为妊娠之脉。其二,妇女停经后,两尺脉滑数搏指强于寸脉的,便是妊娠之征。其三,妇人月经初停时,诊左寸脉滑动,是血聚养胎的妊娠之象。

链接

（3）诊临产脉

临产脉古人称为"离经脉"，临床常见的有四种：其一，妇人临产脉浮，伴腹痛引腰脊者。其二，尺脉转如珠。其三，脉沉细而滑。其四，中冲脉（中指之末，心包络之穴位）异常搏动。

前人关于诊经、孕、产的观点，多属经验之谈，可做临床诊妇人脉的参考。

2. 诊小儿脉

诊小儿脉与成人不同。由于小儿寸口部位狭小，难分寸、关、尺三部。后世医家对三岁以上的小儿多采用"一指（拇指）定关法"，以候小儿脉象。即医生用左手握住小儿的右手，以右手的大拇指按小儿腕后高骨的关脉上，不分三部，惟定息数。四岁以上的小儿，则以高骨中线为关，以一指向两侧滚转以寻三部；七、八岁小儿可以挪动拇指诊三部脉；九、十岁以上小儿，可依次下指诊三部脉；十五岁以上可按成人三部诊法进行。

小儿脉动至数与成人有所不同，年龄越小，脉动越快。三岁以下的小儿，一息七、八至为平脉；五、六岁的小儿，一息六至为平脉，七至以上为数脉，四、五至为迟脉。

关于小儿脉象主病，一般以浮、沉、迟、数定表、里、寒、热；以有力、无力定虚、实。具体而言，浮脉主表病在外；沉脉主里病在内；迟脉主脏病属寒；数脉主腑病属热；脉无力为虚；脉有力为实。

链 接

四、脉诊的临床意义

脉象是人体脏腑机能活动和气血运行状态在脉道上的具体反映，脏腑气血发生病变，血脉的运行就会受到影响，脉象便会发生相应的变化。脉诊的临床意义概括而言有以下四个方面。

（一）辨别病证的部位

病证的部位是指机体发生疾病时，病邪在表或在里，或侵犯机体的何脏何腑等。当脏腑生理功能发生病理改变时，便会影响气血的正常运行而在脉象上反映出来，如浮脉主病在表，沉脉主病在里。寸口脉的寸、关、尺三部分候不同的脏腑，若某部脉象发生特异变化，则应考虑其相应脏腑发生病变的可能，如两手尺部脉微弱，多见肾气虚衰；右关部脉弱，多为脾胃气虚等。

（二）判断病证的性质

病证的性质是指病证属寒或属热，以及痰饮瘀滞等。如寒与热均可改变气血在体内运行的速度，表现出不同的脉象。因此迟数常反映病性的属寒、属热，迟脉主寒证，数脉主热证。

（三）分辨邪正的盛衰

在疾病过程中，邪正的盛衰，产生虚实的病理变化，脉象的有力和无力，常可反映疾病的虚实证候。一般认为，脉象虚弱无力多主虚证，脉象实而有力多主实证。

（四）推断病证的进退

通过对脉象的动态观察，可以推断疾病的进退和预后。如外感病证脉象由浮转沉，表示病邪由表入里,由沉转浮为病邪由里出表;久病脉见和缓,或脉力逐渐增强,是胃气来复,病退向愈的佳兆。久病气虚、虚劳,或失血、久泄而出现脉象虚大,则多属邪盛正衰的危重证候。又如战汗,汗出脉静,热退身凉,表示邪去正复,病情好转;若汗后脉急疾、烦躁者,则是邪盛正衰,疾病恶化的表现。

第2节　按　　诊

按诊,是医生用手触摸或按压病人的肌肤、手足、胸腹、俞穴等部位,以了解局部的异常变化,从而推断疾病部位、性质和病情轻重的一种诊病方法。

一、按诊的方法

临床按诊,一般有触、摸、按、压等几种方法。触,是医生用指腹或手掌轻轻接触患体局部,主要借以了解皮肤的温凉、润燥等情况;摸,是医生用手掌稍用力抚摸患体局部,主要借以了解患者的局部感觉及皮肤疮痈、斑疹等情况;按,是医生用手按压患体局部,诸如胸、腹、背、腰、俞穴等部位,主要借以了解有无包块肿物及肿物的形态、大小、质地软硬等情况;压,是医生用手重压病变部位,借以探明深部有无压痛,是否有脓等情况。

以上四种手法的区别主要表现在指力轻重不同,所达部位深浅有别。触则用手轻诊皮肤,摸则稍用力达于肌层,按压则重用力诊筋骨或腹腔深部。在临床上,四种手法是综合运用的,常是先触摸,后按压,由轻及重,由浅至深,以了解病变情况。

按诊时,根据按诊目的和检查部位的不同,应采取不同的体位和手法。一般病人应取坐位或仰卧位。病人取坐位时,医生应面对病人而坐或站立进行。用左手稍扶病体,右手触摸按压某一局部,多用于皮肤、手足、俞穴的按诊。按胸腹时,病人需采用仰卧位,全身放松,两腿自然伸直,医生站在病人右侧,用右手或双手对病人胸腹某些部位进行切按。在按压腹内肿物或深部按诊时,可让病人屈曲双膝,使腹肌松弛,便于切按。

按诊时,医生要体贴病人,手要温暖,动作轻巧,指甲要剪短;按诊必须由病变部位周围正常处开始,逐渐移向病变部位,避免突然强烈的刺激,同时注意观察病人在接受检查时的表情,了解其痛苦的部位和程度。

二、按诊的内容

1. 按肌肤　按肌肤主要为了探明全身肌表的寒热、润燥、肿胀以及肌表疮痈等情况。

(1) 辨寒热:按肌肤的冷暖可了解病证的寒热、表里、虚实。一般而言,凡肌肤热者,多属热证;肌肤寒凉者,多属寒证。凡初按热甚久按热轻者,多属表热;初按热轻久按热甚者,多为里热。凡肌肤热不甚,有似自内外发者,多为虚证发热;肌肤热甚灼手者,多为实证发热。

(2) 察润燥:察肌肤的润燥,可以了解汗之有无及津液盈亏。凡肌肤润泽光滑或湿润,多为有汗或津液未伤;皮肤干燥枯槁,为无汗或津液已伤。若皮肤枯燥,肌肤甲错,为内有瘀血。

(3) 诊肿胀:按肌肤肿胀处,可以诊知水肿和气肿。凡按之凹陷没指,举之不能即起的是水肿;凡按之凹陷,举之即起的是气肿。

(4) 审疮痈:触按局部疮痈,可辨其阴阳属性及是否成脓。凡按之肿硬不热,且根盘平塌漫肿者,多属阴证;按之高肿热痛,根盘紧束者,多属阳证。按之坚硬而热不甚者,为无脓;按之边硬顶软而热甚者,多为已有脓。重按而痛者,脓在深部;按之有波动感者,多为脓已成。

2. 按手足 按手足,主要是诊察寒热的在表在里或属虚属实。

一般而言,凡手掌心热,多属内伤虚热;手背热甚者,多属外感实热。疾病初起,手足俱凉者,是阴寒内盛;久病体弱,手足常冷且时感畏寒者,多数阳虚。若胸腹灼热,手足俱热者,属阳热实证;胸腹灼热,而四末厥冷者,乃属热深厥亦深的热厥证。

3. 按胸腹 胸腹是人体的重要部位,体表的一定部位又属于不同的脏腑所主。因此,通过对胸腹的触摸按压,有助于辨别脏腑的虚实、病邪性质和有无积聚癥瘕。

(1)按虚里:虚里位于左乳下第四、五肋间,即心尖搏动处。根据虚里搏动的强弱,可以了解宗气的盛衰,推测疾病的轻重预后,尤其是危急病证寸口脉不明显时,诊虚里更具有重要的诊断价值。

虚里为诸脉之所宗。虚里按之应手,动而不紧,缓而不怠,动气聚而不散,节律清晰一致,一息四到五至,是心气充盛,宗气积于胸中的健康征象。

若虚里搏动微弱无力,为不足,是宗气内虚。若按之弹指,洪大而搏,甚至其动应衣者,为太过,是宗气外泄,证属危候。

(2)按胁肋:两胁为肝胆经所布,故按胁肋可了解肝胆病变。

若右胁下按及肿块,或软或硬,多是肝脏肿大,属气滞血瘀;若表面凹凸不平,要警惕肝癌;右胁胀痛,摸之热感,手不可按者,为肝痈。若左胁下触及肿块,称为痞母,多因疟疾日久而成。

(3)按胃脘:胃脘部为胃之所居。若按之硬痛为结胸,属实证,多因水气实邪结聚所致;若但觉脘闷,按之濡软不痛,为痞证,属虚证,多因胃气虚所致。若胃脘偏右下有压痛,也可见于肝郁胆气不利之证。

(4)按腹部:一般而言,凡腹部按之肌肤凉而喜暖者,属寒证;腹部按之肌肤灼热而喜凉者,属热证;腹痛喜按,按之痛缓,腹壁柔软者,多属虚证;腹痛拒按,按之痛甚,腹壁硬满者,属实证。凡按之有形、固定不移者,多为有形实邪为患;按之无形,时聚时散者,多为无形实邪为患。

若腹内触及肿块,按之硬痛,推之不移者,为癥积,多属血瘀;按之无形,痛无定处,为瘕聚,多属气滞。腹部胀满,按之即起,叩之如鼓,小便自利者,属气臌,是气滞所致;按之如囊裹水有波动感,小便不利者,为水臌,是水液内停所致。

4. 按俞穴 俞穴是经络气血在体表通过的重点部位,是五脏六腑之气转输的地方,若某一脏腑有病,可以通过经络的联系而在其相应的俞穴处出现一定的反应,因此可以通过俞穴的某些变化来推断疾病。

正常俞穴按压时有酸胀感。俞穴的病理变化可出现明显的压痛或敏感点,或可触摸到结节状或条索状反应物。如肺病可在肺俞或中府穴摸到结节或有压痛点;肝病可在肝俞或期门穴处有压痛;胃病可在胃俞或足三里处有压痛等。

诊断脏腑病变常用的腧穴有:

肺病:中府、肺俞、太渊。

心病:巨阙、膻中、大陵。

肝病:期门、肝俞、太冲。

脾病:章门、太白、脾俞。

肾病:气海、太溪。

胆病:日月、胆俞。

胃病:胃俞、足三里。

大肠病:天枢、大肠俞。

小肠病:关元。

膀胱病:中极。

链接

小结

脉诊是医生用手指切按患者体表的某些浅表动脉,根据脉动应指的形象,以辨别病证的部位、判断病证的性质、分辨邪正的盛衰、推断病证的进退,为临床辨证论治的依据。常见病脉列举了十九种,每一种病脉都具有独特的脉象特点及临床意义,这是本章的重点内容。临床常见的脉象多是以相兼脉的形式出现,应注意相兼脉的相兼、主病原则。

按诊是医生用手触摸或按压病人的肌肤、手足、胸腹、俞穴等部位,以了解局部的异常变化,从而推断疾病部位、性质和病情轻重的一种诊病方法。按诊的方法一般有触、摸、按、压等。按诊的内容包括按肌肤、按手足、按胸胁、按俞穴等。

目 标 检 测

一、解释题

1. 三部九候 2. 寸口 3. 平息 4. 平脉 5. 相兼脉 6. 虚里 7. 癥积 8. 瘕聚

二、问答题

1. 何谓脉诊?

2. 简述中医脉诊的原理。

3. 简述寸口诊脉候病的原理及寸口部分候脏腑。

4. 何谓举、按、寻、单诊、总按?

5. 何谓正常脉象? 简述正常脉象的特点。

6. 脉有胃、神、根的表现特点及意义如何?

7. 简述浮脉、沉脉;迟脉、数脉的脉象特征及临床意义。

8. 简述虚脉、实脉;洪脉、细脉的脉象特征及临床意义

9. 简述滑脉、涩脉;弦脉、濡脉的脉象特征及临床意义。

10. 怎样鉴别促、结、代脉?

11. 何谓相兼脉? 举例说明脉象相兼的原则。

12. 简述脉诊的临床意义。

13. 按诊的手法有哪些? 各有何应用特点及意义?

14. 何谓虚里? 按虚里有何临床意义?

15. 怎样通过按肌肤的寒热辨别人体的阴阳盛衰、表里虚实?

16. 按触痈疡,怎样辨别是否成脓?

第6章 八纲辨证

学习目标

1. 理解八纲,八纲辨证,八纲证候相兼、错杂、转化、真假等概念。
2. 掌握八纲基本证候的临床表现。
3. 理解证候分析。

八纲,指表、里、寒、热、虚、实、阴、阳八个纲领。

根据病情资料,运用八纲进行分析综合,从而辨别疾病现阶段病变部位的浅深、病情性质的寒热、邪正斗争的盛衰和病证类别的阴阳,作为辨证纲领的方法,称为八纲辨证。

八纲是从各种具体证候的个性中抽象出来的带有普遍规律的共性,它能把错综复杂的临床表现分别概括为表证、里证、寒证、热证、虚证、实证,再进一步归纳为阴证、阳证两大类。就是说,对于任何一种证候,从大体病位来说,总离不开表或里;从基本性质来说,一般可区分为寒与热;从邪正斗争的关系来说,主要反映为实与虚;从病证类别来说,都可归属于阴或阳。因此,八纲辨证是中医辨证的纲领,是用于分析各种疾病共性的辨证方法,在诊断过程中能起到执简驭繁、提纲挈领的作用。

八纲辨证突出地反映了中医学辨证思维的特点。虽然八纲辨证主要将各种证候概括为四对纲领性证候,每对证候的双方都有与另一方区分的临床表现,但是这并不意味着临床上各种证候只能划分为八个孤立而毫不相关的、界限分明的区域,而是八纲之间既相互区别,又相互转化、相互联系、相互错杂。因此,对于八纲辨证,既要掌握八纲的基本证候,又要熟悉八纲之间相互组合形成的各种复合证候类型。

《内经》虽无"八纲"这一名词,但却有八纲具体内容的散在性论述,并且基本确定了其间的辨证关系。张仲景在《伤寒杂病论》中,已具体运用八纲对疾病进行辨证论治,如方隅在《医林绳墨》中说:"仲景治伤寒,着三百九十七法,一百一十三方,……然究其大要,无出乎表里虚实阴阳寒热,八者而已。"到了明代,八纲辨证的概念与内容,已为许多医家所重视和接受,如陶节庵《伤寒六书·伤寒家秘的本》中说:"审得阴阳表里寒热虚实真切,复审汗下吐温和解之法,治之庶无差误。"王执中《伤寒正脉》亦说:"治病八字,虚实阴阳表里寒热,八字不分,杀人反掌。"张三锡《医学六要》也说:"古人治病大法有八,曰阴、曰阳、曰表、曰里、曰寒、曰热、曰虚、曰实。"张景岳《景岳全书·传忠录》专设"阴阳篇"、"六变辨",对八纲作了进一步论述,并以二纲统六变,曰:"阴阳既明,则表与里对,虚与实对,寒与热对,明此六变,明此阴阳,则天下之病,固不能出此八者。"明显地将二纲六变作为辨证的纲领。因此,将表、里、寒、热、虚、实、阴、阳八者作为辨证的纲领,实际上形成于明代。近人祝味菊在《伤寒质难》中说:"所谓'八纲'者,阴、阳、表、里、寒、热、虚、实是也,古昔医工观察各种疾病之证候,就其性能之不同,归纳于八种纲要,执简驭繁,以应无穷之变。"这是"八纲"名称的正式提出。

第1节 八纲基本证候

一、表里辨证

表里是辨别病变部位外内浅深的两个纲领。

表里主要代表辨证中病位的外内浅深,一般而论,身体的皮毛、肌腠在外,属表;血脉、骨髓、脏腑在内,属里。临床辨证时,一般把外邪侵犯肌表,病位浅者,称为表证;病在脏腑,病位深者,称为里证。但是表里证候的辨别主要是以临床表现为依据,因而不能把表里机械地理解为固定的解剖部位。

> 表与里是相对的概念,如皮肤与筋骨相对而言,皮肤属表,筋骨属里;脏与腑相对而言,腑属表,脏属里;经络与脏腑相对而言,经络属表,脏腑属里;经络中三阳经与三阴经相对而言,三阳经属表,三阴经属里等。
>
> 链接

辨别表里对外感病的诊断和治疗具有特别重要的意义。这是由于内伤杂病的证候一般属于里证范畴,故分辨病位表里的意义不大,而主要应辨别"里"所在的脏腑等具体病位。而外感病则往往具有由表入里、由浅入深、由轻至重的发展传变过程,因此,表里辨证是对外感病发展阶段性的基本认识,它可说明病情的轻重浅深及病机变化的趋势,从而可把握疾病演变的规律,取得诊疗的主动性。

(一) 表证

概念 六淫、疫疠等邪气,经皮毛、口鼻侵入机体,卫气抗邪于肤表浅层,以新起恶寒发热为主要表现的轻浅证候。表证见于外感病初期,具有起病急、病位浅、病程短的特点。

临床表现 新起恶寒发热,头身疼痛,喷嚏,鼻塞,流涕,咽喉痒痛,微有咳嗽、气喘,舌淡红,苔薄,脉浮。

主症分析 外邪袭表,正邪相争,阻遏卫气的正常宣发、温煦功能,故见恶寒发热;外邪束表,经气郁滞不畅,不通则痛,故有头身疼痛;外邪内应于肺,鼻咽不利,故喷嚏、鼻塞、流涕、咽喉痒痛;肺气失宣而上逆,故微有咳嗽、气喘;病邪在表,尚未入里,没有影响胃气的功能,舌象没有明显变化,故舌淡红,苔薄;正邪相争于表,脉气鼓动于外,故脉浮。

> 表证是正气抗邪于外的表现,故不能简单地将表证理解为就是皮肤等浅表部位的病变,也不能机械地以为皮毛的病变就一定是表证。
>
> 链接

辨证要点 本证以新起恶寒发热、苔薄、脉浮,内脏症状不明显为辨证要点。

(二) 里证

概念 病变部位在内,脏腑、气血、骨髓等受病所反映的证候。

里证可见于外感疾病的中、后期阶段,或为内伤疾病,具有病情较重、病位较深、病程较长的特点。形成里证的原因有三个方面:一是外邪袭表,表邪不解,内传入里,形成里证;二是外邪直接入里,侵犯脏腑等部位,即所谓"直中"为病;三是情志内伤、饮食劳倦等因素,直接损伤脏腑气血,或脏腑气血功能紊乱而出现种种证候。

临床表现　里证的范围极为广泛,其表现多种多样,概而言之,凡非表证(及半表半里证)的特定证候,一般都属里证的范畴,即所谓"非表即里"。所有内伤病皆为里证,只有外感病才有辨别表里的必要,所以重点介绍外感病表邪入里之里证。发热不恶寒,反恶热,舌红苔黄,脉沉数。伴渴喜冷饮,小便短赤,大便燥结,甚至烦躁谵语。

里证的病位虽然同属于"里",但仍有浅深之别,一般病变在腑、在上、在气者,较为轻浅,病变在脏、在下、在血者,较为深重。

链接

主症分析　外感风寒入里化热或风热入里,邪热炽盛故发热不恶寒,反恶热,舌红苔黄,脉沉数;热伤津液故渴喜冷饮,小便短赤,大便燥结;热扰心神故烦躁谵语。

辨证要点　本证以脏腑症状为主要表现,无新起恶寒发热为辨证要点。

(三) 半表半里证

概念　病变既非完全在表,又未完全入里,病位处于表里进退变化之中,以寒热往来等为主要表现的证候。

临床表现　寒热往来,胸胁苦满,心烦喜呕,默默不欲饮食,口苦,咽干,目眩,脉弦。

主症分析　半表半里证在六经辨证中通常称为少阳病证,是外感病邪由表入里的过程中,邪正分争,少阳枢机不利所表现的证候。

辨证要点　本证以寒热往来,胸胁苦满,脉弦为辨证要点。

鉴别要点　表证和里证的辨别,主要是审察寒热症状,内脏证候是否突出,舌象、脉象等变化。《医学心悟·寒热虚实表里阴阳辨》说:"一病之表里,全在发热与潮热,恶寒与恶热,头痛与腹痛,鼻塞与口燥,舌苔之有无,脉之浮沉以分之。假如发热恶寒,头痛鼻塞,舌上无苔(或作薄白),脉息浮,此表也;如潮热恶热,腹痛口燥,舌苔黄黑,脉息沉,此里也。"可作为辨别表里证的参考。

(1) 外感病中,发热恶寒同时并见者属表证;但热不寒或但寒不热者属里证;寒热往来者属半表半里证。

(2) 表证以头身疼痛,鼻塞或喷嚏等为常见症状,内脏证候不明显;里证以内脏证候如咳喘、心悸、腹痛、呕泻等为主症,鼻塞、头身痛等非其常见症状;半表半里证则有胸胁苦满等特有表现。

(3) 表证及半表半里证舌苔变化不明显,里证舌苔多有变化;表证多见浮脉,里证多见沉脉或其他多种脉象,半表半里证多见弦脉。

此外,辨表里证尚应参考起病的缓急、病情的轻重、病程的长短等。

二、寒 热 辨 证

寒热是辨别疾病性质的两个纲领。

疾病的性质，其实不仅是为寒为热，但《素问·阴阳应象大论》说："水火者，阴阳之征兆也。"《景岳全书·传忠录》说："寒热者，阴阳之化也。"《类经·疾病类》亦说："水火失其和，则为寒为热。"由于寒热较突出地反映了疾病中机体阴阳的偏盛偏衰、病邪属性的属阴属阳，而阴阳是决定疾病性质的根本，所以说寒热是辨别疾病性质的纲领。

病邪有阳邪与阴邪之分，正气有阳气与阴液之别。阳邪致病导致机体阳气偏盛，或是阴液亏损而阳气偏亢，均可表现为热证；阴邪致病容易导致机体阴气偏盛，或是阳气虚衰而阴寒内盛，均可表现为寒证。所谓"阳盛则热，阴盛则寒"（《素问·阴阳应象大论》）、"阳虚则外寒，阴虚则内热"（《素问·调经论》），即是此义。

恶寒（及畏寒）、发热与八纲辨证的寒证、热证，既有联系又有区别，二者不能混同。恶寒、发热只是疾病的现象，疾病所表现的寒热征象可有真假之别，而寒证、热证则是对疾病本质所作的判断。

（一）寒证

概念　感受寒邪，或阳虚阴盛，导致机体功能活动衰退所表现的具有冷、凉特点的证候。

感受寒邪，或过服生冷寒凉所致，起病急骤，体质壮实者，多为实寒证；内伤久病，阳气虚弱而阴寒偏胜者，多为虚寒证。寒邪袭于表，多为表寒证；寒邪客于脏腑，或因阳虚阴盛所致者，多为里寒证。

临床表现　常见恶寒，畏寒，冷痛，喜暖，口淡不渴，肢冷蜷卧，痰、涎、涕清稀，小便清长，大便稀溏，面色白，舌淡，苔白而润，脉迟或紧等。

主症分析　由于寒邪遏制，阳气被郁，或阳气虚弱，阴寒内盛，形体失却温煦，故见恶寒，畏寒，冷痛，喜暖，肢凉蜷卧等症；寒不消水，津液未伤，故口不渴，痰、涎、涕、尿等分泌物、排泄物澄澈清冷，苔白而润。寒性凝滞，气血运行缓慢，故面色白，舌淡，脉迟；脉管收引故脉紧。

辨证要点　本证以形寒肢冷，尿清便溏，舌淡苔白，脉迟为辨证要点。

（二）热证

概念　感受热邪，或脏腑阳气亢盛，或阴虚阳亢，导致机体机能活动亢进所表现的具有温、热特点的证候。

因外感火热阳邪，或过服辛辣温热之品，或体内阳热之气过盛所致，病势急骤，形体壮实者，多为实热证；因内伤久病，阴液耗损而阳气偏亢者，多为虚热证。风热之邪袭于表，多为表热证；热邪盛于脏腑，或因阴虚阳亢所致者，多为里热证。

临床表现　常见发热，恶热喜冷，口渴欲饮，面赤，烦躁不宁，痰、涕黄稠，小便短黄，大便干结，舌红，苔黄燥少津，脉数等。

主症分析　由于阳热偏盛，或因阴液亏虚而阳气偏亢，故见发热、恶热、面赤、烦躁不宁、舌红、苔黄、脉数等一派热象证候；热伤阴津，津液被耗，故见口渴欲饮、痰涕黄稠、小便短黄、大便干结、舌燥少津等症。

辨证要点　本证以发热，口渴冷饮，便干尿赤，舌红，苔黄，脉数为辨证要点。

鉴别要点　寒证与热证是机体阴阳偏盛偏衰的反映，是疾病性质的主要体现，故应对疾病的全部表现进行综合观察，尤其是恶寒发热、对寒热的喜恶、口渴与否、面色的赤白、四肢的温凉、二便、舌象、脉象等，是辨别寒证与热证的重要依据。见表2-6-1。

表 2-6-1 寒证、热证的鉴别

	寒证	热证
寒热喜恶	恶寒喜温	恶热喜凉
口渴	不渴	渴喜冷饮
面色	白	红
四肢	冷	热
大便	稀溏	秘结
小便	清长	短赤
舌象	舌淡苔白润	舌红苔黄
脉象	迟或紧	数

三、虚实辨证

虚实是辨别人体正气强弱和病邪盛衰的两个纲领。虚证指以正气不足为主要矛盾的证候，实证指以邪气亢盛为主要矛盾的证候。

由于邪正斗争是疾病过程中的根本矛盾，所以分析疾病过程中邪正的虚实关系，是辨证的基本要求，因而《素问·调经论》有"百病之生，皆有虚实"之说。通过虚实辨证，可以了解病体的邪正盛衰，为治疗提供依据。实证宜攻，虚证宜补，虚实辨证准确，攻补方能适宜。

(一) 实证

概念 人体感受外邪，或疾病过程中阴阳气血失调，体内病理产物蓄积，以邪气盛、正气不虚为基本病理，表现为有余、亢盛、停聚特征的证候。

临床表现 临床一般是新起、暴病多实证，病情急剧者多实证，体质壮实者多实证。以寒热显著、疼痛剧烈、或呕泻咳喘明显、二便不通、苔厚脉实等为突出表现。

主症分析 多因外感六淫、疫疠以及虫毒等邪气侵犯人体，邪正相争，病势亢奋、急迫；或内脏功能失调，病理产物壅聚停积，故多见寒热显著、疼痛剧烈，或以呕泻咳喘明显、二便不通、脉实等为突出表现。

辨证要点 本证以有余、亢盛、停聚特征的症状为辨证要点。

(二) 虚证

概念 由于先天不足，或后天失调造成人体阴阳、气血、津液、精髓等正气亏虚，而邪气不著，表现为不足、松弛、衰退特征的证候。

形成虚证的病因病机，可以由先天禀赋不足所导致，更主要是由后天失调和疾病耗损所产生，如饮食失调，营血生化之源不足；思虑太过、悲哀卒恐、过度劳倦等，耗伤气血营阴；房室不节，耗损肾精元气；久病失治、误治，损伤正气；大吐、大泻、大汗、出血、失精等，使阴液气血耗损等，均可形成虚证。

临床表现 临床一般久病、势缓者多虚证，耗损过多者多虚证，体质素弱者多虚证。代表性的虚证表现：阳气虚：神疲乏力，少气懒言，头晕目眩，自汗，畏寒肢冷，口淡不渴，舌淡胖嫩，脉沉迟无力；阴血虚：形体消瘦，头晕目眩，口燥咽干，心悸失眠，潮热盗汗，五心烦热，午后颧红，舌红少苔，脉细数。

主症分析 阳气虚弱,功能低下,故神疲乏力,少气懒言;头、面、脑、脉失于温养,故见面白无华,头晕目眩,舌淡,脉虚;卫阳不固则自汗;阳虚失于温煦故形寒肢冷,口淡不渴;阳虚失运,水湿内停故小便清长,大便稀溏,舌胖嫩,脉沉迟。阴血亏虚,失于滋养,故见形体消瘦,头晕目眩,心悸失眠,口燥咽干,舌少苔,脉细;阴虚内热,故见潮热盗汗,五心烦热,午后颧红,舌红脉数。

辨证要点 本证以不足、松弛、衰退特征表现为辨证依据。

鉴别要点 虚实证主要可从病程、病势、体质及症状、舌脉等方面加以鉴别。鉴别要点如表2-6-2。

表2-6-2 虚证、实证的鉴别

	虚证	实证
病程	长(久病)	短(新病)
体质	多虚弱	多壮实
精神	萎靡	兴奋
声息	声低息微	声高气粗
疼痛	喜按	拒按
胸腹胀满	按之不痛,胀满时减	按之疼痛,胀满不减
发热	五心烦热,午后微热	壮热
恶寒	畏寒	恶寒
舌象	质嫩,苔少或无苔	质老,苔厚腻
脉象	无力	有力

四、阴阳辨证

阴阳是八纲中的总纲,是辨别疾病属性的两个纲领。

由于阴、阳分别代表事物相互对立的两个方面,故疾病的性质、临床的证候,一般都可归属于阴或阳的范畴,所以阴阳是辨证的基本大法,是病证归类的两个基本纲领。

由于阴阳是对各种病情从整体上作出最基本的概括,因此,根据阴与阳的基本属性,可以对疾病的症状、病位、病性、病势等,进行阴阳分类。八纲中的表里、寒热、虚实六纲,可以从不同侧面概括病情,但只能说明疾病某一方面的特征,不能反映疾病的全貌。阴阳两纲则可以对病情进行总的归纳,使复杂的证候纲领化,因此,阴阳两纲可以统帅其他六纲而成为八纲中的总纲。

(一) 阴证

概念 凡见抑制、沉静、衰退、晦暗等表现的里证、寒证、虚证,以及症状表现于内的、向下的、不易发现的,或病邪性质为阴邪致病、病情变化较慢等,均属阴证范畴。

临床表现 不同的疾病,表现出的阴证证候不尽相同,各有侧重。其特征性表现主要有:面色苍白或暗淡,精神萎靡,身重蜷卧,形寒肢凉,倦怠无力,语声低怯,纳差,口淡不渴,小便清长或短少,大便溏泄气腥,舌淡胖嫩,脉沉迟、微弱、细。

主症分析 阳气虚弱多见精神萎靡、声低乏力、舌淡胖嫩、脉沉迟、微弱、细等表现;阴寒内盛,则见形寒肢凉、口淡不渴、小便清长、大便溏泄气腥等表现。

辨证要点 本证以抑制、沉静、衰退、晦暗等特征表现为辨证要点。

(二) 阳证

概念　凡见兴奋、躁动、亢进、明亮等表现的表证、热证、实证,以及症状表现于外的、向上的、容易发现的,或病邪性质为阳邪致病、病情变化较快等,均属阳证范畴。

临床表现　不同的疾病,表现出的阳证证候不尽相同,各有侧重。其特征性表现主要有:面赤,恶寒发热,肌肤灼热,烦躁不安,语声高亢,呼吸气粗,喘促痰鸣,口干渴饮,小便短赤,大便秘结,舌红绛,苔黄黑生芒刺,脉浮数、洪大、滑实。

主症分析　恶寒发热并见是表证表现;面红,肌肤灼热,烦躁不安,口干渴饮,小便短赤涩痛,为热证表现;语声高亢,呼吸气粗,喘促痰鸣,大便秘结,为实证表现;舌红绛,苔黄黑起刺,脉浮数、洪大、滑实,均为实热的特征。

辨证要点　本证以兴奋、躁动、亢进、明亮等特征表现为辨证要点。

鉴别要点　阴证与阳证,其要点可见于表里、寒热、虚实证候的鉴别之中,亦可从四诊角度进行对照鉴别。见表2-6-3。

表2-6-3　阴证、阳证的鉴别

四诊	阴证	阳证
问	恶寒畏冷,喜温,食少乏味,不渴或喜热饮,小便清长或短少,大便溏泄气腥	身热,恶热,喜凉,心烦,口渴引饮,小便短赤涩痛,大便干硬,或秘结不通,或有奇臭
望	面色苍白或暗淡,身重蜷卧,倦怠无力,精神萎靡,舌淡胖嫩,舌苔润滑	面色潮红或通红,狂躁不安,口唇燥裂,舌红绛,苔黄燥或黑而生芒刺
闻	语声低微,静而少言,呼吸怯弱,气短	语声壮厉,烦而多言,呼吸气粗,喘促痰鸣
切	腹痛喜按,肢凉,脉沉、细、迟、无力等	腹痛拒按,肌肤灼热,脉浮、洪、数、大、滑、有力等

第2节　八纲证候间的关系

八纲中,表里寒热虚实阴阳各自概括着一个方面的病理本质,然而病理本质的各个方面是互相联系着的。寒热病性、邪正相争不能离开表里病位而存在,反之也没有可以离开寒热虚实等病性而独立存在的表证或里证。因此,用八纲来分析、判断、归类证候,并不是彼此孤立、绝对对立、静止不变的,而是可有相互兼夹、错杂,可有中间状态,并且随病变发展而不断变化的。临床辨证时,不仅要注意八纲基本证候的识别,更应把握八纲证候之间的相互关系,只有将八纲联系起来对病情作综合性的分析考察,才能对证候有比较全面、正确的认识。

八纲证候间的相互关系,主要可归纳为证候相兼、证候错杂、证候真假、证候转化四个方面。

一、证候相兼

八纲之间的证候相兼主要是指表里两纲分别与寒、热、虚、实相联系,组合成表寒、表热、表虚、表实、里寒、里热、里虚、里实八个证候。

(一) 表证与寒热虚实的相兼

1. 表寒证

病因病机　风寒之邪,侵袭肌表,卫气宣发失常所致。

临床表现 恶寒重发热轻,无汗,头身疼痛,项强,苔薄白而润,脉浮紧。

内伤久病,卫气虚弱,不能外固,腠理疏松所致之自汗、易感冒、神疲乏力、少气懒言、动则气喘、面色淡白、舌淡苔白、脉细弱,亦称表虚证,但属于内伤表虚证。故此,表虚证有外感表虚与内伤表虚之分,前者是外感表实证的一个证候类型,之所以称表虚,是相对于外感表实证无汗而言;后者为内伤表虚证,是卫气虚弱,腠理疏松所致。

链接

2. 表热证

病因病机 风热之邪,侵袭肌表,卫气功能失常所致。

临床表现 发热重恶寒轻,汗出,头痛,口干微渴,咽喉肿痛,舌边尖红,苔薄白或微黄,脉浮数。

3. 表虚证

病因病机 风邪犯表,卫外不固,腠理开泄所致。

临床表现 发热恶风,汗出,脉浮缓。

4. 表实证

病因病机 风寒外袭,正邪相争于肌表,腠理密闭所致。

临床表现 恶寒重发热轻,无汗、脉浮紧。

表实证与表寒证均为外感风寒所致,证候基本相同,特征均为无汗、脉浮紧。

(二) 里证与寒热虚实的相兼

里寒、里热、里虚、里实四证,即八纲基本内容中的寒证、热证、虚证、实证,其病因病机、临床表现均与之相同。

证候相兼,按理尚应有表虚寒证、表虚热证、表里虚寒证、表里虚热证。所谓表虚,主要是指表证有汗出者;表证无汗者,称之为"表实",其实表证的有无汗出,只是在外邪的作用下,毛窍的闭与未闭,是邪正相争的不同反应,毛窍未闭、肤表疏松而有汗出,不等于疾病的本质属虚。所以,表虚寒证、表里虚寒证,实际上是阳气虚弱所致的里虚寒证;表虚热证、表里虚热证,实际上是阴液亏少所致的里虚热证。

二、证候错杂

八纲中表里寒热虚实的错杂关系,可以表现为表里同病、寒热错杂、虚实夹杂,临床辨证应对其进行综合分析。证候间的错杂关系有四种情况:第一类是表里同病而寒热虚实性质并无矛盾,如表里实寒证、表里实热证等;第二类是表里同病,寒热性质相同,但虚实性质相反的证候,如表实寒里虚寒证、表实热里虚热证;第三类是表里同病,虚实性质相同,但寒热性质相反的证候,有表实寒里实热证,即"寒包火"证;第四类是表里同病,而寒与热、虚与实的性质均相反的证候,临床上除可有表实寒里虚热证外,其余组合则极少见到。

八纲之间的证候错杂主要是指寒热错杂、虚实错杂,共组成表寒里热、表热里寒、上热下寒、上寒下热、表虚里实、表实里虚、上虚下实、上实下虚八个证候。

在表里同病的情况下,疾病的证候一般都是由内在的病理本质所决定的,如内有积热或阳气偏亢者,其外感表证多从热化;内在阳气不足者,患外感病时,很少见表热证候。所以,表里寒热虚实的错杂证候,虽然从理论上尚可组合为表虚寒里实寒证、表虚热里实热证、表实热里实寒证、表虚热里虚寒证、表虚寒里虚热证、表实热里虚寒证、表虚热里实寒证、表虚寒里实热证等，但临床很少见到。

> 证候的错杂，势必给辨证与治疗带来困难，因此临床应当认真辨析。同时应当认识，错杂的证候中存在着矛盾的两个方面，都反映着疾病的本质，因而不可忽略。临床辨证当辨析表里证候的缓急、寒热虚实病性的主次，以便采取正确的治疗。
>
> 链接

（一）寒热错杂

1. 表寒里热证

病因病机　外感风寒，外邪入里化热，而表邪未解，或本有里热，又外感风寒所致。

临床表现　既有恶寒发热、无汗、头身疼痛等表寒证，又有烦躁口渴、小便短赤、大便燥结等里热证。

2. 表热里寒证

病因病机　外感风热，误用寒凉，或本有阳虚里寒，复感风热所致。

临床表现　既有发热微恶风寒、汗出、咽喉肿痛等表热证，又有腹部冷痛、小便清长、大便溏烂、四肢厥冷等里寒证。

3. 上热下寒证

病因病机　上部有热，下部有寒，上下寒热错杂，阴阳之气不相协调所致。

临床表现　如既有胸中烦热、头胀目赤、咽喉肿痛、咳吐黄痰等上热证，又有腹痛喜暖、小便清长、大便溏烂等下寒证。

4. 上寒下热证

病因病机　中焦胃脘有寒，下焦膀胱有热，上下寒热错杂，阴阳之气不相协调所致。

临床表现　如既有胃脘冷痛、呕吐清涎，胃脘有寒之上寒证，又有小腹急胀、尿赤而频急涩痛，膀胱湿热之下热证。

（二）虚实错杂

1. 表虚里实证

病因病机　脾肺气虚复感风邪，兼内伤食滞所致。

临床表现　如既有发热恶风、汗出等表虚证，又有脘腹胀痛拒按、小便不利、大便秘结等里实证。

2. 表实里虚证

病因病机　本有中气不足，复感风寒所致。

临床表现　如既有恶寒发热、无汗等表实证，又有食欲不振、食后腹胀、大便溏烂等脾胃气虚证。

3. 上实下虚证

病因病机　肺有实邪，肾脏虚寒，虚实错杂所致。

临床表现　如既有咳喘胸闷、痰涎壅盛等上实证，又有腰膝酸软、形寒肢冷、呼多吸少、尿少等下虚证。

4. 上虚下实证

病因病机　上焦气虚，上焦邪实，虚实错杂所致。

临床表现　如既有心悸气短、咳喘无力等上虚证，又有腹痛拒按、二便不爽等下实证。

在虚实错杂中，由于虚与实在病变中主次轻重不同，又有实中夹虚、虚中夹实和虚实并重之不同。实中夹虚证是指邪实为主，兼有正虚表现的一类证候。此证多见于实证过程中，由于邪气亢盛，损伤正气，或失治误治，正气受损，而邪气仍盛，或素体虚弱，而外感邪重所致。虚中夹实证是指正虚为主，兼有邪实表现的一类证候。此证多见于素体虚弱，而外感邪轻，或久病正虚，脏腑机能减退，病理产物蓄积，或邪实日久，正气大伤，余邪未尽所致。虚实并重证是指邪实与正虚轻重缓急基本相同所表现的一类证候，此证多见于久病之人，或因久病正虚较甚，而外感邪重，或因实证迁延日久，正气损伤，而实邪仍盛者。

三、证候真假

证候真假是指在疾病危重时刻，出现了性质相反、相互对立的两纲表现，其中一纲表现为疾病本质的反映，称为真象，另一纲表现与疾病本质相反，以虚假的形式反映本质，称为假象。证候真假主要是寒热真假与虚实真假。

所谓"真"，是指与疾病内在本质相符的证候；所谓"假"，是指疾病表现出某些不符合常规认识的假象，即与病理本质所反映的常规证候不相应的某些表现。对于证候的真假，必须认真辨别，才能去伪存真，抓住疾病的本质，对病情作出准确判断。

（一）寒热真假

1. 真寒假热证

病因病机　内有真寒，外有假热，阴盛于内，格阳于外所致。

临床表现　身热、面红、口渴、手足躁扰、脉大等似属热证的临床表现。但身热反欲盖衣被，近火取暖；面红而娇嫩如妆，浮浅游移，时隐时现；口渴而喜热饮，饮水不多；手足时有躁扰而神情安静少言；脉大而虚弱无力。更可见到四肢厥冷，小便清长，下利清谷，舌淡苔白等一派寒证表现。

2. 真热假寒证

病因病机　内有真热，外有假寒，阳盛于内，格阴于外所致。

临床表现　四肢厥冷、脉沉等似属寒证的临床表现。但四肢厥冷而身热恶热；脉沉但数而有力。更可见烦躁谵语，渴喜冷饮，咽干口臭，小便短赤，大便燥结，或热痢下重，舌质红绛，苔黄而干等一派热证表现。

鉴别要点　辨别寒热证候的真假，应以表现于内部、中心的症状为准、为真。肢末、外部的症状是现象，但可能为假象，故胸腹的冷热是辨别寒热真假的关键，胸腹灼热者为热证，胸腹部冷而不灼热者为寒证。

（二）虚实真假

1. 真虚假实证

病因病机　内有真虚，外有假实，脏腑衰弱，气血不足，运化无力，气机不畅所致。

临床表现　腹胀满而痛、脉弦等似属实证的临床表现。但腹胀满而时减，腹痛而腹壁柔软，得按痛减，脉弦而沉取无力。更可见到神疲乏力，少气懒言，舌质胖嫩等一派虚证表现。

2. 真实假虚证

病因病机　内有真实,外有假虚,邪实结聚,经脉阻滞,气血不能畅达所致。

临床表现　神情淡漠,懒动少言,脉象沉伏或迟涩等似属虚证的临床表现。但神情淡漠却烦躁不安;懒动少言而动则有力,语则声高;脉象沉伏或迟涩而重按有力。更可见到胸腹胀痛,按之痛甚,二便不爽,舌质苍老,舌苔厚腻等实证表现。

鉴别要点　杨乘六指出:"证有真假凭诸脉,脉有真假凭诸舌。果系实证,则脉必洪大躁疾而重按有力;果系实火,则舌必干燥焦黄而敛束且坚牢也。岂有重按全无脉者,而尚得谓之实证;满舌俱胖嫩者,而尚得谓之实火哉?"(《古今医案按》)可见虚实真假之辨,关键在于脉象的有力无力、有神无神,其中尤以沉取之象为真谛;其次是舌质的嫩胖与苍老,言语呼吸的高亢粗壮与低怯微弱;病人体质状况、病之新久、治疗经过等,也是辨析的依据。

四、证候转化

证候转化指疾病在其发展变化过程中,其病位、病性,或邪正盛衰的状态发生变化,由一种证候转化为对立的另一种证候。

证候转化是证候的本质与现象均已变换,因此它与证候的相兼、错杂、真假等概念都不相同。但应看到,在证候转化这种质变之前,往往有一个量变的过程,因而在证候转化之先,又可以呈现出证候相兼、证候错杂的关系。

> 里邪出表是指某些里证在治疗及时、护理得当时,机体抵抗力增强,驱邪外出,从而表现出病邪向外透达的症状或体征。这并非里证转化成了表证,而是表明邪有出路,病情有向愈的趋势。
>
> 链接

证候的转化有两种可能,一是病位由浅及深、病情由轻而重,向加重方向转化;二是病位由深而浅、病情由重而轻,向好转方向转化。

(一)表里出入

在一定条件下,表邪可以入里,里邪亦可出表。表里出入主要取决于邪正双方的力量对比。一般来说,正不胜邪则由表入里,正胜邪衰则由里出表。

表邪入里:先有表证,由于邪盛正衰,或治疗护理不当,致邪传入里。如本有恶寒发热、苔白、脉浮等表证,若恶寒消失,出现发热不恶寒、反恶热、舌红苔黄、脉沉数,表示表邪入里化热,转化为里热证。

里邪出表:先有里证,由于治疗护理得当,致正复邪退,驱邪外出。如麻疹病人,先出现内热烦躁,继而汗出,麻疹透达,烦躁减轻,热势减退,均示里邪从表解。

(二)寒热转化

在一定条件下,寒证、热证可以互相转化。寒热的转化反映邪正双方的进退,由寒证转化为热证,是邪盛而正气未衰,邪气从阳化热;由热证转化为寒证,是邪盛伤正,正不胜邪,耗损阳气所致。

寒证转热证:先有寒证,后出现热证而寒证消失。如本有恶寒发热、无汗、头身疼痛、苔白、脉浮紧等表寒证,而后出现发热不恶寒、反恶热、舌红苔黄、脉滑数,表示寒邪入里化热,转化为里热证。

热证转寒证:先有热证,后出现寒证而热证消失。如本有壮热、口渴、大汗、脉洪大的热证,由于大汗伤阳,出现面色苍白、四肢厥冷、脉象迟弱,表示阳从汗泄,阳气损伤,热证已转化为虚寒证。

(三) 虚实转化

在一定条件下,虚证、实证可以互相转化。虚实的转化取决于正邪的盛衰和治疗是否得当。由虚证转化为实证,是由于脏腑机能衰退,病理产物蓄积,并上升为主要矛盾;由实证转化为虚证,是由于病邪久留,失治误治,损伤正气,正衰病进。

虚证转实证:先为虚证,后转化为实证而虚证不显著。如本有心悸、气短、自汗等心气虚证,而后出现心胸疼痛、唇舌紫暗、脉涩等心血瘀阻证,若以心血瘀阻证为主,则为由虚转实证,或为本虚标实证。

实证转虚证:先为实证,后转化为虚证而实证不显著。如本有高热、口渴、大汗、脉洪大等实热证,而后出现肢冷、神疲乏力、少气懒言、头晕目眩、脉细弱无力等阳气耗损证,则为邪去正伤,由实证转化为虚证。

小结

八纲是从具体事物中抽象出来的概念,用八纲辨别归纳证候,是分析疾病共性的辨证方法,是八纲概念在中医学中应用的一个方面。

表里,是用以辨别疾病病位浅深的基本纲领;寒热虚实,是用以辨别疾病性质的基本纲领;阴与阳则是区分疾病类别、归纳证候的总纲,并用来概括表里寒热虚实六纲。由于八纲是对疾病过程中机体反应状态最一般的概括,是对辨证诊断提出的最基本的原则性要求,因此,八纲证候属于纲领证。通过八纲可找出疾病的关键,掌握其要领,确定其类型,预测其趋势,为治疗指出方向。

八纲辨证是辨证的基础,在辨证中有执简驭繁、提纲挈领的作用,适用于临床各科、各种疾病的辨证,而其他辨证分类方法则是八纲辨证的具体深化。

八纲辨证是从八个方面对疾病本质作出纲领性的辨别。但是,这并不意味着八纲辨证只是把各种证候简单、截然地划分为八个区域,由于八纲之间不是彼此孤立的,而是相互联系的、可变的,其间可以相兼、错杂、转化,如表里同病、虚实夹杂、寒热错杂、表证入里、里邪出表、寒证转为热证、热证转为寒证、实证转为虚证、虚证转为实证等,并且有可能出现证候的真假,如真热假寒、真寒假热、真实假虚、真虚假实等,这就大大增加了八纲辨证的复杂程度,从而可组合成多种较为具体的证候,如表里实寒证、表寒里热证等,扩大了辨证的可行性、实用性,临床上的证候尽管复杂、多变,但都可用八纲进行概括。

八纲辨证对疾病本质的认识,还不够深刻、具体。如里证的概念就非常广泛,八纲未能明确何脏何腑的病变;寒与热不能概括湿、燥等邪气的病理性质;虚证、实证各有种种不同的具体病变内容。因此,八纲只是"纲",八纲辨证是比较笼统、抽象的辨证,临床时不能只满足于对八纲的分辨,还应结合其他病性、病位辨证方法,对疾病的证候进行深入地分析判断。

小结

　　我们不能把八纲辨证仅仅理解为几类较为笼统证候的简单归纳,而应认识到八纲通过其相互关系,较为突出地反映了辨证法的思想,中医学的许多辨证观点都是通过八纲的关系而体现出来的,理解八纲之间的辨证关系,就可认识到疾病中的各种事物是处在相互联系的矛盾之中、变化之中,矛盾着的事物不仅有对立面的存在,并且是与对立面相对而确定的,彼此间有中间、过渡阶段,而且可以互相转化等等。因此,八纲概念的确定,标志着中医辨证思维的完善,它反映了辨证思维的许多基本内容,抓住了疾病中带普遍性的主要矛盾,这对于其他辨证方法的学习,对于临床正确认识疾病过程,具有重要的指导意义。

目 标 检 测

一、解释题

　　1.八纲辨证　2.表证　3.虚证　4.真虚假实　5.真实假虚　6.真热假寒　7.真寒假热　8.里邪出表

二、问答题

　　1.表证、里证各有哪些特点? 里证的成因有哪些?

　　2.表证与里证如何进行鉴别?

　　3.产生寒证与热证的机理如何?

　　4.热证有何临床表现?

　　5.恶寒与寒证、发热与热证的关系各如何?

　　6.辨虚实有何临床意义?

　　7.形成实证的病因病机如何?

　　8.阳证概括哪些方面的证候表现?

　　9.阴证概括哪些方面的证候表现?

　　10.何谓证候错杂?

　　11.真寒假热证的真寒证候常有哪些? 可出现哪些假热表现?

　　12.真热假寒证的主要表现如何? 病机如何?

　　13.试述鉴别虚实真假的要点。

　　14.何谓寒热转化? 有哪些类型?

　　15.辨别寒热转化的临床意义是什么?

　　16.何谓虚实转化? 请举例说明。

第7章 病性辨证

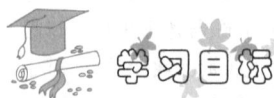

学习目标

1. 知道病性及病性辨证的概念。
2. 掌握辨六淫证候、辨阴阳虚损证候、辨气血证候、辨津液证候各证的概念与临床表现。
3. 理解各证候的主症分析。

通过八纲辨证,我们可以推知疾病的表里、寒热、虚实、阴阳,但临床上诊断疾病仅仅依靠八纲辨证还不够,尚需结合病性与病位辨证,方能准确地判断疾病所在的部位及病理特点,为临床治疗提供依据。

病性辨证,是在中医理论指导下,对病人所表现的各种症状、体征等进行分析、综合,从而确定疾病当前证候性质的辨证方法。

"病性",指病理改变的性质,也就是病理变化的本质属性,或称为"病机"。由于病性是导致疾病当前证候的本质性原因,因而也有称病性为"病因"者,即"审症求因"之谓。应该说病因与病性的概念不完全相同,一般病因是指导致疾病发生的原始因素,如外感六淫、七情刺激、外伤、劳倦等,属于病因学、发病学的范畴,而病性是当前证候的性质,如气虚、血瘀、湿热、痰饮等,属于诊断学、辨证学的范畴。然而由于中医学对疾病本质的认识,主要是从症状而推求原因,因而病因学研究的病因与辨证学探求的病性往往是一致的,即前者是由因析果,后者是由果析因。

虚证、实证、寒证、热证、阴证、阳证、标证、本证等,都属于较为笼统的病性概念,或称为纲领证。具体的病性证主要包括:风淫证、寒淫证、暑淫证、湿淫证、燥淫证、火(热)证、脓证、痰证、饮证、水停证、食积证、虫积证、气虚证、气滞证、血虚证、血瘀证、阳虚证、阴虚证、亡阳证、亡阴证、津液亏虚证、喜证、怒证、忧思证、悲恐证等。这些病性证,属于辨证中的基础证。

本章重点介绍六淫证候、气血证候、津液证候、阴阳虚损证候以及情志证候中的一些主要内容。

第1节 辨六淫证候

六淫是风、寒、暑、湿、燥、火六种病邪的统称。辨六淫证候,是根据病人所表现的症状、体征等,对照六淫病邪的致病特点,通过分析,辨别疾病当前病理本质中是否存在着六淫所致的证候。

一、风 淫 证

概念 风邪侵袭人体肤表、经络,卫外机能失常,表现出符合"风"性特征的证候。

临床表现 恶风寒,微发热,汗出,脉浮缓,苔薄白。或有鼻塞、流清涕、喷嚏;或伴咽喉痒痛、咳嗽;或为突起皮肤瘙痒、丘疹;或为突起肌肤麻木、口眼㖞斜;或肢体关节游走作痛;或突起面睑肢体浮肿等。

主症分析　风为阳邪,其性开泄,易袭阳位,善行而数变,常兼夹其他邪气为患。故风淫证具有发病迅速,变化快,游走不定的特点。风淫证根据其所反映病位与证候的不同,而有不同的证名。

> 内风证是由于机体内部的病理变化,如热盛、阳亢、阴虚、血虚等所致,出现类似风性动摇特点的证候,又称为"动风"。而风淫证主要是感受外界风邪所致,证候表现亦与内风有所不同,临床时应加以鉴别。
> **链接**

风邪袭表,肺卫失调,腠理疏松,卫气不固,则为恶寒发热、脉浮汗出、恶风、脉浮缓为特点;风邪袭肺,肺气失宣,鼻窍不利,则见咳嗽、咽喉痒痛、鼻塞、流清涕或喷嚏等症;风邪袭肤,邪气与卫气搏击于肤表,则见皮肤瘙痒、丘疹;风邪或风毒侵袭经络、肌肤,经气阻滞,则可出现肌肤麻木、口眼㖞斜等症;风寒湿合邪,侵袭筋骨关节,阻痹经络,则见肢体关节游走疼痛;风邪侵犯肺卫,宣降失常,通调水道失职,风水相搏,则见突起面睑肢体浮肿。

风邪可与寒、热、火、湿、痰、水、毒等邪兼并为病,而有不同的名称,如风寒证、风热证、风火证、风湿证、风痰证、风水证、风毒证等。

辨证要点　本证以新起恶风、微热、汗出、脉浮缓,或突起风团、瘙痒、麻木、肢体关节游走疼痛、面睑浮肿等症为辨证依据。

二、寒　淫　证

概念　寒邪侵袭机体,阳气被遏,以恶寒甚、无汗、头身或胸腹疼痛、苔白、脉弦紧等为主要表现的实寒证候。

临床表现　恶寒重,或伴发热,无汗,头身疼痛,鼻塞或流清涕,脉浮紧。或见咳嗽、哮喘、咳稀白痰;或为脘腹疼痛、肠鸣腹泻、呕吐;或为肢体厥冷、局部拘急冷痛等。口不渴,小便清长,面色白甚或青,舌苔白,脉弦紧或伏。

主症分析　寒淫证主要是因感受阴寒之邪所致,感受寒邪的常见途径有淋雨、下水、衣单、露宿、在冰雪严寒处停留、食生、饮冷等。寒淫证常分为"伤寒"和"中寒"。"伤寒证"是指寒邪外袭于肤表,阻遏卫阳,阳气抗邪于外所表现的表实寒证,又称外寒证、表寒证、寒邪束表证、太阳表实证、太阳伤寒证等。"中寒证"是指寒邪直接内侵脏腑、气血,遏制及损伤阳气,阻滞脏腑气机和血液运行所表现的里实寒证,又称内寒证、里寒证等。寒为阴邪,具有凝滞、收引、易伤阳气的特性。

> 本证属实寒证,与机体阳气亏虚所形成的虚寒证有所不同,主要从是否感受寒邪、发病及病势的新久缓急、病体的强弱等方面进行鉴别。
> **链接**

寒邪遏制阳气,阻碍气血运行,郁闭肌肤,失却温煦,故见恶寒、头身疼痛、无汗、苔白、脉浮紧等症。寒邪客于不同脏腑,可有不同的证候特点,寒邪客肺,肺失宣降,故见咳嗽、哮喘、咳稀白痰等症;寒滞胃肠,使胃肠气机失常,运化不利,则见脘腹疼痛、肠鸣腹泻、呕吐等症。此外,临床上寒淫证还有多种类型,如寒滞肝脉证、寒滞心脉证、寒凝胞宫证、寒盛痛痹等,均可见肢冷、患部拘急冷痛、无汗、面白或青、苔白、脉沉紧甚至脉伏等症。

寒邪常与风、湿、燥、痰、饮等邪共存,而表现为风寒证、寒湿证、凉燥证、寒痰证、寒饮证等。寒邪侵袭,常可形成寒凝气滞证、寒凝血瘀证。寒邪耗伤阳气则可演变成虚寒证,甚至导致亡阳。

辨证要点　本证以新病突起,有感寒原因可查,以寒冷等症状为辨证依据。

三、暑　淫　证

概念　感受暑热之邪所引起炎热、耗气、伤津、挟湿等特性,以发热口渴、神疲气短、心烦头晕、汗出等为主要表现的证候。

临床表现　发热恶热,汗出,口渴喜饮,气短,神疲,肢体困倦,小便短黄,舌红,苔白或黄,脉虚数。或发热,卒然昏倒,汗出不止,气喘,甚至昏迷、惊厥、抽搐等;或见高热,神昏,胸闷,腹痛,呕恶,无汗等。

主症分析　暑与火热的性质同类,但暑邪致病有严格的季节性,其病机与证候也与一般火热证有一定的差别。暑证是指夏月炎暑之季,感受暑热之邪所致的病理变化。暑为阳邪,具有暑性炎热升散,耗气伤津,易夹湿邪等致病特点。

由于暑性炎热升散,故见发热恶热,汗出;暑邪耗气伤津,而见口渴喜饮、气短神疲、尿短黄等症;暑夹湿邪,阻碍气机,故见肢体困倦、苔白或黄;暑闭心神,引动肝风,则见神昏,甚至卒然昏倒、昏迷、惊厥、抽搐;暑闭气机,心胸气滞而见胸闷;脾胃运化失司、气机升降失调,则表现为腹痛、呕恶;肺气闭阻,玄府不通,则为无汗、气喘。

临床上常见的暑淫证有暑伤津气证、暑湿袭表证、暑闭气机证、暑闭心包(神)证、暑热动风证等,各自可表现出不同的证候特征。

辨证要点　本证夏月感受暑热之邪,以发热、口渴、汗出、疲乏、尿黄等症状为辨证依据。

四、湿　淫　证

概念　感受外界湿邪,或水液运化失常而形成湿浊,阻遏气机与清阳,以身体困重、肢体酸痛、腹胀腹泻、纳呆、苔滑、脉濡等为主要表现的证候。

临床表现　头昏如裹,嗜睡,身体困重,胸闷脘痞,口腻不渴,纳呆,恶心,肢体关节、肌肉酸痛,大便稀,小便浑浊。或为局部渗漏湿液,或皮肤湿疹、瘙痒,妇女可见带下量多。面色晦垢,舌苔滑腻,脉濡缓或细等。

主症分析　湿淫证既可因外湿侵袭,如淋雨下水、居处潮湿、冒受雾露等而形成,又可因脾失健运,水液不能正常输布而化为湿浊,或多食油腻、嗜酒饮冷等而湿浊内生,前者称为外湿,后者称为内湿。但湿淫证常是内外合邪而为病,故其证候亦常涉及内外。湿为阴邪,具有阻遏气机,损伤阳气,黏滞缠绵,重浊趋下等致病特点。

湿邪阻滞气机、困遏清阳,故以困重、闷胀、酸楚、腻浊、脉濡缓或细等为证候特点。外湿郁于肤表,阻滞经气,故以肢体困重、酸痛为主,或见皮肤湿疹、瘙痒,或有恶寒微热,病位偏重于体表;内湿阻滞气机,脾胃运化失调,故以脘腹痞胀、纳呆、恶心、便稀等为主,病位多偏重于内脏。

湿为阴邪,故临床多见寒湿;湿郁又易化热,则成湿热。寒湿证与湿热证临床均颇为常见,如有寒湿凝滞筋骨证、寒湿困脾证、湿热蕴脾证、肠道湿热证、肝胆湿热证、膀胱湿热证、湿热下注证等。辨证时应注意区分寒与湿、热与湿的孰轻孰重。湿邪还可与风、暑、痰、毒等邪气合并为病,侵及不同部位,而为风湿证、暑湿证、水湿证、痰湿证、湿毒证,以及湿遏卫表证、湿痰犯头证等,各自可有不同的证候表现。

辨证要点　本证起病较缓而缠绵,以困重、酸闷、腻浊等症状为辨证依据。

五、燥　淫　证

概念　外界气候干燥,耗伤津液,以皮肤、口鼻、咽喉干燥等为主要表现的证候。

临床表现　皮肤干燥甚至皲裂、脱屑,口唇、鼻孔、咽喉干燥,口渴饮水,或见干咳少痰、痰黏难咯,舌苔干燥、大便干燥,小便短黄,脉浮细。或见发热有汗,咽痛,心烦,舌红,脉浮数等。或见恶寒发热,无汗,头痛,脉浮缓或浮紧等。

主症分析　燥邪具有干燥、伤津耗液、损伤肺脏等致病特点。燥淫证的发生有明显的季节性,是秋季的常见证候,发于初秋气温者为温燥,发于深秋气凉者为凉燥。

> 燥淫证与由于血虚、阴亏,机体失于濡润而出现的干燥证候不同,前者因于外感,属外燥;后者因于内伤,属内燥。但两者亦可相互为因、内外合病。
>
> 链接

燥邪侵袭皮肤、清窍和肺系,所以皮肤、口唇、鼻孔、咽喉、舌苔干燥,干咳少痰;燥邪伤津耗液则见大便干燥,小便短黄,口渴饮水。初秋之季,余暑未消,燥热侵犯肺卫,故又见轻度发热有汗,咽痛,心烦,舌红,脉浮数等类似风热表证之象;深秋季节,气寒而燥,外感凉燥,故又见恶寒发热,无汗,头痛,脉浮缓或浮紧等类似寒邪袭表之表寒证候。

临床上常见的燥淫证,有燥邪犯表证、燥邪犯肺证、燥干清窍证等,各自症状虽可有所偏重,但由于肌表、肺系和清窍常同时受累,以至三证的症状常相兼出现,因而辨证时可不严格区分,而主要在于辨别凉燥与温燥。

辨证要点　本证常见于秋季或处于气候干燥的环境,具有干燥不润的证候特点为辨证依据。

六、火　淫　证

概念　外感火热邪毒,阳热内盛,以发热、口渴、面红、便秘、尿黄、舌红、苔黄、脉数等为主要表现的证候。

临床表现　发热恶热,烦躁,口渴喜饮,汗多,大便秘结,小便短黄,面色赤,舌红或绛,苔黄干燥或灰黑,脉数有力(洪数、滑数、弦数等)。甚者或见神昏谵语,惊厥抽搐,吐血衄血,痈肿疮疡等。

火、热、温邪的性质同类,有轻重、缓急等程度之别。虽有"温为热之渐,火为热之极",病机上有"热自外感,火由内生"之说,但从辨证学的角度看,火证与热证均是指具有温热性质的证候,概念基本相同。形成火热证的原因,可有外界阳热之邪侵袭,如高温劳作、感受温热、火热烧灼、过食辛辣燥热之品,寒湿等邪气郁久化热,情志过极而化火,脏腑气机过旺等。火为阳邪,具有炎上,耗气伤津,生风动血,易致肿疡等特性。

主症分析　阳热之气过盛,火热燔灼急迫,气血沸涌,则见发热恶热,颜面色赤,舌红或绛,脉数有力;热扰心神,则见烦躁不安;邪热迫津外泄,则汗多;阳热之邪耗伤津液,则见口渴喜饮、大便秘结、小便短黄等;火热迫血妄行可见各种出血;火热使局部气血壅聚,血肉腐败而形成痈肿脓疡;火热炽盛可致肝风内动,则见惊厥抽搐;火热闭扰心神,则见神昏谵语等。

火热证的临床证候,可因病变发生脏腑、组织等部位的不同,所处阶段的不同,以及轻重程度的不同,而表现出各自的特点。常见证有风热犯表证、肺热炽盛证、心火亢盛证、胃热炽盛证、热扰胸膈证、肠热腑实证、肝火上炎证、肝火犯肺证、热闭心包(神)证、火毒入脉证、热入营血证、热(火)毒壅聚肌肤证等。

> 病久而体内阴液亏虚者,常出现低热、五心烦热、口渴、盗汗、脉细数、舌红少津等症,辨证为阴虚证。阴虚证虽与火热证同属热证范畴,但本质上有虚实的不同,火热证以阳热之邪有余为主,发热较甚,病势较剧,脉洪滑数有力。
>
> **链 接**

按八纲归类,火热证有表实热、里实热之分。热邪外袭,卫气抗邪于外为表实热证;邪热传里,或火热之邪直接内侵,或体内阳热有余,以热在脏腑、营血等为主要表现者,为里实热证。

火热证常与风、湿、暑、燥、毒、瘀、痰、饮等邪同存,而为风热证、风火证、湿热证、暑热证、温燥证、火(热)毒证、瘀热证、痰热证、热饮证等。

辨证要点 本证新病突起,病势较剧,以发热、口渴、便秘、尿黄、舌红或绛、苔黄、脉数等症为辨证依据。

第2节 辨阴阳虚损证候

辨阴阳虚损证候,是根据病人所表现的症状、体征等,对照阴津、阳气的生理、病理特点,分析辨别疾病当前病理本质中是否存在阴、阳虚损的证候。

阴阳虚损证候包括阳虚证、阴虚证、亡阳证、亡阴证等。作为阴阳病性的辨别,还应包括阴盛证、阳盛证,但由于"阴盛则寒,阳盛则热",其具体内容即八纲辨证中的寒证、热证和本章辨六淫证候中的寒淫证、火热证,故本节不再论述。

一、阳 虚 证

概念 体内阳气亏损,机体失却温养,推动、蒸腾、气化等作用减退,以畏寒肢冷为主要表现的虚寒证候。

临床表现 畏寒肢冷,口淡不渴,或喜热饮,或自汗,小便清长或尿少不利,大便稀薄,面色㿠白,舌淡胖,苔白滑,脉沉迟(或为细数)无力。可兼有神疲、乏力、气短等气虚的表现。

主症分析 形成阳虚证的原因,主要有:久病损伤,阳气亏虚,或气虚进一步发展;久居寒凉之处,或过服寒凉清苦之品,阳气逐渐耗伤;年高而命门之火渐衰。

由于阳气亏虚,机体失却温煦,寒从内生,故见畏寒肢冷等一派病性属虚、属寒的证候;阳气不能蒸腾、气化水液,则见便溏、尿清长或尿少不利、舌淡胖等症;阳虚水湿不化,则口淡不渴,阳虚不能温化和蒸腾津液上承,则可见渴喜热饮。

阳虚可见于许多脏器组织的病变,临床常见者有心阳虚证、脾阳虚证、胃阳虚证、肾阳虚证、胞宫(精室)虚寒证,以及虚阳浮越证等,并表现有各自脏器的证候特征。

阳虚证易与气虚同存,即阳气亏虚证;阳虚则寒,必有寒象并易感寒邪;阳虚可发展演变成阴虚(即阴阳两虚)和亡阳;阳虚可导致气滞、血瘀、水泛,产生痰饮等病理变化。

辨证要点 本证以病久体弱、畏冷肢凉、小便清长、面白、舌淡等表现为主要辨证依据。

二、阴 虚 证

概念 体内阴液亏少而无以制阳,滋润、濡养等作用减退,以咽干、五心烦热、脉细数等为主要表现的虚热证候。

临床表现 形体消瘦,口燥咽干,两颧潮红,五心烦热,潮热盗汗,小便短黄,大便干结,舌红少津或少苔,脉细数等。

主症分析 导致阴虚证的原因,主要有:热病之后,或杂病日久,伤耗阴液;情志过极,火邪内生,久而伤及阴精;房事不节,耗伤阴精;过服温燥之品,使阴液暗耗。

阴液亏少,则机体失却濡润滋养,同时由于阴不制阳,则虚热内生,故表现为一派虚热、干燥不润、虚火内扰的证候。

阴虚证可见于多个脏器组织的病变,常见者有肺阴虚证、心阴虚证、胃阴虚证、脾阴虚证、肝阴虚证、肾阴虚证等,并表现出各自脏器的证候特征。

阴虚可与气虚、血虚、阳虚、阳亢、精亏、津液亏虚以及燥邪等证候同时存在,或互为因果,而表现为气阴亏虚证、阴血亏虚证、阴阳两虚证、阴虚阳亢证、阴精亏虚证、阴津(液)亏虚证、阴虚燥热证等。阴虚进而可发展成阳虚、亡阴,阴虚可导致动风、气滞、血瘀、水停等病理变化。

辨证要点 本证以病久体弱、五心烦热、尿黄便结、颧红、舌红少津、脉细数等表现为主要辨证依据。

三、亡 阳 证

概念 体内阳气极度衰微而欲脱,以冷汗、肢厥、面白、脉微等为主要表现的危重证候。

临床表现 冷汗淋漓,汗质稀淡,神情淡漠,肌肤不温,手足厥冷,呼吸气弱,面色苍白,舌淡而润,脉微欲绝等。

主症分析 亡阳一般是在阳气由虚而衰的基础上的进一步发展,但亦可因阴寒之邪极盛而致阳气暴伤,或因大汗、失精、大失血等阴血消亡而阳随阴脱,或因剧毒刺激、严重外伤、瘀痰阻塞心窍等而使阳气暴脱。临床所见的亡阳证,一般是指心肾阳气虚脱。由于阴阳互根之理,故阳气衰微欲脱,可使阴液亦消亡。

由于阳气极度衰微而欲脱,失却温煦、固摄、推动之能,故见冷汗、肢厥、面色苍白、神情淡漠、气息微弱、脉微等垂危病状。

辨证要点 以四肢厥冷,面色苍白,冷汗淋漓,气息微弱,脉微欲绝等主要表现为辨证依据。

四、亡 阴 证

概念 体内阴液严重耗损而欲竭,以身灼烦渴、唇焦面赤、脉数疾、汗出如油为主要表现的危重证候。

临床表现 汗热味咸而黏、如珠如油,身灼肢温,虚烦躁扰,恶热,口渴饮冷,皮肤皱瘪,小便极少,面赤颧红,呼吸急促,唇舌干燥,脉细数疾等。

主症分析 亡阴可以是在病久而阴液亏虚基础上的进一步发展,也可因壮热不退、大吐大泻、大汗不止、大量出血、严重烧伤致阴液暴失而成。亡阴所涉及的脏腑,常与心、肝、肾等有关,临床一般不再逐一区分。亡阴若救治不及,势必阳气亦随之而衰亡。由于阴阳互根,所以亡阴与亡阳皆可相互累及而最终导致同损俱亡。但具体证候中,常有先后、主次之别。

> 亡阳和亡阴均出现于疾病的危重阶段,故必须及时、准确地辨识。在病情危重的基础上,若突然汗出,往往是亡阴或亡阳之兆,根据汗质的稀冷如水或黏热如油,结合病情,身凉或身灼、四肢厥逆或温和、面白或面赤、脉微或数疾等,一般不难辨别亡阳与亡阴。
>
> 链接

由于阴液欲绝,阴不能制阳,故见脉细数疾,身灼烦渴,面赤唇焦,呼吸急促等,阳热逼迫欲绝之阴津外泄,故见汗出如油。

辨证要点　本证以身热烦渴、唇焦面赤、脉数疾、汗出如油等主要表现为辨证依据。

表 2-7-1　亡阳证与亡阴证证候鉴别表

证候名称 / 证候表现	汗液	寒热	四肢	面色	气息	口渴	唇舌象	脉象
亡阳证	稀冷如水、味淡	身冷畏寒	厥逆	苍白	微弱	不渴或欲饮热	唇舌淡白、苔白润	脉微欲绝
亡阴证	黏热如油、味咸	身热恶热	温和	面赤颧红	息粗	口渴饮冷	唇舌干红	细数、疾无力

第3节　辨气血证候

辨气血证候,是根据病人所表现的症状、体征等,对照气血的生理、病理特点,分析辨别疾病当前病理本质中是否存在气血亏损或运行障碍的证候。

气血证候的分类,一方面为气血的亏虚,主要包括气虚证、血虚证,属虚证的范畴,气脱证、血脱证、气陷证、气不固证,一般是气血虚的特殊表现;另一方面为气血的运行失常,主要有气滞证、血瘀证,一般属实证的范畴,所谓气逆证、气闭证,一般属气滞的范畴。血热证、血寒证实际为血分的热证、寒证。

气与血密切相关,病理上二者常互相影响,或者同时发病,或者互为因果。临床常见的气血同病证候有气血两虚证、气滞血瘀证、气不摄血证、气随血脱证、气虚血瘀证等。

一、气虚类证

气虚类证包括气虚、气陷、气不固、气脱。

（一）气虚证

概念　气虚证是指元(真)气不足,脏腑组织的机能活动减退,以少气懒言,神疲乏力,舌淡,脉虚为主症的虚弱证候。

临床表现　少气懒言,声音低微,呼吸气短,神疲乏力,或有头晕目眩,自汗,活动后诸症加重,舌质淡嫩,脉虚等。

主症分析　元气不足,脏腑机能衰退则见少气,声低懒言,神疲乏力;气虚不能上荣故见头晕目眩;卫气虚弱,不能固护肤表则自汗;"劳则气耗"(《素问·举痛论》),故活动劳累后诸症加重;营气虚不能上承于舌故见舌淡嫩,气虚鼓动血行之力不足则脉虚。

辨证要点 本证以少气懒言,神疲乏力,自汗,活动后诸症加重为辨证的主要依据。

(二) 气陷证

概念 气陷证是指气虚无力升举,清阳之气不升而反下陷,内脏位置不能维固而下垂以气坠,内脏组织下垂为主要表现的虚弱证候。

气陷一般是气虚的发展,或为气虚的一种特殊表现形式。气陷一般是指中焦脾虚气陷,故临床往往称中气下陷证或脾虚气陷证。

临床表现 头晕眼花,耳鸣,疲乏,气短,自觉气坠,或内脏位置下垂,或有脱肛、阴挺等,舌质淡嫩,脉弱。

主症分析 元气不足,脏腑机能衰退故见头晕眼花,耳鸣,疲乏,气短;气虚无力升举,清阳之气不升而反下陷,内脏位置不能维固而下垂故见气坠,或内脏位置下垂,或有脱肛、阴挺;舌质淡嫩,脉弱为气虚之象。

辨证要点 本证以气虚证表现与气坠,或内脏位置下垂并见为主要辨证依据。

(三) 气不固证

概念 气不固证是指气虚而失其固摄之能,以自汗、出血、二便失禁等为主症的虚弱证候。

临床表现 有气虚证的一般证候表现,并有自汗,易感外邪;或各种出血;或二便失禁、遗精、滑胎等。

主症分析 肺气亏虚,肌腠不密,卫气不固故常有自汗,易感外邪;脾气亏虚,不能控摄血液,血溢脉外故见各种出血;肾气亏虚,下元固摄失职则二便失禁、遗精、滑胎。

辨证要点 本证以气虚证的一般证候表现与肺、脾、肾诸脏"不固"的特征并见为主要辨证依据。

(四) 气脱证

概念 元气亏虚已极,气息奄奄欲脱的危重证候。

气脱一般是气虚或气不固的进一步发展,若由大失血所致者,称为"气随血脱"。气脱与亡阳常同时出现,证候基本相同,故临床又常称为阳气虚脱。

临床表现 呼吸微弱而不规则,神志昏迷,汗出不止,面色苍白,口开目合,手撒身软,二便失禁,脉微欲绝,舌质淡白,苔白润。

主症分析 元气欲脱,失于固摄,故气息微弱欲绝,口开目合,手撒身软,二便失禁,脉微欲绝;阳气外亡,神失所主,故神志昏迷,汗出不止。

辨证要点 本证以气息微弱欲绝,神志昏迷,汗出不止,脉微欲绝为主要辨证依据。

二、血虚类证

血虚类证包括血虚和血脱。

(一) 血虚证

概念 血液亏少,不能濡养脏腑、经络、组织,以心悸多梦,手足发麻,面白,舌淡脉细为主症的虚弱证候。

临床表现　心悸多梦,手足发麻,头晕眼花,面色淡白或萎黄,口唇、眼睑、爪甲色淡,妇女经血量少色淡、愆期,甚或经闭,舌淡脉细。

主症分析　血液亏少,不能濡养头目,上荣舌、面,故头晕眼花,唇、舌色淡,面色淡白或萎黄;血不荣养心神,心神不宁,故心悸、多梦;血少不能濡养经脉、肌肤,故手足麻木,皮肤干涩,指甲色淡;血海空虚,冲任失充,故妇女月经量少、色淡、愆期,甚或经闭。脉细无力为血虚而脉失充盈之象。

辨证要点　本证以心悸多梦,手足发麻,面色、口唇、眼睑、爪甲、舌色淡白,脉细为主要辨证依据。

(二) 血脱证

概念　因大量失血以致血液突然耗失,或因血虚而进一步发展而致,以面色苍白、脉微欲绝或芤为主症的危重证候,又称脱血证。血脱又常伴随气脱、亡阳。

临床表现　面色苍白,眩晕,心悸,舌淡,脉微欲绝或芤。

主症分析　血液亡脱,脉络空虚,不能上荣头面,故面色苍白,眩晕;血液亡脱,脉络空虚,不能营养心脉,故心悸,舌淡,脉微欲绝或芤。

辨证要点　本证以面色苍白,舌淡,脉微欲绝或芤为主要辨证依据。

三、气 滞 类 证

气滞类证包括气滞以及气逆、气闭。

(一) 气滞证(又称气郁证、气结证)

概念　人体某一部分或某一脏腑经络的气机阻滞、运行不畅,以胀闷、疼痛为主症的证候。

临床表现　胸胁脘腹胀闷,甚或疼痛,症状时轻时重,部位不固定,按之无形,疼痛多为窜痛、胀痛或攻痛,胀痛常随嗳气、肠鸣、矢气后而减轻,或随情绪的忧思恼怒与喜悦而加重或减轻,脉弦,可无明显舌象变化。

主症分析　气机运行不畅,不通则痛故胸胁脘腹胀闷,疼痛;由于嗳气、肠鸣、矢气可使气机暂时得通,故胀痛缓解;情志不舒常可导致或加重气滞,故症之轻重,每随情绪波动而改变。脉弦为气机不利,脉气不舒。

辨证要点　本证以胀闷疼痛,随情绪变化,脉弦为主要辨证依据。

(二) 气逆证

概念　气机升降失常,气上冲逆而不调所表现的病理变化。气逆是在气滞基础上产生的。

临床表现　咳嗽,喘息,呃逆,嗳气,恶心,呕吐,头痛,眩晕,气从少腹上冲胸咽。

主症分析　肺气失于肃降而上逆,则咳嗽、喘息;胃气失于和降而上逆,则呃逆、嗳气、恶心、呕吐;肝气失调,升发太过而无制,气血上冲头目,则头痛、眩晕,气随肝经上冲,则气逆上冲胸咽。

辨证要点　本证以肺、胃、肝诸脏气机上逆的特征性表现为主要辨证依据。

(三) 气闭证

概念　因大怒、暴惊、忧思过极,或因瘀血、砂石、蛔虫、痰浊等邪气闭阻气机,以神昏或晕厥、肢厥、绞痛为主症的证候。

临床表现　昏迷,晕厥;或脏器绞痛,大小便闭,并有呼吸气粗、声高、脉沉实有力等症。

主症分析　气机闭塞,神失所主则昏迷、晕厥;有形实邪闭阻气机,故脏器绞痛、二便闭塞;气机阻滞不畅,故呼吸气粗、声高、脉沉实。

辨证要点　本证以昏迷晕厥,或脏器绞痛为主要辨证依据。

四、血　瘀　证

概念　由瘀血内阻而产生的以疼痛、出血、肿块及舌紫、脉涩等为主症的证候,为血瘀证。

凡离开经脉的血液,未能及时排出或消散,而停留于某一处;或血液运行受阻,壅积于经脉或器官之内,呈凝滞状态,失去生理功能者,均属瘀血。

临床表现　疼痛如针刺刀割,痛处不移而固定,常在夜间加重。体表肿块青紫,腹内肿块坚硬而推之不移。出血紫暗或夹有血块,或大便色黑如柏油状。面色黧黑,或唇甲青紫,或眼下紫斑,或肌肤甲错,或腹部青筋显露,或皮肤出现丝状红缕。妇女经闭,或为血崩、漏下。舌质紫暗、紫斑、紫点,舌下脉络曲张,或舌边有青紫色条状线。脉涩,或结代,或无脉。

主症分析　气血运行受阻,不通则痛,故刺痛固定不移、拒按;夜间血行缓慢,瘀阻加重,故夜间疼痛加重;瘀积不散而凝结体表,故肿块青紫、腹内肿块坚硬不移;瘀血阻塞脉络,使血液不能循经运行,而溢出脉外,故出血紫暗,或夹有血块;瘀血阻络,血行障碍,全身得不到气血的温煦濡养,故面色黧黑,口唇、舌体、指甲青紫色暗;瘀久不消,血液亏少,营血不能濡养肌肤,故皮肤粗糙干涩,状如鳞甲;瘀血内阻,冲任不通,故经闭。瘀血内阻,血行受阻,故丝状红缕,腹壁青筋显露,脉细涩,或结、代,或无脉。

辨证要点　本证以瘀血疼痛、肿块、出血的特征及舌脉表现为主要辨证依据。

五、血　热　证

概念　脏腑火热炽盛,热迫血分,表现为出血与实热症状共见的证候,即血分的热证。

临床表现　咳血、吐血、衄血、尿血、便血,女子月经先期量多,或局部疮疖红肿热痛,心烦口渴,身热,舌红绛,脉滑数。

主症分析　热在血分,迫血妄行则咳血、吐血、衄血、尿血、便血,女子月经先期量多;热在血分,血行壅聚,故局部疮疖红肿热痛。心烦口渴、身热、舌红绛、脉滑数为邪热伤阴耗液之实热表现。

辨证要点　本证以各种出血、疮疖与实热证并见为主要辨证依据。

六、血　寒　证

概念　寒邪客于血脉,凝滞气机,血液运行不畅以拘急剧痛,肤色紫暗与实寒证共见为主症的证候,即血分的寒证。

临床表现　手足冷痛、肤色紫暗发凉;或少腹拘急疼痛,得温痛减;或月经愆期、经色紫暗、夹有血块;舌淡紫苔白,脉沉迟弦涩。

主症分析　寒在血脉,阻滞血液运行,故手足冷痛、肤色紫暗发凉,或少腹拘急疼痛,或月经愆期、经色紫暗、夹有血块。舌淡紫苔白,脉沉迟弦涩为寒邪阻滞血脉,气血运行不畅所致。

辨证要点　本证以局部拘急剧痛、得温痛减,舌淡紫,脉沉迟弦涩为主要辨证依据。

七、气血同病类证

气病或血病发展到一定的程度,往往影响到另一方的生理功能而发生病变,从而表现为气血同病的证候。

临床常见的气血同病证候有气滞血瘀证、气虚血瘀证、气血两虚证、气不摄血证和气随血脱证等。

各证的临床表现,一般是两个基本证候的相合而同时存在。气滞血瘀证、气血两虚证的病机,常常是互为因果;气虚血瘀证、气不摄血证,一般是气虚在先、为因、为本,血瘀或血虚在后、为果、为标,但其证候表现则不一定前者重、后者轻;气随血脱证则是因大失血而致血脱在先,然后元气随之消亡,病势危急。

第4节　辨津液证候

辨津液证候,是根据病人所表现的症状、体征等,对照津液的生理、病理特点,分析辨别疾病当前病理本质中是否存在津液亏虚或运化障碍的证候。

津液的生成不足或丧失过多,会出现津液亏虚的证候。因肺、脾、肾等脏腑输布水液功能的失常,以致水液停聚,而表现为湿、水、饮、痰等病理变化,进而影响脏腑的功能。痰是由水液内停而凝聚所形成的病理性产物,其质稠黏;饮是指体内水液停聚而转化成的病理性产物,其质地较痰为清稀。病理性的水,又称水气,其质地较饮为清稀,较痰更为清稀,水的流动性大,可泛溢于肌肤,并可随体位改变而变动。

津液证候包括津液亏虚和水液停聚而形成的痰证、饮证、水停证及湿证。

一、痰　　证

概念　痰浊内阻或流窜,以咳吐痰多、胸闷、呕恶、眩晕、体胖,或局部有圆滑包块,苔腻,脉滑等为主要表现的证候。

临床表现　咳嗽咯痰,痰质黏稠,胸脘痞闷,恶心纳呆,呕吐痰涎,或某些部位出现圆滑柔韧的瘰疬、瘿瘤、乳癖、核块等症状体征,或神志错乱而为癫、狂、痴、痫,头晕目眩,形体肥胖,舌苔腻,脉滑。

根据痰的性状及兼症的不同,痰证有寒痰、热痰、湿痰、燥痰以及风痰、瘀痰、脓痰等之分。痰与其他病性兼并,可形成很多证候。临床常见的痰证有痰蒙心神证、痰热闭神证、痰火扰神证、痰阻心脉证、痰阻胸阳证、痰浊阻胃证、痰热壅肺证、痰热结胸证、痰热腑实证、燥痰结肺证、痰阻胞宫(或精室)证、痰湿内盛证、痰阻经络证、风痰阻络证、痰气郁结证、脓痰蕴肺证、风痰闭神证、瘀痰阻络证等等,其证候除有痰的表现外,必兼有其他病性及痰所停部位的症状。

链接

主症分析　痰浊停聚于肺,肺气失宣则咳嗽咯痰,痰质黏稠;痰浊中阻,胃失和降则脘痞纳呆、泛恶呕吐痰涎;痰质黏稠,流动性小而难以消散,停积于某些局部故出现瘰疬、瘿瘤、乳癖、核块;痰浊蒙蔽心神或神志错乱而为癫、狂、痴、痫;痰蒙清窍则头重眩晕,神昏而喉中痰鸣;形体肥胖,苔腻、脉滑为痰浊内阻。

辨证要点 本证以局部或全身痰浊内停的特征表现及苔腻、脉滑为主要辨证依据。

总之,痰浊为病,颇为广泛,见症多端,因而有"百病多因痰作祟"、"怪病多痰"之说。

二、饮 证

概念 水饮停聚于腔隙或胃肠,以胸闷脘痞、呕吐清水、咳吐清稀痰涎、肋间饱满、苔滑等为主要表现的证候。

临床表现 脘腹痞胀,水声漉漉,泛吐稀涎或清水;或咳嗽气喘,吐痰多而质稀色白,胸闷心悸,甚或喉中哮鸣有声;或胸胁饱满,支撑胀痛,随呼吸、咳嗽、转侧而痛增。并可见眩晕,舌淡嫩,苔白滑,脉弦。

主症分析 饮停于胃肠故见脘腹痞胀满闷,水声漉漉,泛吐稀涎或清水;饮停于心肺,故见咳嗽气喘,吐痰多而质稀色白,胸闷心悸,或喉间哮鸣有声;饮停于胸胁,故见胸胁饱满,支撑胀痛,随呼吸、咳嗽、转侧而痛增;清阳不升、饮邪上泛,故见眩晕,舌淡嫩,苔白滑,脉弦为饮邪内停。

辨证要点 本证以胸闷脘痞、呕吐清水、咳吐清稀痰涎、肋间饱满、苔滑等为主要辨证依据。

根据饮停主要部位的不同,临床有饮停胃肠证、饮停胸胁证、饮停心包证、饮邪客肺证等,并表现出各自的证候特点。

三、水 停 证

概念 体内水液因气化失常而停聚,以肢体浮肿、小便不利,或腹大痞胀,舌淡胖等为主要表现的证候。

> 湿、水、饮、痰在形质、流动性、证候表现上有异有同,四者之间的关系密切。四者均属体内水液停聚所形成的病理性产物,其形成均常与肺、脾、肾等脏腑功能失调和对水液的气化失常有关。"湿"无明显形质可见而呈"汽态",弥漫性大,以肢体困重酸困等为主要表现;"水"质清稀为液态,流动性大,以水肿、少尿为主症;"饮"是一种较水浊而较痰稀的液态病理产物,常停聚于某些腔隙及胃肠,以停聚处的症状为主要表现;"痰"的质地稠浊而黏,常呈半凝固乳胶状态,流动性小,多停于肺,但可随气流窜全身,见症复杂,一般有吐痰多的主症。由于湿、水、饮、痰本属一类,难以截然划分,且可相互转化、兼并,故又常互相通称,如有痰饮、痰湿、水饮、水湿、湿饮、湿痰等名。
>
> **链 接**

临床表现 水肿,或见于下肢,或见于面睑,甚或全身皆肿,按之凹陷而不起;或腹满如鼓,叩之声浊,多随体位改变而流动;小便短少、不利,舌苔润滑,脉象濡缓。

主症分析 水为有形之邪,泛溢肌肤故见水肿,或见于下肢,或见于面睑,甚或全身皆肿,按之凹陷而不起;水液停聚于腹腔,水流趋于低处则腹满如鼓,叩之声浊,多随体位改变而流动;小便不利,舌苔润滑,脉象濡缓为水湿之征。

辨证要点 本证以肢体浮肿、小便不利,腹大痞胀,舌淡胖等为主要辨证依据。

四、津液亏虚证

概念 体内津液亏少,脏腑、组织、官窍失却滋润、濡养、充盈,以口渴尿少,口、鼻、唇、舌、皮肤、大便干燥等为主要表现的证候。

临床表现   口燥咽干，唇焦或裂，眼球深陷，皮肤干燥甚或枯瘪，渴欲饮水，小便短少而黄，大便干结难解，舌红少津，脉细而数。

主症分析   津液亏少，不能充养濡润组织官窍，故口燥咽干、唇焦、眼球深陷、皮肤干瘪、尿少便结、渴欲饮水、舌体少津；舌红、脉细数为阴液亏少不能遏制阳气，或尚有火热之邪为害。

> 一般津液损伤程度较轻，仅为水液亏少者，称为伤津、津亏，以干燥症状为主要表现；继发于汗、吐、泻等之后，液体暴失，津液损伤程度较重者，称为液耗、液脱，常有皮肤枯瘪、眼球深陷的临床特征。但临床上常将二者通称而不作严格区分。
>
> **链接**

辨证要点   本证以口渴尿少，口、鼻、唇、舌、皮肤、大便干燥等为主要辨证依据。

津液亏虚的常见证有肺燥津伤证、胃燥津亏证、肠燥津亏证等，均有干燥见症，并表现出各自脏器的证候重点。

外界燥邪耗伤津液所见证候，为燥淫证，属于外燥；体内津液亏虚必见干燥症状，为津液亏虚证，属于内燥。津液亏虚属于阴虚的范畴，气虚、血虚与津液亏虚可互为因果或同病，而形成阴液亏虚证、津气亏虚证、津枯血燥证等。

第5节   辨情志证候

辨情志证候，是根据病人所表现的症状、体征等，对照情志致病的特点，对照津液的生理、病理特点，分析辨别疾病当前病理本质中是否存在情志证候。

情志活动，是人体的精神意识对外界事物的反应，主要有喜、怒、忧、思、悲、恐、惊"七情"。情志证候，是指由于精神刺激过于强烈或过于持久，人体不能调节适应，导致神气失常，脏腑、气血功能紊乱所表现出的证候。

> 情志为病，具有先伤神、后伤脏，先伤气、后伤形的特点，即情志为病应有精神情志方面异常的症状，如抑郁、烦躁、多怒、失眠等，同时可有脏腑气机失常的症状，如胸闷、腹胀、气短、心悸等。不同的情志变化，对内脏有不同的影响，会产生不同形式的气机逆乱，如《素问·举痛论》说：喜伤心、怒伤肝、忧伤肺、思伤脾、恐伤肾；怒则气上、喜则气缓、悲则气消、恐则气下、惊则气乱、思则气结等。所以，辨证时除应注意分析情志因素之外，还须细致审察脏腑气机逆乱的见症。
>
> **链接**

一、喜   证

概念   由于过度喜乐，导致神气失常，以喜笑不休、精神涣散等为主要表现的情志证候。

临床表现   喜笑不休，心神不安，精神涣散，思想不集中，甚则语无伦次，举止失常，肢体疲软，脉缓等。

主症分析   喜乐无制，则可损伤心神，使心气弛缓，神气不敛，故见肢体疲软、喜笑不休、心神不安、精神涣散、思想不集中等症；暴喜过度，神不守舍，诱发痰火扰乱心神，则见语无伦次、举止失常等症。

辨证要点   因喜悦过度，以喜笑不休、精神涣散等为主要辨证依据。

二、怒 证

概念 由于暴怒或过于愤怒,导致肝气横逆、阳气上亢,以烦躁多怒、胸胁胀闷、面赤头痛等为主要表现的情志证候。

临床表现 烦躁多怒,胸胁胀闷,头胀头痛,面红目赤,眩晕,或腹胀、泻泄,甚至呕血、发狂、昏厥,舌红苔黄,脉弦劲有力。

主症分析 肝气郁滞而欲发,则见胸胁胀闷、烦躁易怒;肝气上逆,血随气涌,故见面红目赤、头胀头痛、眩晕,甚至呕血;阳气暴张,气火上冲扰乱神气,可见发狂,或突致昏厥;肝气横逆犯脾,则见腹胀、泄泻;舌红苔黄,脉弦劲有力,为气逆阳亢之征。

辨证要点 因愤怒太过,以烦躁易怒、胸胁胀闷、面赤头痛等为主要辨证依据。

三、忧 思 证

概念 由于思虑过度,或过分忧愁,导致心、脾等脏腑气机紊乱,以忧愁不乐、失眠多梦等为主要表现的情志证候。

临床表现 情志抑郁,忧愁不乐,表情淡漠,胸闷胁胀,善太息,失眠多梦,头晕健忘,心悸,倦怠乏力,纳谷不馨,腹胀,脉沉弦等。

主症分析 思则气结,神气郁滞,故见情绪忧虑,郁郁寡欢,表情淡漠,胸闷胁胀,善太息;思虑过度,暗耗心血,血不养神,则见头晕、健忘、失眠、多梦、心悸等症;思伤脾,忧思过度,最易损伤脾胃,使中焦气机不畅,受纳、运化失常,则见纳谷不馨、腹胀等症;脾气不运,营气不充,故可见倦怠乏力。

辨证要点 因忧思过度,以情绪忧愁不乐、失眠多梦等为主要辨证依据。

四、悲 恐 证

概念 悲伤过度,或过度惊骇,使气机消沉,以情绪悲哀或恐惧、胆怯易惊、神疲乏力等为主要表现的情志证候。

临床表现 善悲喜哭,精神萎靡,疲乏少力,面色惨淡;或胆怯易惊,恐惧不安,心悸失眠,常被噩梦惊醒,甚则二便失禁,或为滑精、阳痿等。

主症分析 悲哀太过,则神气涣散,意志消沉,故见悲哀好哭,精神萎靡,疲乏无力,面色惨淡;惊恐伤肾,恐则气下,肾气不固,胆气不壮,神气不宁,故见胆怯易惊,恐惧不安,心悸失眠,常被噩梦惊醒,甚至出现二便失禁、滑精、阳痿等症。

辨证要点 因悲恐过度,以情绪悲哀或恐惧、胆怯易惊等为主要辨证依据。

小结 辨病性是辨证中最重要的内容。由于病性是疾病当前的病理本质,是对疾病一定阶段整体反应状态的概括,是对邪正相互关系的综合认识,具有整体、动态的特点,因此,在进行病性辨证时,一般须对全身症状、体征以及体质、环境等进行综合分析,方可使辨证结果准确。

目 标 检 测

一、解释题

    1.阴虚　2.亡阳　3.气陷　4.气不固　5.气脱　6.气逆　7.气闭　8.血脱　9.瘀血　10.血热

    11.血寒　12.痰饮

二、问答题

    1. 试述阴虚证的临床表现。

    2. 试述阳虚证的临床表现。

    3. 试述亡阴证的临床表现。

    4. 试述亡阳证的临床表现。

    5. 试述气虚证的临床表现。

    6. 试述气陷证的临床表现。

    7. 试述气滞证的临床表现。

    8. 临床常见的气逆证涉及哪些脏腑,各有哪些表现?

    9. 试述血虚证的临床表现。

    10. 试从疼痛、肿块、出血、色脉等方面叙述瘀血证的临床表现。

    11. 试述血热证的临床表现。

    12. 试述血寒证的临床表现。

    13. 临床常见的气血同病证类主要有哪些?

    14. 如何鉴别津液亏虚证与阴虚证?

    15. 试述痰证的概念和辨证依据。

    16. 试述饮证的概念和辨证依据。

    17. 试述水停证的概念和辨证依据。

    18. 试述津液亏虚证的概念和辨证依据。

第8章 病位辨证

学习目标

1. 理解脏腑辨证的概念、意义、运用范畴；掌握脏腑辨证的基本方法。

2. 理解各脏腑证候的病变范围、常见症状；知道各脏腑证候的病机特点。

3. 掌握各脏腑常见证的概念、临床表现、辨证要点及相关证的鉴别；理解各脏腑常见证的主症分析。

4. 理解六经辨证、卫气营血辨证、三焦辨证的适用范围；理解各常见证的辨证要点。

5. 了解各常见证的概念、临床表现；了解六经病证、卫气营血病证、三焦病证的传变规律。

病位辨证，就是在中医理论指导下，对病人所表现的各种症状、体征等进行分析、综合，从而确定疾病现阶段证候所在的位置的辨证方法。

病位辨证主要包括脏腑辨证、六经辨证、卫气营血辨证和三焦辨证。

病位可分为空间性病位和时间性病位。脏腑病位属于空间性病位，六经、卫气营血、三焦等既是空间性病位，又是时间性病位。

第1节 脏腑辨证

脏腑辨证，是在认识脏腑生理功能及病理特点的基础上，将四诊收集的症状及有关病情资料，进行分析综合，从而判断疾病所在的脏腑部位及病性的一种辨证方法。概括言之，即以脏腑病位为纲，对疾病进行辨证。

《内经》提出按脏腑进行辨证的观点（《灵枢·本神》："必审五脏病形，以知其气之虚实，谨而调之。"），分别归类了五脏、六腑各自的病状，论述了脏腑的相互传变（《素问·藏气法时论》、《素问·气厥论》、《灵枢·邪气藏腑病形》）。东汉·张仲景所著《金匮要略》确立了脏腑病机立论辨证。《中藏经》有专论脏腑寒热虚实诸篇，使脏腑辨证初具系统性。其后唐·孙思邈《千金要方》、宋·钱乙《小儿药证直诀》、金元时期张元素《医学启源》、李东垣《脾胃论》等充实和发展了脏腑辨证。至此，脏腑辨证的重要地位已经确立。明代张景岳、绮石，清代李中梓、王泰林、叶天士等医家也从不同角度对脏腑辨证进行了卓有成效的研究。近几十年来，通过对古代医籍的整理、总结，较为完善的脏腑辨证理论体系已形成，并在全国得到推广应用。

脏腑辨证的意义，在于着重辨别疾病所在的脏腑病位。八纲辨证可以确定证候的纲领，病性辨证可以分辨证候的具体性质，但是这些辨证方法病位尚不明确，并非完整的诊断。要确切地辨明疾病的部位、性质，还必须落实到脏腑。由于脏腑辨证的体系比较完整，每一脏腑均有独特的生理功能、病理特点和证候特征，有利于对病位作出判断，并可与病性有机结合，形成完整的证候诊断。所以脏腑辨证是中医辨证体系中的重要内容,是临床诊断疾病的基本方法,是内、妇、儿等各科辨证的基础,具有广泛的适用性。

脏腑辨证的基本方法,首先是辨明脏腑病位。脏腑病证是脏腑病理变化反映于外的客观征象。由于各脏腑的生理功能不同,其功能失调反映于外的症状、体征也各不相同。因此熟悉各脏腑的生理功能及其病变特点,是脏腑辨证的关键所在。其次要辨清病性。脏腑辨证并不仅仅辨明病变所在的脏腑病位,还应分辨在此病位上的具体性质。病性辨证是脏腑辨证的基础,只有辨清病性,才能得出正确的诊断,为治疗提供确切依据。

脏腑辨证作为病位辨证的一种,与病性辨证之间相互交织,临床既可以脏腑病位为纲,区分不同病性;也可在辨别病性的基础上,根据脏腑的病变特点确定病位所在脏腑。

一、辨心与小肠病证候

心居胸中,心包络护卫于外。心与小肠相表里,开窍于舌,在体合脉,其华在面。

心的主要功能是主血脉与藏神。心具有推动血液在脉道中运行不息,以濡养脏腑、组织、官窍的作用;又为人体精神和意识思维活动的中枢,是生命活动的主宰。

心的病变主要反映在心脏本身及其主血脉、藏神功能的失常方面,临床以心悸、怔忡、胸痛、心烦、失眠、多梦、健忘、神昏、神志错乱、脉结或代或促等为心病的常见症状。此外,某些舌体病变,如舌痛、舌疮等症,亦常责之于心病。

心病的证候有虚实之分。虚证多因先天不足,脏气虚弱,或思虑劳神太过,久病伤心,导致心血虚、心阴虚、心气虚、心阳虚、心阳虚脱等证;实证多由火扰、痰阻、血瘀、寒凝、气滞等原因,导致心火亢盛、心脉痹阻、痰蒙心神、痰火扰神及瘀阻脑络等证。

小肠主传化物,分清别浊,又主液。小肠的病变多因饮食所伤,或寒热等外邪侵袭所致,主要反映在受盛化物、泌别清浊的功能失常方面,常见腹胀、肠鸣、腹痛、腹泻等症状,临床多归于脾病证候范畴之中。小肠病的证候常见小肠实热证,多因心火炽盛,下移小肠所致,故并入心火亢盛证中。

(一) 心血虚证

概念　血液亏虚,心失营养,以心悸、失眠及血虚症状为主要表现的虚弱证候。

临床表现　心悸,头晕眼花,失眠,多梦,健忘,面色淡白或萎黄,唇舌色淡,脉细无力。

主症分析　血液不足,心失营养,心动失常,故见心悸;血虚心神失养,神不守舍,则见失眠、多梦、健忘;血虚不能上荣头面,故见头晕眼花、面色淡白或萎黄,唇舌色淡;血虚脉道失充,故脉细无力。

辨证要点　本证多有久病、失血等病史,以心悸、失眠与血虚症状共见为辨证的主要依据。

(二) 心阴虚证

概念　阴液亏损,心失濡养,虚热内扰,以心悸、心烦、失眠及阴虚症状为主要表现的虚热证候。

临床表现　心悸,心烦,失眠多梦,口燥咽干,形体消瘦,两颧潮红,手足心热,潮热盗汗,舌红少苔,脉细数。

主症分析　阴液亏少,心失濡养,心动失常,故见心悸;心神失养,虚火扰神,神不守舍,则见心烦、失眠、多梦;阴虚官窍形体失于滋润,故口燥咽干,形体消瘦;阴不制阳,故见午后颧红潮热,手足心热,盗汗;舌红少苔,脉细数,均为阴虚内热之象。

辨证要点　本证以心悸、心烦、失眠与阴虚症状共见为辨证的主要依据。

> 心血虚与心阴虚均可见心悸、失眠、多梦等症,但血虚以面色淡白,唇舌色淡等失血表现为特征,可见色淡白;阴虚以口燥咽干,形体消瘦,两颧潮红,手足心热,潮热盗汗等阴虚内热之象为特征,可见色红赤。
>
> **链接**

(三) 心气虚证

概念　心气不足,鼓动无力,以心悸、神疲及气虚症状为主要表现的虚弱证候。

临床表现　心悸,胸闷,精神疲倦,气短,自汗,面色淡白,舌质浅淡,脉虚。活动后诸症加重。

主症分析　心气虚弱,鼓动无力,故见心悸、胸闷;机能活动衰减,故神疲、气短;气虚卫外不固,故自汗;气虚运血无力,不能营养头面脉络,故见面色淡白、舌淡、脉虚。动则气耗,故活动劳累后诸症加重。

辨证要点　本证以心悸、神疲与气虚症状共见为辨证的主要依据。

(四) 心阳虚证

概念　指心阳虚衰,失于温煦,虚寒内生,温运失职,推动无力,以心悸怔忡、心胸憋闷及阳虚症状为主要表现的虚寒证候。

临床表现　心悸怔忡,心胸憋闷疼痛,气短,自汗,畏寒肢冷,神疲乏力,面色㿠白,或面唇青紫,舌质淡胖或紫暗,苔白滑,脉弱或结代。

主症分析　心阳虚衰,温运推动无力,心动失常,故轻则见心悸,重则为怔忡;心阳虚弱,宗气不足,胸阳不展,故心胸憋闷、气短;无力温运血行,心脉痹阻不通,则见心胸疼痛;阳气虚弱,不得温煦,故见畏寒肢冷;阳虚卫外不固,则见自汗;温运乏力,血脉失充,寒凝而血行不畅,故见面色㿠白或面唇青紫,舌质紫暗,脉弱或结代;舌质淡胖,苔白滑,为阳虚寒盛、水湿不化之象。

辨证要点　本证以心悸怔忡、心胸憋闷与阳虚症状共见为辨证的主要依据。

(五) 心阳虚脱证

概念　心阳衰极,阳气欲脱,以心悸胸痛、冷汗、肢厥、脉微为主要表现的危重证候。

临床表现　在心阳虚证表现的基础上,更见突然冷汗淋漓,四肢厥冷,面色苍白,呼吸微弱,或心悸,心胸剧痛,神志模糊,甚则昏迷,唇舌青紫,脉微欲绝。

主症分析　心阳衰亡,不能固摄,故见冷汗淋漓;四肢不得温煦,故手足逆冷;宗气外泄,不能助肺主呼吸,故呼吸微弱;阳气外脱,脉道失充,故面色苍白无华,脉微欲绝;阳衰寒凝,血运不畅,瘀阻心脉,则见心胸剧痛,口唇青紫;心神涣散,则见神志模糊,甚则昏迷。

辨证要点　本证以心悸胸痛、冷汗、肢厥、脉微等表现为辨证依据。

心气虚证、心阳虚证和心阳虚脱证有密切联系,可以出现在疾病过程中的轻重不同阶段。临床辨证应掌握心气虚证以心悸为主症,同时出现心脏及全身机能活动衰弱的症状,如神疲乏力、气短自汗等;心阳虚证在心气虚证的基础上出现虚寒症状,以畏寒肢冷为特征,且心悸加重,出现心胸憋闷疼痛、面唇青紫等表现;心阳暴脱证,则在心阳虚的基础上出现虚脱亡阳症状,以冷汗淋漓,或心胸剧痛为特征。

链接

■ (六) 心火亢盛证

概念 火热炽盛,扰乱心神,或迫血妄行,或上炎口舌,下移小肠,以心烦、吐衄、舌赤、口疮、小便赤涩灼痛等为主要表现的实热证候。

临床表现 心烦,失眠,口渴,尿黄,便秘,面红,舌尖红绛,苔黄,脉数有力。或见口舌生疮,溃烂疼痛;或见小便短赤,灼热涩痛;或见吐血,衄血;甚或见狂躁谵语、神志不清。

主症分析 心火炽盛扰心,神不守舍,则为心烦、失眠;火邪伤津,故口渴、尿黄、便秘;火热炎上,则见面红、舌尖红绛;气血运行加速,则脉数有力。

若以口舌生疮、溃烂疼痛为主者,称为心火上炎证,因心开窍于舌,心火炎上所致。

若兼小便赤涩灼痛者,称为心火下移证,习惯认为心移热于小肠,由于心火炽盛,灼伤津液,以致尿少色深而排尿灼热涩痛。

若吐血、衄血等出血表现突出者,称为心火迫血妄行证。

若以狂躁谵语、神志不清为主症者,称为热扰心神证或热闭心神证。

辨证要点 本证以心烦、或吐衄、或舌赤口疮、或小便赤涩灼痛等症为辨证的主要依据。

心阴虚证与心火亢盛证都可出现心烦失眠、口燥咽干、舌红脉数等心神不安和热证的表现。但前者属阴虚内热证,可见手足心热,颧红盗汗,苔少脉细等症状;后者为实热证,可见苔黄脉实等症,应注意鉴别。

链接

■ (七) 心脉痹阻证

概念 瘀血、痰浊、阴寒、气滞等因素痹阻心脉,以心悸怔忡、胸闷心痛为主要表现的证候。由于诱因的不同,临床又可分为瘀阻心脉证、痰阻心脉证、寒凝心脉证、气滞心脉证等。

临床表现 心悸怔忡,心胸憋闷疼痛,痛引肩背内臂,时作时止。或以刺痛为主,舌质晦暗或有青紫斑点,脉细、涩、结、代;或以心胸憋闷为主,体胖身重,困倦,痰多,舌苔腻,脉沉滑或沉涩;或以遇寒痛剧,得温痛减为主,畏寒肢冷,舌淡苔白,脉沉迟或沉紧;或以胀痛为主,随情志变化而增减,胁肋胀痛,喜太息,脉弦。

主症分析 心阳不振,失于温运,心脉不畅,搏动失常,故见心悸怔忡;阳气不宣,血行无力,心脉阻滞不通,故心胸憋闷疼痛;手少阴心经之脉横出腋下,循肩背、内臂后缘,故痛引肩背内臂。

瘀阻心脉证以刺痛为特点,伴见舌暗,或有青紫斑点,脉细涩或结代等瘀血内阻的症状。

痰阻心脉证以闷痛为特点,多伴体胖,身重困倦,痰多,苔腻,脉沉滑或沉涩等痰浊内盛的症状。

寒凝心脉证以痛势剧烈,突然发作,遇寒加剧,得温痛减为特点,伴见畏寒肢冷,舌淡苔白,脉沉迟或沉紧等阴寒内盛的症状。

气滞心脉证以胀痛为特点,其发作往往与精神因素有关,常伴见胁肋胀痛,喜太息,脉弦等气机郁滞的症状。

辨证要点　本证以心悸怔忡、心胸憋闷疼痛为辨证的主要依据。由于致病因素有别,故应辨别疼痛特点及兼症以审证求因。

（八）痰蒙心神证

概念　痰浊蒙蔽心神,以意识模糊、抑郁、错乱、痴呆、昏迷为主要表现的证候。又名痰迷心窍证。

临床表现　意识模糊,甚则昏不知人,或神情抑郁,淡漠痴呆,或神志错乱,喃喃独语,举止失常。或突然昏仆,不省人事,口吐涎沫,喉中痰鸣,四肢抽搐。并见面色晦滞,胸闷,呕恶,舌苔腻,脉滑。

主症分析　痰浊上蒙心神,神明失司,故见意识模糊,甚则昏不知人;情志不遂,肝失疏泄,气郁痰凝,痰气互结,蒙蔽神明,则见神情抑郁,淡漠痴呆,或神志错乱,喃喃独语,举止失常;若痰浊内盛,引动肝风,肝风夹痰,闭阻心神,则可表现为突然昏仆,不省人事,口吐涎沫,喉中痰鸣,四肢抽搐;痰浊内阻,清阳不升,浊气上泛,气血不畅,故面色晦滞;痰阻胸阳则胸闷,胃失和降见呕恶;舌苔腻,脉滑,均为痰浊内盛之征。

辨证要点　本证以神志异常与痰浊症状共见为辨证的主要依据。

（九）痰火扰神证

概念　火热痰浊扰闭心神,以狂躁、神昏及痰热症状为主要表现的证候。又名痰火扰心证。

临床表现　心烦,失眠,神昏谵语,发热,口渴,面红目赤,呼吸气粗,胸闷,喉间痰鸣,咳痰黄稠,便秘尿黄,舌质红,苔黄腻,脉滑数。或见胡言乱语,哭笑无常,不避亲疏,狂躁妄动,打人毁物。

主症分析　本证既可见于外感热病,又可见于内伤杂病。外感热病中,痰火扰乱或蒙闭心神,可见心烦,失眠,神昏谵语。内伤杂病中,痰火内盛,扰乱心神,轻则心烦失眠,重则神志狂乱而见胡言乱语,哭笑无常,狂躁妄动,打人毁物。由于邪热内蕴,蒸腾上炎,故见发热,面红目赤,呼吸气粗;热灼津伤,故见口渴,便秘尿黄;痰火内盛,故喉间痰鸣,咳痰黄稠;痰阻气机,则胸闷不舒;舌红,苔黄腻,脉滑数,均为痰火内盛之象。

辨证要点　本证以神志异常与痰热症状共见为辨证的主要依据。

痰蒙心神与痰火扰神证,在病因上均可因情志所伤而引起,在病理因素上皆与痰有关,在临床表现上均出现神志异常,可见神昏,但痰蒙心神证为痰浊,其症以意识模糊、抑郁、错乱、痴呆为主,无明显热证表现;痰火扰神证则既有痰,又有火,其症以狂躁、谵语等动而多躁的表现为主,兼见舌红苔黄腻、脉滑数等一派火热证候。

链　接

（十）瘀阻脑络证

概念 瘀血阻滞脑络，以头痛、头晕及瘀血症状为主要表现的证候。

临床表现 头痛、头晕经久不愈，痛如锥刺，痛处固定，或健忘、失眠、心悸，或昏不知人，面色晦滞，舌质紫暗或有斑点，脉细涩。

主症分析 瘀血阻滞脑络，不通则痛，故头痛经久不愈、痛如针刺、痛处固定；脑络不通，气血不得正常流布，脑失所养，则头晕不已；旧血不去，新血不生，心神失养，故有健忘、失眠、心悸等症；脑络不通，脑神受损，则昏不知人；面色晦滞，舌质紫暗或有斑点，脉细涩等，均为瘀血内阻之征。

辨证要点 本证以头痛、头晕与瘀血症状共见为辨证的主要依据。

二、辨肺与大肠病证候

肺居胸中，上连气道、喉咙，开窍于鼻，合称肺系。手太阴肺经起于中焦，下络大肠。肺与大肠相表里，在体合皮，其华在毛。

肺的主要功能是主气、司呼吸，吸清呼浊，吐故纳新，生成宗气，贯注心脉，助心行血，营运全身；肺又主宣发肃降，通调水道，输布津液，宣散卫气，滋润皮毛，并主嗅觉和发声。

肺的病变主要反映在肺系及其呼吸功能失调，宣降功能失常，通调水道、输布津液失职，卫外不固等方面。临床以咳嗽、气喘、咳痰、胸痛、咽喉痒痛、语声异常、鼻塞流涕、水肿等为肺病的常见症状，其中咳喘尤为多见。

肺病的证候有虚实之分。虚证多因久病咳喘，或他脏病变累及于肺，导致肺气虚和肺阴虚等证。实证多因风、寒、燥、热等外邪侵袭和痰饮停聚于肺所致，有风寒犯肺、风热犯肺、燥邪犯肺、肺热炽盛、痰热壅肺、寒痰阻肺、饮停胸胁、风水相搏等证。

大肠的主要功能是吸收水分，排泄糟粕。大肠的病变多因感受湿热之邪，或热盛伤津，或阴血亏虚等所致，主要反映在传导大便功能的失常。常见便秘、腹泻、便下脓血，以及腹痛、腹胀等症状。临床常见大肠湿热、大肠津亏等证。

（一）肺气虚证

概念 肺气虚弱，呼吸无力，卫外不固，以咳嗽无力、气短而喘、自汗等为主要表现的虚弱证候。

临床表现 咳嗽无力，气短而喘，动则尤甚，声低懒言，自汗畏风，易于感冒，咳痰清稀，神疲体倦，面色淡白，舌淡苔白，脉弱。

主症分析 由于肺气亏虚，呼吸无力，宣降无权，气逆于上，加之宗气生成不足，所以咳嗽无力，气短而喘；动则耗气，肺气更虚，故咳喘加重；肺气虚弱，宗气衰少，无力发音，则声低懒言。肺虚津液不得布散，聚而为痰，故咳痰清稀。肺气亏虚，不能卫外，腠理不固，故见自汗畏风，且易受外邪侵袭而反复感冒；神疲体倦，面色淡白，舌淡苔白，脉弱，均为气虚不能推动气血，机能衰减之象。

辨证要点 本证多有久病咳喘、体弱等病史，以咳嗽无力、气短而喘、自汗与气虚症状共见为辨证的主要依据。

（二）肺阴虚证

概念　肺阴亏虚，阴不制阳，虚热内扰，以干咳、痰少而黏、潮热盗汗等为主要表现的虚热证候。

临床表现　干咳无痰，或痰少而黏、不易咯出，或痰中带血，声音嘶哑，口燥咽干，形体消瘦，五心烦热，潮热盗汗，两颧潮红，舌红少苔或无苔，脉细数。

主症分析　肺阴不足，失于滋润，或虚火灼肺，肺气失于清肃，气逆于上，故见干咳无痰，或痰少而黏、不易咯出；甚则虚火灼伤肺络，络伤血溢，则痰中带血。肺阴不足，咽喉失润，故声音嘶哑。阴虚阳失制约，虚火内炽，故见五心烦热，潮热颧红；热扰营阴则见盗汗；阴液不足，失于濡润滋养，则口燥咽干，形体消瘦；舌红少苔或无苔，脉细数，为阴虚内热之象。

辨证要点　本证以干咳、痰少而黏、潮热盗汗等为辨证的主要依据。

（三）风寒犯肺证

概念　风寒侵袭，肺卫失宣，以咳嗽、咳痰稀白、恶寒等为主要表现的证候。

临床表现　咳嗽，咳痰稀白，气喘，微有恶寒发热，鼻塞，流清涕，咽痒，头身疼痛，无汗，舌苔薄白，脉浮紧。

主症分析　肺为娇脏，外感风寒，最易袭表犯肺，肺气被束，失于宣降而上逆，故见咳嗽、气喘；肺津不得输布，聚成痰饮，故咳痰色白质稀；鼻为肺窍，肺气失宣，鼻咽不利，则鼻塞、流清涕、咽痒。风寒袭表，卫阳被遏，不能温煦肌表，故见恶寒；卫阳抗邪，邪正交争，郁于肌表，故微有发热；风寒犯表，凝滞经络，经气不舒，故头身疼痛；寒性收引，腠理闭塞，故见无汗；舌苔薄白，脉浮紧，为风寒袭表犯肺之征。

辨证要点　本证多有外感风寒的病因可查，以咳嗽、咳痰稀白与风寒表证共见为辨证的主要依据。

> 本证以咳嗽、咯痰稀白为主症，兼见气喘，鼻塞流清涕，咽痒等肺系症状及恶寒发热，头身疼痛，无汗，舌苔薄白，脉浮紧等表证症状，但表证症状较为轻微；风寒表证则以表证症状为主，咳嗽较轻，不咯痰，肺系症状也不甚明显。

链接

（四）风热犯肺证

概念　风热侵袭，肺卫失宣，以咳嗽、痰少色黄、发热恶风等为主要表现的证候。

临床表现　咳嗽，痰少色黄，气喘，鼻塞，流浊涕，咽喉肿痛，发热，微恶风寒，口微渴，舌尖红，苔薄黄，脉浮数。

主症分析　风热袭肺，肺失清肃，肺气上逆，故见咳嗽；风热熏蒸，津液输布失常，故咳少量黄痰；肺气失宣，鼻窍不利，津液为热邪所灼，故鼻塞流浊涕；风热上扰，故咽喉肿痛。风热袭表，卫气抗邪，邪正交争，郁于肌表，故发热；卫气被遏，肌表失于温煦，故微恶风寒；热伤津液，则口微渴；舌尖红，苔薄黄，脉浮数，为风热袭表犯肺之征。

辨证要点　本证多有外感风热的病因可查，以咳嗽、痰少色黄与风热表证共见为辨证的主要依据。

风热犯肺证与风寒犯肺证均为外感新病,均有咳嗽及恶寒发热,流涕,舌苔薄,脉浮等表证症状,但前者痰少色黄,兼有发热重恶寒轻,流浊涕,舌苔薄黄,脉浮数等风热表证症状;后者痰白清稀,兼有恶寒重发热轻、流清涕、舌苔薄白、脉浮紧等风寒表证症状。

(五) 燥邪犯肺证

概念 外感燥邪,肺失宣降,以干咳痰少、鼻咽口舌干燥等为主要表现的证候。因燥邪有偏寒、偏热的不同,而有温燥袭肺证和凉燥袭肺证之分。

临床表现 干咳无痰,或痰少而黏、不易咯出,甚则胸痛,痰中带血,或见鼻衄,口唇鼻咽、皮肤干燥,微有发热恶风寒,少汗或无汗,尿少,大便干结,舌苔薄而干燥少津,脉浮数或浮紧。

主症分析 燥邪犯肺,损耗肺津,肺失滋润,清肃失职,故干咳无痰,或痰少而黏、不易咳出。咳甚损伤血络,可见胸痛、痰中带血、鼻衄。燥邪伤津,官窍、皮肤失于濡润,则见口唇鼻咽、皮肤干燥,苔薄而干燥少津;肠道失润,则大便干结;津伤液亏,则小便短少。燥邪袭表,卫气失和,故微有发热恶风寒。

夏末秋初,燥与热合,多为温燥,热性升散,腠理开泄,见少汗,脉浮数。秋末冬初,燥与寒合,多见凉燥,寒主收引,腠理闭塞,故表现为无汗,脉浮紧。

辨证要点 本证多与气候干燥有关,以干咳痰少、鼻咽口舌干燥等为辨证的主要依据。

燥邪犯肺证与肺阴虚证均以干咳、痰少难咳为主症,都可兼见脉细、舌干等阴液虚少的表现,但前者属外感新病,病程短,多发于秋季,以燥邪伤津,不能滋润组织器官的症状明显,虚热之象不明显,尚可兼见恶寒发热脉浮等表证症状;后者属内伤久病,病程长,无明显季节性,兼症以虚热内扰的表现为主,无表证症状。

(六) 肺热炽盛证

概念 火热炽盛,壅积于肺,肺失清肃,以咳喘气粗、壮热等为主要表现的实热证候。

临床表现 咳嗽,气粗而喘,壮热,甚则鼻翼煽动,鼻息灼热,胸痛,或有咽喉红肿疼痛,口渴欲饮,小便短黄,大便秘结,舌红苔黄,脉洪数。

主症分析 肺热炽盛,肺失清肃,气逆于上,故见咳嗽,气粗而喘,甚则鼻翼煽动,鼻息灼热;里热蒸腾,故见壮热;邪气郁于胸中,阻碍气机,不通则痛,故胸痛;肺热上熏,气血壅滞,故咽喉红肿疼痛。热盛伤津,则口渴欲饮,小便短黄,大便秘结;舌红苔黄,脉洪数,为邪热内炽之征。

辨证要点 本证以咳喘气粗与里实热症状共见为辨证的主要依据。

风热犯肺证与肺热炽盛证都以咳嗽痰黄为主症,且都兼见发热、舌红、苔黄、脉数等热证表现。但前者兼见微恶风寒、脉浮等表证症状;而后者属里热证,故见壮热不恶寒及口渴欲饮,小便短黄,大便秘结等里热炽盛的表现,且咳嗽、吐黄稠痰等症状较前者更为严重。

(七) 痰热壅肺证

概念 痰热互结,壅滞于肺,肺失清肃,以咳喘、痰多黄稠、发热等为主要表现的证候。

临床表现 咳嗽,咳痰黄稠而量多,胸闷,气喘息粗,甚则鼻翼煽动,喉中痰鸣,或胸痛,咳吐脓血腥臭痰,发热口渴,烦躁不安,小便短黄,大便秘结,舌红苔黄腻,脉滑数。

主症分析 痰壅热蒸,肺失清肃,气逆上冲,故咳嗽,气喘息粗,甚则鼻翼煽动;痰热互结,随肺气上逆,故咳痰黄稠而量多,或喉中痰鸣;若痰热阻滞肺络,气滞血瘀,肉腐血败,则见咳吐脓血腥臭痰;痰热内盛,壅塞肺气,则胸闷胸痛。里热炽盛,蒸达于外,故见发热;热扰心神,则烦躁不安;热灼津伤,则口渴,小便黄赤,大便秘结;舌红苔黄腻,脉滑数,为痰热内盛之征。

辨证要点 本证以咳喘、痰多黄稠与里实热症状共见为辨证的主要依据。

> 痰热壅肺证与肺热炽盛证均属实热证,可见咳嗽,气喘息粗,甚则鼻翼煽动,胸痛,发热口渴,小便短黄,大便秘结,舌红苔黄,脉数等表现,但前者为痰热俱盛,兼见咯痰黄稠量多,喉中痰鸣,或咳吐脓血腥臭痰,苔腻,脉滑等症;后者则但热无痰。

(八) 寒痰阻肺证

概念 痰浊或寒饮停聚于肺,肺失宣降,以咳喘、痰色白量多易咯等为主要表现的证候。

临床表现 咳嗽,痰量多易咳色白,质黏稠或清稀,胸闷,气喘,或喉间有哮鸣声,恶寒肢冷,舌质淡,苔白腻或白滑,脉弦或滑。

主症分析 痰浊或寒饮阻滞于肺,肺失宣降,肺气上逆,故咳嗽,呼吸喘促;肺气不利,则胸部满闷。痰浊阻肺见咳痰色白而黏稠、量多易咳;寒饮停肺则咳痰色白而清稀、量多易咳;痰气搏结,上涌气道,故喉间有哮鸣声;寒性凝滞,阳气被郁,不得外达,形体四肢失于温煦,故恶寒肢冷。舌淡,苔白腻或白滑,脉弦或滑,为痰浊寒饮内停之象。

辨证要点 本证以咳喘,痰色白量多易咳等为辨证的主要依据。痰黏稠者为痰浊阻肺证,痰清稀者为寒饮停肺证。

(九) 饮停胸胁证

概念 水饮停于胸胁,阻碍气机,以胸廓饱满、胸胁胀闷疼痛等为主要表现的证候。

临床表现 胸廓饱满,胸胁胀闷疼痛,咳嗽气短,深呼吸、咳嗽或身体转侧时牵引胁痛,头晕目眩,舌苔白滑,脉沉弦。

主症分析 饮停胸胁,气机受阻,升降失司,故胸廓饱满,咳嗽气短;水饮停于胸腔,上迫于肺,肺失宣降,胸胁络脉不利,故胸胁胀闷疼痛,深呼吸、咳嗽或身体转侧时牵引作痛。饮邪遏阻,清阳不升,故头目晕眩;水饮内停,可见苔白滑,脉沉弦。

辨证要点 本证以胸廓饱满、胸胁胀闷疼痛等为辨证的主要依据。

(十) 风水相搏证

概念 风邪外袭,肺卫失宣,水湿泛溢肌肤,以突起头面浮肿及卫表症状为主要表现的证候。

临床表现 眼睑头面先肿,继而遍及全身,上半身肿甚,来势迅速,皮肤薄而发亮,小便短少。或见恶寒重发热轻,无汗,舌苔薄白,脉浮紧。或见发热重恶寒轻,咽喉肿痛,舌苔薄黄,脉浮数。

主症分析 风为阳邪,上先受之,肺居上焦,为水之上源,风邪犯肺,宣肃失职,不能通调水道,风水相搏,水气泛滥,故水肿起于眼睑头面,上半身水肿较重;由于外邪新感,故水肿迅速,皮肤薄而发亮;肺不能通调水道,水液不能下输膀胱,则见小便短少。若伴见恶寒重发热轻,无汗,苔薄白,脉浮紧等症,为风水偏寒;若伴见发热重恶寒轻,咽喉肿痛,苔薄黄,脉浮数等症,为风水偏热。

辨证要点 本证以突起头面浮肿与卫表症状共见为辨证的主要依据。

(十一) 大肠湿热证

概念 湿热阻滞大肠,以腹痛、暴泻如水、或大便黄稠秽臭、或下痢脓血等为主要表现的湿热证候。

临床表现 腹痛,暴泻如水,或腹泻不爽,粪质黄稠秽臭,肛门灼热,或下痢脓血,里急后重,身热口渴,小便短黄,舌质红,苔黄腻,脉滑数。

主症分析 湿热之邪侵扰大肠,阻滞气机,故腹痛;湿热侵扰,气机紊乱,清浊不别,水液下趋,则暴泻如水;湿热秽浊蕴结不下,则腹泻不爽,粪质黄稠秽臭,肛门灼热;湿热内蕴,损伤大肠脂膜血络,则下痢脓血;火性急迫而湿性黏滞,大肠气机紊乱,则里急后重;邪热蒸达,故身热;热邪伤津,泻下耗液,则口渴,小便短黄;舌红苔黄腻,脉滑数,为湿热内蕴之象。

辨证要点 本证以腹痛、暴泻如水、或大便黄稠秽臭、或下痢脓血等与湿热症状共见为辨证的主要依据。

(十二) 大肠津亏证

概念 津液亏损,肠失濡润,传导失职,以大便燥结、排便困难为主要表现的津亏证候。

临床表现 大便干燥如羊屎,艰涩难下,数日一行,腹胀作痛,或可于左少腹触及包块,或口臭,或头晕,口干咽燥,舌红少津,苔黄燥,脉细涩。

主症分析 阴津耗伤,肠道失濡,大便失润,传导不行,故大便干燥秘结,坚硬如羊屎,艰涩难下,数日一行;大肠内有燥屎,气机阻滞,则腹胀作痛,或左少腹包块;腑气不通,秽浊不能下排,浊气上逆,则口臭;浊气干扰清阳,则头晕;阴津亏损,不能上润,则口干咽燥,舌红少津,苔黄燥;阴液不能濡润脉道,则脉细涩。

辨证要点 本证多属病久而势缓,以大便燥结、排便困难与津亏症状共见为辨证的主要依据。

三、辨脾胃病证候

脾位居中焦,与胃相表里。脾主肌肉、四肢,开窍于口,其华在唇,外应于腹。

脾的主要功能是主运化水谷,输布精微,为气血生化之源,故有"后天之本"之称;脾又主统血,能统摄血液在脉内运行。脾气主升,喜燥恶湿。

脾的病变主要反映在运化、升清功能失职,致使水谷不运,消化功能减退,水湿潴留,气血生化不足,以及脾不统血,清阳不升等方面。临床以腹胀、腹痛、食少、便溏、浮肿、肢体困重、内脏下垂、慢性出血等为脾病的常见症状。

脾病的证候有虚实之分。虚证多因饮食、劳倦、思虑过度所伤，或病后失调所致，可见脾气虚、脾阳虚、脾气下陷、脾不统血等证；实证多由饮食不节，或外感湿热、寒湿之邪，或失治、误治等导致湿热蕴脾、寒湿困脾等证。

胃主受纳腐熟水谷，胃气以降为顺，喜润恶燥。胃的病变多因饮食不节，或外邪侵袭等所致，病久可导致胃的气虚、阳虚、阴虚，主要反映在受纳、腐熟功能障碍及胃失和降，胃气上逆等方面。常见食纳异常，胃脘痞胀疼痛，恶心呕吐，嗳气，呃逆等症状。临床常见胃气虚、胃阳虚、胃阴虚、胃热炽盛、食滞胃脘等证。其中食滞胃脘因病位常兼有小肠、大肠，故并称为食滞胃肠证。

（一）脾气虚证

概念　脾气不足，运化失职，以食少、腹胀、便溏及气虚症状为主要表现的虚弱证候。

临床表现　食少，腹胀，食后尤甚，或饥时饱胀，大便稀溏，肢体倦怠乏力，少气懒言，形体消瘦，或肥胖，或浮肿，面色萎黄，舌淡苔白，脉缓或弱。

主症分析　脾气虚弱，运化失职，无力输精、散精，故见食少，腹胀；食后脾气愈困，故腹胀尤甚；饥饿之时，脾气更乏，中虚气滞，故可见饥时饱胀；脾失健运，清浊不分，水湿下注肠道，则见大便稀溏；脾为气血生化之源，脾虚化源不足，不能充养肢体、肌肉，故肢体倦怠乏力，少气懒言，形体消瘦；气血不能上荣于面，故面色萎黄；若脾气虚弱，水湿不运，泛溢肌肤，则可见形体肥胖，或肢体浮肿；舌淡苔白，脉缓或弱，为脾气虚弱之征。

辨证要点　本证以食少、腹胀、便溏与气虚症状共见为辨证的主要依据。

（二）脾虚气陷证

概念　脾气虚弱，中气下陷，以脘腹重坠、内脏下垂及气虚症状为主要表现的虚弱证候。又名中气下陷证。

临床表现　脘腹重坠作胀，食后更甚，或便意频数，肛门重坠，或久泄不止，甚则脱肛，或小便浑浊如米泔水，或胃、肝、肾等内脏下垂，或子宫脱垂，头晕目眩，食少，便溏，气短懒言，神疲乏力，面白无华，舌淡苔白，脉缓或弱。

主症分析　脾主升清，举托内脏，脾气虚衰，升举无力，气坠于下，故脘腹重坠作胀，食后更甚；中气下陷，内脏失于举托，故便意频数，肛门重坠，或久泄不止，甚则脱肛，或胃、肝、肾等内脏下垂，或子宫脱垂。脾主散精，精微不能正常输布，清浊不分，下注膀胱，故小便浑浊如米泔水。清阳不升，头目失养，故头晕目眩；脾失健运，故食少，便溏；化源亏乏，气血不能输布全身，脏腑功能减退，故见气短懒言，神疲乏力，面白无华，舌淡苔白，脉缓或弱。

辨证要点　本证以脘腹重坠、内脏下垂与气虚症状共见为辨证的主要依据。

（三）脾阳虚证

概念　脾阳虚衰，失于温运，阴寒内生，以食少、腹胀腹痛、便溏等为主要表现的虚寒证候。

临床表现　食少，腹胀，腹痛绵绵，喜温喜按，大便稀溏，甚至完谷不化，或肢体浮肿，小便短少，或白带清稀量多，畏寒肢冷，面白少华或虚浮，口淡不渴，舌质淡胖或有齿痕，苔白滑，脉沉迟无力。

主症分析　脾阳虚衰，运化失职，故食少腹胀，大便稀溏，甚至完谷不化；阳虚生寒，不能温煦，故腹痛绵绵，喜温喜按；脾阳虚衰，水湿不化，泛溢肌肤，则为肢体浮肿，小便短少；

水湿下注,损伤带脉,带脉失约,则为白带清稀量多。脾阳虚衰,不能温煦四肢肌肉,故畏寒肢冷;阳虚气血不荣,水气上泛,故面白无华或虚浮,舌质淡胖或有齿痕,苔白滑;脉沉迟无力,为阳虚失运所致。

辨证要点 本证以食少、腹胀腹痛、便溏与虚寒症状共见为辨证的主要依据。

> 脾阳虚证多因脾气虚久病失治发展而形成。二者皆以食少、腹胀、便溏为主症,皆可见全身机能活动减退的症状表现。但脾阳虚证尚可见畏寒肢冷、腹痛绵绵、喜温喜按及脉沉迟无力等虚寒表现和带下清稀量多、舌胖或有齿痕、苔滑等水湿内盛的症状,此为二证之区别。
>
> 链接

(四) 脾不统血证

概念 脾气虚弱,统血无权,以各种慢性出血为主要表现的虚弱证候。

临床表现 便血、吐血、尿血、鼻衄、皮下紫斑,妇女月经过多、崩漏,食少,便溏,面色萎黄,神疲乏力,气短懒言,舌淡,脉细无力。

主症分析 脾气亏虚,不能统摄血液行于脉内而溢出脉外,故见各种慢性出血症状:血从胃肠外溢,见便血或吐血;血从膀胱外溢,见尿血;血从肌肤外渗,表现为紫斑;鼻窍出血,为鼻衄;冲任不固,则妇女月经过多,甚或崩漏。脾失健运,故食少便溏;化源亏少,气血不足,头面失于滋养,机能衰减,故见面色萎黄,神疲乏力,气短懒言;舌淡,脉细无力,为脾气不足,气血两虚之象。

辨证要点 本证以各种慢性出血与气血两虚证共见为辨证的主要依据。

(五) 寒湿困脾证

概念 寒湿内盛,困遏脾阳,脾失温运,以纳呆、腹胀、便溏、身重、苔白腻等为主要表现的寒湿证候。

临床表现 脘腹胀闷,口腻纳呆,泛恶欲呕,腹痛便溏,头身困重,或小便短少,肢体肿胀,或身目发黄,面色晦暗不泽,或妇女白带量多,口淡不渴,舌体淡胖,舌苔白滑或白腻,脉濡缓或沉细。

主症分析 脾喜燥恶湿,寒湿内盛,脾阳受困,运化失职,水湿内停,湿滞气机,故脘腹胀闷疼痛,口腻纳呆;水湿下渗,则大便稀溏;脾失健运,影响胃之和降,胃气上逆,故泛恶欲呕;湿为阴邪,其性重浊,泛溢肢体,郁遏清阳,则头身困重。若寒湿困脾,阳气被遏,水湿不运,泛溢肌肤,可见肢体肿胀,小便短少;寒湿困阻,累及肝胆,肝胆疏泄失职,胆汁外溢,加之气血运行不畅,则见身目发黄,面色晦暗不泽;寒湿下注,损伤带脉,带脉失约,妇女可见白带量多;口淡不渴,舌体淡胖,苔白滑腻,脉濡缓或沉细,均为寒湿内盛之象。

辨证要点 本证以纳呆、腹胀、便溏、身重、苔白腻等为辨证的主要依据。

> 寒湿困脾证与脾阳虚证皆可见纳呆、腹胀、腹痛、便溏等脾失健运的表现,以及口淡不渴、苔白滑等寒湿中阻的证候表现。但寒湿困脾证为寒湿内盛,阻遏脾阳,属实寒证;而脾阳虚证则因阳虚运化失职,导致寒湿内阻,为虚寒证。故二证一实一虚,有所不同,应注意鉴别。
>
> 链接

(六) 湿热蕴脾证

概念 湿热内蕴,脾失健运,以腹胀、纳呆、发热、身重、便溏不爽等为主要表现的湿热证候。

临床表现 脘腹胀闷,纳呆,恶心欲呕,口中黏腻,渴不多饮,便溏不爽,身热不扬,汗出热不解,或见面目发黄色鲜明,或皮肤发痒,肢体困重,小便短黄,舌质红,苔黄腻,脉濡数或滑数。

主症分析 湿热阻滞中焦,纳运失健,升降失常,气机阻滞,则脘腹痞闷,纳呆食少,恶心呕吐;湿热蕴脾,熏蒸于口,则口中黏腻,渴不多饮;湿热下注,阻碍气机,大肠传导失司,则便溏不爽;湿遏热伏,郁蒸于内,故身热不扬;湿热之邪缠绵黏滞,故汗出热不解;湿热蕴结脾胃,熏蒸肝胆,疏泄失权,胆汁不循常道而泛溢肌肤,则见面目发黄色鲜明;湿热行于皮里,则皮肤发痒;湿热交结,热蒸于内,湿泛肌肤,阻碍经气,气化不利,则为肢体困重,小便短黄;舌质红,苔黄腻,脉濡数或滑数,均为湿热内蕴之征。

辨证要点 本证以腹胀、纳呆、发热、身重、便溏不爽、苔黄腻等为辨证的主要依据。

> 寒湿困脾证与湿热蕴脾证皆可出现脾运不健和湿邪内阻的证候表现,如脘腹胀闷,口腻纳呆,恶心呕吐,便溏,头身困重,小便短少,身目发黄,舌胖,舌苔滑腻,脉濡等。但前者属寒湿,可见阴黄,面色晦暗不泽,或妇女白带量多,口淡不渴,舌淡苔白,脉濡缓或沉细等寒象。后者为湿热,可见身热不扬,汗出热不解,或阳黄,或皮肤发痒,舌红苔黄,脉数等热象。
>
> **链 接**

(七) 胃气虚证

概念 胃气虚弱,胃失和降,以胃脘痞满、隐痛喜按、食少等为主要表现的虚弱证候。

临床表现 胃脘隐痛或痞胀,按之觉舒,不思饮食,食后胀甚,嗳气,口淡不渴,面色萎黄,气短懒言,神疲倦怠,舌质淡,苔薄白,脉弱。

主症分析 胃气亏虚,受纳腐熟功能减退,胃气失和,气滞中焦,则胃脘隐痛或痞胀,不思饮食;病性属虚,故按之觉舒;胃气本已虚弱,食后不能承受消化之任,则胀满更甚;胃气失和,不能下降,反而上逆,则嗳气时作。胃虚影响及脾,脾失健运,生化不足,气血虚少,不能上荣于面,则面色萎黄;全身脏腑机能衰减,则气短懒言,神疲倦怠。舌淡苔薄白,脉弱,为气虚之象。

辨证要点 本证以胃脘痞满、隐痛喜按,食少与气虚症状共见为辨证的主要依据。

> 脾气虚与胃气虚、脾阳虚与胃阳虚,均有食少、脘腹隐痛及气虚或阳虚的共同症状,但脾阳虚、气虚以脾失运化为主,胀或痛的部位在大腹,腹胀腹痛、便溏、水肿等症状突出;胃阳虚、气虚以受纳腐熟功能减弱,胃失和降为主,胀或痛的部位在胃脘,脘痞隐痛、嗳气呕恶等症明显。
>
> **链 接**

(八) 胃阳虚证

概念 阳气不足,胃失温煦,以胃脘冷痛、喜温喜按、畏寒肢冷等为主要表现的虚寒证候。

临床表现 胃脘冷痛,绵绵不已,时作时止,喜温喜按,食后缓解,食少脘痞,泛吐清水或夹有未消化食物,畏寒肢冷,倦怠乏力,口淡不渴,舌淡胖嫩,脉沉迟无力。

　　主症分析　胃阳不足,气失温运,虚寒内生,故胃脘冷痛;性属虚寒,故其痛绵绵不已,时作时止,喜温喜按,食后缓解;受纳腐熟功能减退,水谷不化,胃气上逆,则食少脘痞,泛吐清水或夹未消化食物;阳虚气弱,全身失于温养,功能减退,则畏寒肢冷,倦怠乏力;阳虚内寒,津液未伤,则口淡不渴;舌淡胖嫩,脉沉迟无力,为虚寒之象。

　　辨证要点　本证以胃脘冷痛、喜温喜按,畏寒肢冷为辨证的主要依据。

（九）胃阴虚证

　　概念　阴液亏虚,胃失濡润、和降,以胃脘痞胀灼痛、嘈杂、饥不欲食等为主要表现的虚热证候。

　　临床表现　胃脘痞胀,隐隐灼痛,嘈杂不舒,饥不欲食,干呕,呃逆,口燥咽干,大便干结,小便短少,舌红少苔乏津,脉细数。

　　主症分析　胃喜润恶燥,胃阴不足,虚热内生,气失和降,则胃脘痞胀,隐隐灼痛,嘈杂不舒;胃中虚热扰动,消食较快,而胃阴失润,纳化迟滞,则饥不欲食;胃失和降,胃气上逆,可见干呕,呃逆;胃阴亏虚,阴津不能上濡口咽,则口燥咽干;不能下润肠道,则大便干结;小便短少,舌红少苔乏津,脉细数,为阴液亏少之征。

　　辨证要点　本证以胃脘痞胀灼痛、嘈杂、饥不欲食与虚热症状共见为辨证的主要依据。

（十）胃热炽盛证

　　概念　火热壅滞于胃,胃失和降,以胃脘灼痛、消谷善饥等为主要表现的实热证候。

　　临床表现　胃脘灼痛拒按,消谷善饥,或口臭,牙龈肿痛溃烂,齿衄,渴喜冷饮,小便短黄,大便秘结,舌红苔黄,脉滑数。

　　主症分析　火热之邪熏灼,壅塞胃气,阻滞不通,故胃脘灼痛拒按;胃火炽盛,受纳腐熟功能亢进,则消谷善饥;胃火内盛,胃中浊气上冲,则口气秽臭;足阳明胃经经脉络于龈,胃火循经上炎,气血壅滞,则牙龈红肿疼痛,甚至化脓溃烂;血得热而妄行,损伤龈络,则齿龈出血;热盛伤津,则渴喜冷饮,小便短黄,大便秘结;舌红苔黄,脉滑数,为火热内盛之象。

　　辨证要点　本证以胃脘灼痛、消谷善饥等与实热症状共见为辨证的主要依据。

　　胃阴虚证与胃热炽盛证均属胃的热证,均有胃脘灼痛,易饥,小便短黄,大便秘结,舌红脉数等表现,但前者为虚热,常见嘈杂,饥不欲食,苔少,脉细等症;后者为实热,症见消谷善饥,口臭,牙龈肿痛,齿衄,苔黄,脉滑等。

四、辨肝胆病证候

　　肝位于右胁,与胆相表里。肝开窍于目,在体合筋,其华在爪。少腹、胸胁、头顶是肝经经脉循行反映于体表的重要区域。

　　肝的主要功能是主疏泄,其性升发,喜条达、恶抑郁,能调畅气机,疏泄胆汁,促进胃肠消化,调节精神情志,有助于女子调经、男子泄精。肝又主藏血,具有贮藏血液,调节血量的功能。

　　肝的病变主要反映在疏泄失常,气机逆乱,精神情志变异,消化功能障碍;肝不藏血,全身失养,筋膜失濡,以及肝经循行部位经气受阻等方面。临床常见症状有精神抑郁,烦躁,胸胁、少腹胀痛,头晕目眩,巅顶痛,肢体震颤,手足抽搐,以及目疾、月经不调、睾丸疼痛等。

　　肝病的证候有虚实之分,以实证为多见。实证多由情志所伤,使肝失疏泄,气机郁结;气郁化火,气火上逆;用阳太过,阳亢失制,肝阳化风;或寒邪、火邪、湿热之邪侵犯肝及肝经所致,而有肝郁气滞、肝火炽盛、肝阳上亢、肝风内动、肝经湿热、寒滞肝脉等证。虚证多因久病失养,或他脏病变所累,或失血,致使肝阴、肝血不足,而有肝血虚、肝阴虚等证。

　　胆具有贮藏及排泄胆汁的功能,帮助脾胃运化腐熟水谷,胆气宜降;胆又主决断,与情志活动有关。胆的病变多因湿热侵袭所致,或因肝病累及,主要反映在影响消化和胆汁排泄、情绪活动等方面。常见症状有口苦、黄疸、胆怯易惊等。常见肝胆湿热、胆郁痰扰等证。

（一）肝血虚证

　　概念　肝血不足,所系组织器官失养,以眩晕、视力减退、经少、肢麻手颤等为主要表现的虚弱证候。

　　临床表现　头晕目眩,视力减退或夜盲,或肢体麻木,关节拘急,手足震颤,肌肉瞤动,或为妇女月经量少、色淡,甚则闭经,爪甲不荣,面白无华,舌淡,脉细。

　　主症分析　肝开窍于目,肝血不足,目失所养,故目眩,视物模糊或夜盲;肝在体为筋,其华在爪,筋失血养,则肢体麻木,关节拘急,手足震颤,肌肉瞤动,爪甲不荣;女子以肝为先天,肝血不足,冲任失养,血海空虚,故月经量少、色淡,甚则闭经;血虚不能上荣头面,故头晕,面白无华;舌淡,脉细为血虚之象。

　　辨证要点　本证多有体弱、失血等病史,以眩晕、视力减退、经少、肢麻手颤与血虚症状共见为辨证的主要依据。

（二）肝阴虚证

　　概念　阴液亏损,肝失濡润,阴不制阳,虚热内扰,以头晕、目涩、胁痛等为主要表现的虚热证候。

　　临床表现　头晕目眩,两目干涩,视力减退,或胁肋隐隐灼痛,或手足蠕动,口咽干燥,两颧潮红,五心烦热,潮热盗汗,舌红少苔,脉弦细数。

　　主症分析　肝阴不足,头目失濡,故头晕目眩,两目干涩,视力减退;肝络失养,虚火内灼,疏泄失职,故胁肋隐隐灼痛;筋脉失濡而挛急,则见手足蠕动;阴液不能上承,则口干咽燥;阴虚不能制阳,虚热内蒸,故两颧潮红,五心烦热,午后潮热;阴虚内热,迫津外泄,则为盗汗;舌红少苔,脉弦细数,为肝阴不足,虚热内炽之征。

　　辨证要点　本证以头晕、目涩、胁痛与虚热症状共见为辨证的主要依据。

　　肝血虚与肝阴虚均属肝的虚证,均有头晕目眩、视力减退、脉细等表现,但前者为血虚,无热象,常见夜盲,肢麻手颤,经少,面白舌淡等症;后者为阴虚,常见两目干涩,胁肋隐隐灼痛,手足蠕动,潮热颧红,舌红少苔,脉数等虚热表现明显。

链接

（三）肝郁气滞证

　　概念　肝失疏泄,气机郁滞,以情志抑郁、胸胁少腹胀痛等为主要表现的气滞证候。

　　临床表现　情志抑郁,善太息,胸胁少腹胀满疼痛,走窜不定,或咽部异物感,或颈部瘿瘤、瘰疬,或胁下肿块,妇女可见乳房胀痛,月经不调,痛经,舌苔薄白,脉弦。病情轻重与情绪变化的关系密切。

主症分析　肝喜条达而恶抑郁,肝失疏泄,气机郁滞,经气不利,故胸胁少腹胀满窜痛,情志抑郁寡欢,善太息;女子以血为本,冲任隶属于肝,肝郁气滞,血行不畅,气血失和,冲任失调,故见乳房胀痛,痛经,月经不调;若肝气郁结,气不行津,津聚为痰,或气郁化火,灼津为痰,肝气挟痰循经上行,搏结于咽喉,可见咽部异物感,吞之不下,吐之不出;痰气搏结于颈部,则为瘿瘤、瘰疬;若气滞日久,血行瘀滞,肝络瘀阻,日久可形成肿块结于胁下;脉弦为肝气郁滞之脉。

辨证要点　本证多与情志因素密切相关,以情志抑郁、胸胁少腹胀痛等为辨证的主要依据。

（四）肝火炽盛证

概念　火热炽盛,内扰于肝,气火上逆,以胁痛、头痛、烦躁、耳鸣等为主要表现的实热证候。

临床表现　头晕胀痛,痛势剧烈,面红目赤,急躁易怒,失眠多梦,耳鸣如潮,甚或突发耳聋,或胁肋灼痛,吐血、衄血,口苦口干,小便短黄,大便秘结,舌红苔黄,脉弦数。

主症分析　肝气郁结化火,火热内炽,热灼气阻,则胁肋灼痛;肝火炽盛,循经上攻头目,气血壅滞脉络,故头晕胀痛,面红目赤;肝藏魂,心藏神,热扰神魂,则心神不宁,魂不守舍,而见急躁易怒,失眠多梦;肝热移胆,循胆经上冲于耳,故见耳鸣如潮,甚则突发耳聋;热盛迫血妄行,则见吐血、衄血;肝火夹胆气上溢,则口苦;火邪灼津,故口渴,小便短黄,大便秘结;舌红苔黄,脉弦数,均为肝经实火内炽之象。

辨证要点　本证以胁痛、头痛、烦躁、耳鸣等与火热症状共见为辨证的主要依据。

（五）肝阳上亢证

概念　肝肾阴亏于下,肝阳亢扰于上,以眩晕耳鸣、头目胀痛、面红烦躁、腰膝酸软等为主要表现的上实下虚证候。

临床表现　眩晕耳鸣,头目胀痛,面红目赤,急躁易怒,失眠多梦,头重脚轻,腰膝酸软,舌红少津,脉弦有力或弦细数。

主症分析　肝为将军之官,体阴用阳,肝阳升发太过,血随气逆,冲扰于头,则眩晕耳鸣,头目胀痛;气血上冲于面目,血络充盈,则面红目赤;亢阳扰动肝魂、心神,则急躁易怒,失眠多梦;肝阳亢于上,肾阴亏于下,木旺耗水,水不涵木,上盛下虚,则头重脚轻,步履不稳;肝肾阴亏,筋骨失养,故腰膝酸软无力;舌红少津,脉弦有力或弦细数,为肝阳亢盛,肝肾阴亏之征。

辨证要点　本证以眩晕耳鸣、头目胀痛、面红烦躁、腰膝酸软等为辨证的主要依据。

> 　　肝火炽盛证与肝阳上亢证均有眩晕耳鸣,头目胀痛,面红目赤,急躁易怒,失眠多梦,舌红等头面部症状;但前者为实证,以胁肋灼痛、吐血、衄血、口苦口干、尿黄便干、苔黄等实热证候为主;后者为用阳太过,阳亢耗阴,上盛下虚的本虚标实、虚实夹杂证,既有眩晕、头重等阳亢症状,又兼见腰膝酸软、脚轻等肝肾阴虚的表现。
>
> **链接**

（六）肝风内动证

泛指因风阳、火热、阴虚、血虚等所致,以眩晕、抽搐、震颤等为主要表现的证候。根据其病因病性、临床表现的不同,可分为肝阳化风证、热极生风证、阴虚动风证和血虚生风证等。

1. 肝阳化风证

概念　肝阳上亢,肝风内动,以眩晕、肢麻震颤、头胀头痛、面赤,甚至突然昏仆、口眼㖞斜、半身不遂等为主要表现的证候。

临床表现　眩晕欲仆,头胀头痛,急躁易怒,耳鸣,项强,头摇,肢体震颤,手足麻木,行走飘浮,步履不稳,语言謇涩,面赤,舌红苔腻,脉弦细有力。甚至突然昏仆,喉中痰鸣,口眼㖞斜,半身不遂,舌强语謇。

主症分析　肝阳上亢,阳亢化风,则经常眩晕欲仆,头摇;阳亢气血上壅,阴虚筋骨失养,上实下虚,故行走飘浮,步履不稳;气血上壅头面络脉,则头胀头痛,面赤;风动筋脉挛急,阴亏筋脉失养,则项强、肢体震颤,手足麻木;风阳窜扰,挟痰阻滞舌络,则语言謇涩;舌红,脉弦细有力,为阳亢阴虚化风之征。若风阳暴升,气血逆乱,肝风夹痰,蒙蔽心神,则见突然昏仆,喉中痰鸣,苔腻;风痰窜扰经络,经气不利,则见口眼㖞斜,半身不遂,舌强语謇。

辨证要点　本证以眩晕、肢麻震颤、头胀头痛、面赤,甚至突然昏仆、口眼㖞斜、半身不遂等为辨证的主要依据。

2. 热极生风证

概念　邪热炽盛,热极动风,以壮热、神昏、抽搐为主要表现的证候。

临床表现　壮热,烦躁谵语或神昏,四肢抽搐,颈项强直,两目上视,角弓反张,牙关紧闭,口渴,舌质红绛,苔黄燥,脉弦数。

主症分析　邪热内盛,则壮热持续;热扰心神,则烦躁不安、谵语;热闭心神,则神志昏迷;邪热炽盛,燔灼肝经,伤津耗液,筋脉失养而拘挛,则四肢抽搐,颈项强直,两目上视,角弓反张,牙关紧闭;口渴,舌红绛,苔黄燥,脉弦数,为肝经热盛伤津之征。

辨证要点　本证以高热、神昏、抽搐为辨证的主要依据。

3. 阴虚动风证

概念　肝阴亏虚,虚风内动,以手足震颤、蠕动,或肢体抽搐、眩晕等为主要表现的虚热证候。

临床表现　手足震颤、蠕动,或肢体抽搐,眩晕耳鸣,口燥咽干,形体消瘦,五心烦热,潮热颧红,舌红少津,脉弦细数。

主症分析　肝阴不足,筋脉失养,筋膜挛急,则见手足震颤、蠕动,或肢体抽搐;阴虚不能上滋,故头晕目眩,耳鸣;阴虚不能制阳,虚热内蒸,故五心烦热,潮热颧红;阴液不能上承,则口燥咽干;舌红少津,脉弦细数,为肝阴不足,虚热内炽之征。

辨证要点　本证以手足震颤、蠕动,或肢体抽搐、眩晕与阴虚内热症状共见为辨证的主要依据。

4. 血虚生风证

概念　肝血亏虚,虚风内动,以眩晕、肢体震颤麻木、肌肉瞤动、皮肤瘙痒等为主要表现的虚弱证候。

临床表现　眩晕,肢体震颤、麻木,肌肉瞤动,皮肤瘙痒,手足拘急,爪甲不荣,面白无华,舌质淡白,脉细或弱。

主症分析　肝血不足,不能上荣头面,故头晕目眩,面白无华;肝在体为筋,爪甲为筋之余,筋失血养,则肢体震颤,手足拘急,爪甲不荣;肢体、肌肉、皮肤失养,则见肢体麻木,肌肉瞤动,皮肤瘙痒;舌淡,脉细或弱,为血虚之象。

辨证要点　本证以眩晕、肢体震颤麻木、肌肉瞤动、皮肤瘙痒等与血虚症状共见为辨证的主要依据。

　　肝风内动四证的成因、病理各异，故临床表现有别。肝阳化风证患者多有肝阳上亢病史，以眩晕、肢麻震颤、头胀头痛为主症，甚至突然昏仆、口眼㖞斜、半身不遂，属阳亢阴虚，上盛下虚、本虚标实证；热极生风证为火热炽盛所致，病势急而重，表现为壮热、神昏、抽搐，属实证；阴虚动风证多见于热病后期或内伤阴虚，表现为手足震颤蠕动，或肢体抽搐及潮热颧红、舌红少津等虚热证候；血虚生风证多见于慢性久病，血虚失养，表现为眩晕、肢体震颤麻木、肌肉𥉻动、皮肤瘙痒与面白舌淡等血虚症状共见；后二者均属虚证。

链接

（七）寒滞肝脉证

　　概念　寒邪侵袭，凝滞肝经，以少腹、前阴、巅顶等肝经经脉循行部位冷痛为主要表现的实寒证候。

　　临床表现　少腹冷痛，牵引阴部坠胀作痛，或阴器收缩引痛，或巅顶冷痛，遇寒痛甚，得温痛减，恶寒肢冷，舌淡苔白，脉沉紧或弦紧。

　　主症分析　足厥阴肝经绕阴器，循少腹，上巅顶，寒性收引、凝滞，侵袭肝经，阳气被遏，失于温煦，气血运行不畅，经脉收引挛急，故见少腹冷痛，牵引阴部坠胀作痛，或阴器收缩引痛，或巅顶冷痛；寒为阴邪，阻遏阳气而失布，则见恶寒肢冷；寒凝气血，故疼痛遇寒加剧，得热则减；舌淡苔白，脉沉紧或弦紧，均为肝经寒盛之象。

　　辨证要点　本证以少腹、前阴、巅顶冷痛与实寒症状共见为辨证的主要依据。

（八）肝胆湿热证

　　概念　湿热内蕴，肝胆失于疏泄，以胁肋胀痛、身目发黄，或阴部瘙痒、带下黄臭等为主要表现的湿热证候。

　　临床表现　胁肋胀痛，或胁下痞块，身目发黄色鲜明，纳呆，厌食恶油，泛恶欲呕，腹部胀满，大便不调，小便短黄，或阴部瘙痒、湿疹，阴器肿痛，带下黄稠臭秽，发热或寒热往来，口苦口干，舌质红，苔黄腻，脉弦滑数。

　　肝胆湿热证与湿热蕴脾证均属湿热内蕴的证候，均可出现满闷痞胀、纳呆呕恶、身热，身目发黄色鲜明、大便不调、小便短黄、舌质红、苔黄腻、脉滑数等症，但二者病位不同，故症状表现有别。肝胆湿热证病位主要在肝胆，故以胁肋胀痛、胁下痞块、黄疸、口苦等肝胆疏泄失常的症状为主，尚可出现寒热往来及瘙痒、湿疹，妇女带下黄臭等症；湿热蕴脾证病位主要在脾胃，故以脘腹胀闷、纳呆呕恶、大便溏泄等受纳、运化功能失常的症状为主，尚可出现肢体困重、身热不扬、汗出热不解等症状。然而肝胆与脾胃之间在病理上互相影响，湿热蕴结肝胆，肝胆疏泄失职，则不能助脾胃运化和腐熟，从而出现脾胃升降失司、纳运失常的症状表现；而脾胃运化失常，使湿从内生，湿郁化热，以致湿热蕴结，熏蒸肝胆，又可引起肝胆疏泄失常。二证有密切关系，亦可同时出现。

链接

　　主症分析　湿热内蕴，肝胆疏泄失职，气机壅滞，故胁肋胀痛；血行瘀阻，则胁下痞块；湿热内阻，胆汁不循常道，泛溢肌肤，故身目发黄色鲜明；湿热郁蒸，胆气上溢，则口苦；湿热内阻，脾胃升降、纳运失司，胃气上逆，则纳呆，厌食恶油，泛呕欲吐，腹部胀满，大便不调；肝经绕阴器，过少腹，湿热循经下注，则可见阴部瘙痒、湿疹，或阴器肿痛，或带下黄稠秽臭。邪居少阳胆经，枢机不利，正邪相争，则寒热往来；发热，口干，小便短黄，舌质红，苔黄腻，脉弦滑数，均为湿热内蕴之象。

辨证要点　本证以胁肋胀痛、身目发黄,或阴部瘙痒、带下黄臭等与湿热症状共见为辨证的主要依据。

（九）胆郁痰扰证

概念　痰热内扰,胆郁失宣,以胆怯易惊,心悸失眠,烦躁、眩晕、呕恶等为主要表现的证候。

临床表现　胆怯易惊,心悸失眠,烦躁不安,胸胁闷胀,善太息,头晕目眩,口苦,泛恶欲呕,舌红,苔黄腻,脉弦滑数。

主症分析　胆为清净之府,主决断,痰热内扰,胆气不宁,失于决断,则胆怯易惊;胆失疏泄,经气不畅,则胸胁闷胀,善太息;痰热内扰心神,神不守舍,则心悸失眠,烦躁不安;胆脉上络头目,痰热循经上扰,则头晕目眩;胆气犯胃,胃失和降,则泛恶欲呕;热迫胆气上溢,则口苦;舌红,苔黄腻,脉弦滑数,均为痰热内蕴之征。

辨证要点　本证以胆怯易惊,心悸失眠,烦躁、眩晕、呕恶等为辨证的主要依据。

五、辨肾与膀胱病证候

肾位于腰部,左右各一,与膀胱相表里。肾在体为骨,生髓充脑,其华在发,开窍于耳及二阴。

肾的主要功能是主藏精,主管人体生长、发育与生殖。肾内寄元阴元阳,为脏腑阴阳之根本,故称肾为"先天之本"。肾又主水,并有纳气的功能。肾性潜藏,精气只宜封藏,不宜耗泄。

肾的病变主要反映在人体生长发育迟缓或早衰,生殖机能障碍,水液代谢失常,呼吸功能减退,脑、髓、骨、发、耳及二便功能异常等方面。临床常见腰膝酸软或疼痛,耳鸣耳聋,齿摇发脱,阳痿遗精,精少不育,经闭不孕,水肿,呼吸气短而喘,二便异常等症状。

肾病多虚,多因禀赋不足,或幼年精气未充,或老年精气亏损,或房事不节,或他脏病久及肾等导致肾的阴、阳、精、气亏损。常见肾阳虚、肾虚水泛、肾阴虚、肾精不足、肾气不固等证。

膀胱具有贮藏及排泄尿液的功能。膀胱的病变多因湿热侵袭,或肾病影响所致,主要反映在排尿功能的异常,其常见症状有尿频、尿急、尿痛、尿闭等,常见膀胱湿热证。遗尿、小便失禁等膀胱的虚弱证候,多责之于肾虚不固。

（一）肾阳虚证

概念　肾阳亏虚,机体失却温煦,以腰膝酸冷、性欲减退、夜尿多或水肿腰以下尤甚、尿少为主要表现的虚寒证候。

临床表现　腰膝酸冷疼痛,面色㿠白或黧黑,畏寒肢冷,下肢尤甚,头目眩晕,精神萎靡,性欲减退,男子阳痿早泄、滑精、精冷,女子宫寒不孕,或久泄不止,完谷不化,五更泄泻,或小便频数清长,夜尿频多,或浮肿,腰以下尤甚,按之没指,小便短少,或腹部胀满,或心悸气短,咳喘痰鸣,舌质淡胖,苔白滑,脉沉迟无力,尺脉尤甚。

主症分析　肾主骨,腰为肾之府,肾阳虚衰,温煦失职,不能温暖腰膝,故腰膝酸冷疼痛;阳虚不能温运气血上荣于面,面部血络失充,故面色㿠白;肾阳虚愈,阴寒内盛,气血运行不畅,则面色黧黑;肾居下焦,肾阳失于温煦,故畏寒肢冷,下肢尤甚;阳虚不能温运气血上养清窍,则头目晕眩。阳虚温煦功能减弱,不能振奋精神,则精神萎靡;命门火衰,性功能减退,可引起性欲低下,男子见阳痿早泄、滑精精冷,女子见宫寒不孕。肾阳不足,火不暖土,脾失健运,则久泄不止、完谷不化、五更泄泻;肾阳虚弱,气化失职,肾气不固,故小便频数清长,夜尿频多;肾阳不足,不能蒸腾气化,水湿内停,泛溢肌肤,故身体浮肿;肾居下焦,阳虚气化不行,水湿趋下,故腰以下肿甚,按之没指;小便化源不足,故尿少;水气犯脾,脾失健运,气机阻滞,则腹部胀满;水气凌心,抑遏心阳,则心悸;水寒射肺,肺失宣降,则气短、咳喘痰鸣;舌淡胖,苔白滑,脉沉迟无力,尺脉尤甚,为肾阳亏虚、水湿内停之征。

辨证要点　本证以腰膝酸冷、性欲减退、夜尿多或水肿腰以下尤甚、尿少与虚寒症状共见为辨证的主要依据。

（二）肾阴虚证

概念　肾阴亏损,失于滋养,虚热内扰,以腰膝酸软疼痛、遗精、经少、头晕耳鸣等为主要表现的虚热证候。

临床表现　腰膝酸软疼痛,头晕耳鸣,齿松、发脱,男子阳强易举、遗精、早泄,女子经少、经闭,或崩漏,失眠健忘,口燥咽干,形体消瘦,五心烦热,潮热盗汗,午后颧红,小便短黄,舌红少津,少苔或无苔,脉细数。

主症分析　肾阴亏虚,腰膝失养,故腰膝酸软疼痛;阴虚精亏髓减,清窍脑海失充,则头晕耳鸣、健忘;齿为骨之余,肾之华在发,肾阴失于濡润,则齿松发脱;肾阴亏损,虚热内生,相火扰动,性功能亢进,则男子阳强易举;精关不固,而见遗精、早泄;肾阴亏虚,冲任不充,故女子经少或经闭;阴不制阳,虚火扰动,迫血妄行,则见崩漏;虚火上扰心神,故失眠;肾阴不足,失于滋润,则口燥咽干,形体消瘦;虚火内扰,则五心烦热,潮热盗汗,午后颧红,小便短黄;舌红少津,少苔或无苔,脉细数,均为阴虚内热之象。

辨证要点　本证以腰酸而痛、遗精、经少、头晕耳鸣等与虚热症状共见为辨证的主要依据。

（三）肾精不足证

概念　肾精亏损,骨、髓、脑等失于充养,以生长发育迟缓、早衰、生殖机能低下等为主要表现的虚弱证候。

临床表现　小儿生长发育迟缓,囟门迟闭,骨骼痿软,身体矮小,智力低下;男子精少不育,女子经闭不孕,性欲减退;成人早衰,腰膝酸软,两足痿软,动作迟缓,耳鸣耳聋,发脱齿松,健忘恍惚,神情呆钝,舌淡,脉弱。

主症分析　小儿肾精不充,不能主骨生髓充脑,不能化气生血,生长肌肉,则发育迟缓,囟门迟闭,骨骼痿软,身体矮小,智力低下;肾精不足,生殖无源,不能兴动阳事,故性欲减退,生殖机能低下,男子表现为精少不育,女子表现为经闭不孕;成人肾精亏损,不养腰府,则腰膝酸软;精亏骨失充养,则两足痿软,行动迟缓;精亏无以充髓实脑,则健忘恍惚,神情呆钝;肾开窍于耳,脑为髓海,精少髓亏,则耳鸣耳聋;肾之华在发,齿为骨之余,精亏不足,则发枯易脱,齿松早脱;舌淡,脉弱,为虚弱之象。

辨证要点　本证多与先天不足有关,以生长发育迟缓、早衰、生殖机能低下等为辨证的主要依据。

肾阴虚与肾精不足皆属肾的虚证,均可见腰膝酸软、头晕耳鸣、齿松发脱、健忘、女子经少经闭等症,但前者可见性欲偏亢,男子遗精早泄、女子崩漏,伴有口燥咽干,形体消瘦,五心烦热,潮热盗汗,午后颧红,小便短黄,舌红少津,少苔或无苔,脉细数等阴虚内热的表现;后者主要在不同生理阶段表现出生长发育迟缓、早衰、生殖机能低下症状,舌淡脉弱,无虚热表现。

链接

（四）肾气不固证

概念　肾气亏虚,失于封藏固摄,以腰膝酸软,小便、精液、经带、胎气不固等为主要表现的虚弱证候。

临床表现　腰膝酸软,神疲乏力,耳鸣失聪;小便频数清长,或尿后余沥不尽,或遗尿,或夜尿频多,或小便失禁;男子滑精、早泄;女子月经淋漓不尽,或带下清稀量多,或胎动易滑。舌淡苔白,脉弱。

主症分析　肾气亏虚,腰膝、脑神、耳窍失养,故腰膝酸软,神疲乏力,耳鸣失聪;肾气亏虚,固摄无权,膀胱失约,则小便频数清长,尿后余沥不尽,遗尿,夜尿频多,小便失禁;肾气亏虚,失于封藏,精关不固,精液外泄,则滑精、早泄;冲任之本在肾,肾气不足,冲任失约,则月经淋漓不尽;肾气亏虚,带脉失固,则带下清稀量多;肾气亏虚,胎气不固,故胎动不安,滑胎、小产;舌淡苔白,脉弱,为肾气亏虚,失于充养所致。

辨证要点　本证以腰膝酸软,小便、精液、经带、胎气不固与气虚症状共见为辨证的主要依据。

（五）肾不纳气证

概念　肾气亏虚,气不归元,摄纳无权,以咳喘无力、呼多吸少、动则尤甚等为主要表现的虚弱证候。

临床表现　咳嗽无力,呼多吸少,气短而喘,动则尤甚,语声低怯,自汗,乏力,腰膝酸软,耳鸣,或尿随咳出,舌淡苔白,脉弱。

主症分析　肾为气之根,主纳气。肾气亏虚,气失摄纳,呼吸功能减弱,则咳嗽无力,气短而喘;气不归元,则呼多吸少;动则耗气,加重气虚程度,故活动后诸症加剧;宗气生成不足,卫表不固,则语声低怯,自汗;肾虚不能荣养腰膝,故腰膝酸软;不能充养耳窍,故耳鸣;肾气不固,见尿随咳出;乏力,舌淡苔白,脉弱,为气虚之征。

辨证要点　本证以咳喘无力、呼多吸少、动则尤甚与气虚症状共见为辨证的主要依据。

（六）膀胱湿热证

概念　湿热侵袭,蕴结膀胱,以小便频急涩痛为主要表现的湿热证候。

临床表现　小便频数急迫、短黄,排尿灼热涩痛,或小便浑浊、尿血、尿有砂石,或腰部、小腹胀痛,发热,口渴,舌红,苔黄腻,脉滑数。

主症分析　湿热郁蒸膀胱,气化不利,下迫尿道,故小便频数急迫,排尿灼热涩痛;湿热煎熬,津液被灼,则小便短少色深、浑浊;湿热伤及血络,迫血妄行,则尿血;湿热久恋,煎熬尿浊结成砂石,则尿有砂石;膀胱湿热波及小腹、腰部,经气失调,则腰部、小腹胀痛;发热,口渴,舌红,苔黄腻,脉滑数,均为湿热内蕴之征。

辨证要点　本证属新病势急,以小便频急涩痛等与湿热症状共见为辨证的主要依据。

六、辨脏腑兼病证候

人体各脏腑之间,即脏与脏、脏与腑、腑与腑之间,是一个有机联系的整体。它们在生理上既分工又合作,共同完成各种复杂的生理功能,以维持生命活动的正常进行,因而在发生病变时,它们之间也会互相影响,或由脏及脏,或由脏及腑,或由腑及腑,或由腑及脏。凡两个或两个以上脏腑的病证并见者,称为脏腑兼病。

脏腑兼证,并不等于单个脏腑证候的简单相加,而是在病理上存在着内在联系和相互影响,如脏与脏之间的病变,可有生克乘侮的兼病关系;具有表里关系的脏腑之间,兼证较为常见;有的是在运行气血津液方面相互配合失常,有的则是在主消化、神志、生殖等功能方面不能协同作用等。因此,辨证时应当注意辨析脏腑之间有无先后、主次、因果、生克等关系,这样才能明确其病理机制,作出恰当的辨证施治。

脏腑兼证在临床上甚为多见,其证候也较为复杂。这里只重点介绍常见证型。

(一) 心肾不交证

概念　心肾的阴液亏虚,阳气偏亢,水火既济失调,以心烦、失眠、梦遗、耳鸣、腰酸等为主要表现的虚热证候。

临床表现　心烦,失眠多梦,惊悸健忘,头晕,耳鸣,腰膝酸软,梦遗,口咽干燥,五心烦热,潮热盗汗,尿黄便结,舌红少苔,脉细数。

主症分析　生理上心阳下降于肾,以温肾水;肾阴上济于心,以制心火。心肾相交,即水火既济。肾阴亏损,水不济火,不能上滋心阴,心火偏亢,扰动心神,故心烦,失眠,多梦,惊悸;肾阴亏虚,不能充养脑髓,则头晕,耳鸣,健忘;腰膝失养,则腰膝酸软;虚火内炽,相火扰动精室,则梦遗;阴虚阳亢,虚热内生,则口咽干燥,五心烦热,潮热盗汗;舌红少苔,脉细数,为阴虚火旺之征。

辨证要点　本证以心烦、失眠、梦遗、耳鸣、腰酸与阴虚内热症状共见为辨证的主要依据。

(二) 心肾阳虚证

概念　心肾的阳气虚衰,不能温煦,以心悸、水肿等为主要表现的虚寒证候。

临床表现　心悸怔忡,胸闷气喘,肢体浮肿,小便不利,唇甲青紫,腰膝酸冷,畏寒肢冷,神疲乏力,舌淡紫,苔白滑,脉弱。

主症分析　肾阳虚弱,不能温煦心阳,水气上犯凌心,以致心阳不振,心气鼓动乏力,故心悸怔忡,胸闷气喘;心阳温运无力,血行不畅而瘀滞,则唇甲青紫,舌质淡紫;肾阳不振,蒸腾气化无权,水液内停,泛溢肌肤,则肢体浮肿,小便不利;肾阳亏虚,不能温养腰膝,则腰膝酸冷;心肾阳虚,形体失于温养,脏腑功能衰退,则畏寒肢冷,神疲乏力;苔白滑,脉弱,为阳虚水湿内停之象。

辨证要点　本证以心悸、水肿与虚寒症状共见为辨证的主要依据。

(三) 心肺气虚证

概念　心肺两脏气虚,以咳喘、心悸、胸闷等为主要表现的虚弱证候。

临床表现　咳嗽,咳痰清稀,气短而喘,心悸,胸闷,动则尤甚,神疲乏力,声低懒言,自汗,面色淡白,舌淡,或唇舌淡紫,脉弱或结、代。

主症分析　肺气虚弱,失于宣降,肺气上逆,故咳嗽,气短而喘;肺虚不能输布津液,津液停聚为痰,故见咳痰清稀;心气虚弱,鼓动无力,则见心悸怔忡;宗气亏虚,气滞胸中,则胸闷;动则耗气,加重气虚程度,故活动后诸症加剧;肺气虚卫外不固,则自汗;气虚脏腑机能活动减弱,见神疲乏力,声低懒言,面色淡白;舌淡,脉弱或结代,为心肺气虚之征。

辨证要点　本证以咳喘、心悸、胸闷与气虚症状共见为辨证的主要依据。

（四）心脾气血虚证

概念　脾气亏虚，心血不足，以食少、腹胀、便溏、心悸、头晕、神疲等为主要表现的虚弱证候。简称心脾两虚证。

临床表现　食少，腹胀，便溏，心悸怔忡，失眠多梦，头晕健忘，或见皮下紫斑，女子月经量少色淡、淋漓不尽，神疲乏力，面色萎黄，舌淡嫩，脉弱。

主症分析　脾主运化，脾虚气弱，健运失职，水谷不化，故食少，腹胀，便溏；脾气亏损，气血生化不足，心血不足，心神不宁，则心悸怔忡，失眠多梦，头晕健忘；脾虚不能摄血，血不归经，则皮下出血而见紫斑，女子月经量少色淡，淋漓不尽；面色萎黄，神疲乏力，舌质淡嫩，脉弱，均为气血亏虚之征。

辨证要点　本证以食少腹胀、心悸失眠、慢性出血与气血亏虚的表现等为辨证的主要依据。

（五）心肝血虚证

概念　血液亏少，心肝失养，以心悸、多梦、眩晕、肢麻、经少及血虚症状为主要表现的证候。

临床表现　心悸怔忡，失眠多梦，健忘，头晕目眩，视物模糊，肢体麻木，震颤，女子月经量少色淡，甚则经闭，面白无华，爪甲不荣，舌质淡白，脉细。

主症分析　心血不足，心失所养，心神不宁，故见心悸怔忡，失眠多梦，健忘；肝血不足，头目失养，则头晕目眩，视物模糊，面白无华；爪甲、筋脉失于濡养，则肢体麻木，震颤，爪甲不荣；女子以血为本，心肝血虚，冲任失养，则月经量少色淡，甚则经闭；血虚舌脉失充，则舌淡白，脉细。

辨证要点　本证以心悸、多梦、眩晕、肢麻、经少等与血虚症状共见为辨证的主要依据。

（六）肺脾气虚证

概念　肺脾两脏气虚，肺失宣降，脾失健运，以咳嗽、气喘、咳痰、食少、腹胀、便溏等为主要表现的虚弱证候。

临床表现　久咳不止，气短而喘，咳痰清稀，食少，腹胀，便溏，面部虚浮，下肢微肿，声低懒言，神疲乏力，面白无华，舌淡，苔白滑，脉弱。

主症分析　肺气虚损，宣降失职，气逆于上，故咳嗽不已，气短而喘；肺虚不能输布水津，聚湿生痰，故咳痰清稀；脾气虚弱，健运失职，水谷不化，则食少，腹胀，便溏；脾虚不能运化水液，水气泛溢肌肤，则面部虚浮，下肢微肿；气虚全身脏腑功能活动减退，故声低懒言，神疲乏力；气虚运血无力，面部失养，则面白无华；舌淡苔白，脉弱，为气虚之征，苔滑乃痰湿内蕴肺脾之象。

辨证要点　本证以咳嗽、气喘、咳痰，食少、腹胀、便溏与气虚症状共见为辨证的主要依据。

（七）肺肾阴虚证

概念　肺肾阴液亏虚，虚热内扰，肺失清肃，以干咳少痰、腰酸、遗精等为主要表现的虚热证候。

临床表现　干咳无痰或痰少而黏，或痰中带血，或声音嘶哑，腰膝酸软，形体消瘦，口燥咽干，骨蒸潮热，盗汗颧红，男子遗精，女子经少，或崩漏，舌红少苔，脉细数。

主症分析　生理上肺肾两脏阴液相互滋润，金水相生。肺阴亏损，失于滋养，虚火扰动，肺失清肃，故干咳无痰或痰少而黏；损伤血络，则痰中带血；虚火熏灼，咽喉失润，则声音嘶哑；肾阴不足，腰膝失于滋养，则腰膝酸软；阴虚火旺，扰动精室，精关不固，则见男子遗精；阴精不足，精不化血,冲任空虚,见女子月经量少;虚火亢盛,迫血妄行,则见崩漏;肺肾阴亏,失于滋养,虚热内生,则形体消瘦,口燥咽干,骨蒸潮热,盗汗颧红;舌红少苔,脉细数,为阴虚内热之象。

辨证要点　本证以干咳少痰、腰酸、遗精等与虚热症状共见为辨证的主要依据。

(八) 肝火犯肺证

概念　肝火炽盛,上逆犯肺,肺失清肃,以胸胁灼痛、急躁、咳嗽阵作、痰黄或咳血等为主要表现的实热证候。

临床表现　胸胁灼痛,急躁易怒,头胀头晕,面红目赤,口苦口干,咳嗽阵作,痰黄稠黏,甚则咳血,舌红苔薄黄,脉弦数。

主症分析　生理上肝木主升发,肺金主肃降,肝肺二脏升降相应,则气机条畅。肝火炽盛,上逆犯肺,木火刑金,肺失清肃,肺气上逆,故咳嗽阵作;火热灼津炼液成痰,则痰黄稠黏;火灼肺络,迫血妄行,则为咳血;肝火内郁,经气不畅,则胸胁灼痛,急躁易怒;肝火上扰,气血上逆,则头胀头晕,面红目赤;热蒸胆气上逆,则口苦;口干,舌红苔薄黄,脉弦数,均为肝经实火内炽之征。

辨证要点　本证以胸胁灼痛、急躁、咳嗽阵作、痰黄或咳血等与实热症状共见为辨证的主要依据。

(九) 肝郁脾虚证

概念　肝失疏泄,脾失健运,以胸胁胀痛、情志抑郁、食少、腹胀、便溏等为主要表现的证候。

临床表现　胸胁胀满窜痛,善太息,情志抑郁,或急躁易怒,食少,腹胀,肠鸣矢气,便溏不爽,或腹痛欲泻、泻后痛减,或大便溏结不调,舌苔白,脉弦或缓。

主症分析　肝失疏泄,经气郁滞,故胸胁胀满窜痛;叹息可引气舒展,气郁得散,胀闷疼痛可减,故善太息;肝气郁滞不畅,见情志抑郁;肝气郁而化火,则急躁易怒;肝气横逆犯脾,脾气虚弱,运化失职,则食少腹胀;气滞湿阻,则肠鸣矢气,便溏不爽,或大便溏结不调;肝气犯脾,气机郁滞,故腹痛欲泻;泻后气机得以条畅,故腹痛暂得缓解;脉弦为肝郁之征,缓为脾虚之象。

辨证要点　本证以胁胀作痛、情志抑郁、食少、腹胀、便溏等为辨证的主要依据。

(十) 肝胃不和证

概念　肝气郁滞,胃失和降,以脘胁胀痛、嗳气吞酸、情志抑郁等为主要表现的证候。

临床表现　胃脘、胁肋胀满疼痛,走窜不定,嗳气呃逆,吞酸嘈杂,不思饮食,情志抑郁,善太息,或烦躁易怒,舌淡红或红,苔薄白或薄黄,脉弦或兼数。

主症分析　情志不畅,肝失疏泄,肝气横逆犯胃,胃气郁遏,故胃脘、胸胁胀满疼痛,走窜不定;胃气上逆而见嗳气、呃逆;木郁作酸,肝气犯胃,则吞酸嘈杂;胃不受纳,故不思饮食;肝失条达,则情志抑郁,善太息;气郁化火,肝性失柔,则烦躁易怒;舌淡红苔薄白,脉弦,为肝气郁结之象;若气郁化火,则见舌红苔薄黄,脉弦数。

辨证要点　本证以脘胁胀痛、嗳气、吞酸、情志抑郁等为辨证的主要依据。

(十一) 肝肾阴虚证

概念　肝肾阴液亏虚,虚热内扰,以腰酸胁痛、眩晕耳鸣、遗精等为主要表现的虚热证候。

临床表现　腰膝酸软,胁肋隐痛,头晕目眩,耳鸣健忘,失眠多梦,口燥咽干,五心烦热,盗汗颧红,男子遗精,女子经少,舌红少苔,脉细数。

主症分析　肝肾阴虚,腰膝胁肋失于濡润,经气不利,故腰膝酸软,胁肋隐痛;肝肾阴亏,水不涵木,肝阳上扰,则头晕目眩;肝肾阴亏,不能荣养清窍髓海,则耳鸣健忘;虚火上扰,心神不宁,故失眠多梦;肝肾阴亏,相火妄动,扰动精室,精关不固,则男子遗精;肝肾阴亏,冲任失充,则女子月经量少;阴虚失润,虚热内炽,则口燥咽干,五心烦热,盗汗颧红,舌红少苔,脉细数。

辨证要点　本证以腰酸胁痛、眩晕耳鸣、遗精等与虚热症状共见为辨证的主要依据。

■ (十二) 脾肾阳虚证

概念　脾肾阳气亏虚,温化失权,虚寒内生,以腰腹冷痛、泄泻、水肿等为主要表现的虚寒证候。

临床表现　腰膝、腹部冷痛,久泄久痢,或五更泄泻,完谷不化,或全身水肿,小便不利,畏寒肢冷,面色㿠白,舌淡胖,苔白滑,脉沉迟无力。

主症分析　脾肾阳虚,阴寒内生,气机凝滞,腰膝、腹部失于温养,故腰腹冷痛;阳虚,脾主运化及肾司二便功能失职,则见久泄久痢,完谷不化;五更时分,阴气盛而阳未复,命门火衰,阴寒凝滞,故腹痛泄泻;脾肾阳虚,不能温运水液,水液泛溢,则全身水肿,小便不利;阳虚不能温煦全身,则畏寒肢冷;阳虚失于温运,水气内停,故见面色㿠白,舌淡胖,苔白滑,脉沉迟无力。

辨证要点　本证以腰腹冷痛、泄泻、水肿等与虚寒症状共见为辨证的主要依据。

■ (十三) 食滞胃肠证

概念　饮食停积胃肠,以脘腹痞胀疼痛、呕泻酸馊腐臭等为主要表现的证候。

临床表现　脘腹胀满疼痛拒按,厌食,嗳腐吞酸,呕吐酸馊食物,吐后胀痛得减,泻下不爽,或肠鸣,矢气臭如败卵,大便酸腐臭秽,舌苔厚腻,脉滑或沉实。

主症分析　胃肠主受纳、传化水谷,以通降为顺。暴饮暴食,或饮食不慎,食滞胃脘,气失和降,阻滞不通,则胃脘胀满疼痛拒按;食积于胃,腐熟不及,则拒于受纳,故厌食;胃中腐浊之气夹未消化食物上逆,则嗳腐吞酸,或呕吐酸馊食物;吐后宿食排出,故胀痛得减;食滞肠道,阻塞气机,则腹部胀满疼痛拒按,泻下不爽,肠鸣,矢气多而臭如败卵;腐败食物下注,则大便酸腐秽臭;胃肠秽浊之气上蒸,则舌苔厚腻;脉滑或沉实,为食积之象。

辨证要点　本证多有伤食病史,以脘腹痞胀疼痛、呕泻酸馊腐臭等为辨证的主要依据。

第2节　六经辨证

六经辨证是由东汉·张仲景根据伤寒病的证候特点和传变规律总结出来的一种辨证方法。六经,指太阳、阳明、少阳、太阴、少阴和厥阴。六经辨证,就是将外感病过程中所出现的各种证候,综合归纳为太阳病证、阳明病证、少阳病证、太阴病证、少阴病证和厥阴病证等六类证候,用来阐述外感病不同阶段的病理特点,并指导临床治疗。

六经病证的临床表现,以经络、脏腑病变为其病理基础,其中三阳病证以六腑的病变为基础,三阴病证以五脏的病变为基础。

一、辨六经病证候

■ (一) 太阳病证

太阳主表,经脉循行项背。太阳之腑为膀胱。风寒侵袭人体,多先伤及体表,正邪抗争于表所表现的证候,即为太阳经证,经证有中风、伤寒之分,是外感风寒致病的初起阶段;若太阳经证不愈,病邪可循经入腑,而出现太阳腑证,腑证有蓄水、蓄血之分。

1. 太阳经证

概念　指风寒之邪侵犯人体肌表,正邪抗争,营卫失和,以恶寒、脉浮、头痛等为主要表现的证候。

临床表现　恶风寒,头项强痛,脉浮。

主症分析　风寒束表,卫阳被遏,肌表失于温煦,故恶风寒;足太阳经脉自头项下行于背部,太阳经经气不利,则头项强痛;正邪抗争于表,脉气鼓动于外,故脉浮。

由于患者感受邪气之不同、体质的差异,太阳经证又有太阳中风证和太阳伤寒证之别。

（1）太阳中风证

概念　指风邪为主的风寒之邪侵袭太阳经脉,以发热、恶风、汗出、脉浮缓等为主要表现的证候。

临床表现　发热,恶风,汗出,脉浮缓,或鼻鸣,干呕。

主症分析　风寒外邪以风邪为主侵犯太阳经,卫气受邪,与邪相争则发热;风性开泄,以致卫外不固则汗出;肌腠疏松则恶风;若外邪侵及肺胃,肺气失宣则鼻鸣,胃气失降则干呕。

辨证要点　本证以恶风、汗出、脉浮缓为辨证依据。

（2）太阳伤寒证

概念　指以寒邪为主的风寒之邪侵犯太阳经脉,以恶寒、发热、无汗、头身疼痛、脉浮紧等为主要表现的证候。

临床表现　恶寒,发热,头项强痛,身体疼痛,无汗,脉浮紧,或气喘。

主症分析　风寒外邪以寒邪为主侵犯太阳之表,卫阳被遏,肌肤失于温煦,则见恶寒;寒邪郁表,卫阳奋起抗邪,正邪交争,故发热;寒性收引,经脉拘急,筋骨失于温养,故头身疼痛;寒性凝滞,玄府不开,故无汗;寒邪袭表,脉气鼓动于外,脉管拘急,故脉浮紧;寒邪束表,肺气失宣,则气喘。

辨证要点　本证以恶寒、无汗、头身痛、脉浮紧为辨证依据。

2. 太阳腑证

太阳经证不解,病邪由太阳之表内传膀胱腑所表现的证候。根据病机之不同,又分为太阳蓄水证和太阳蓄血证。

（1）太阳蓄水证

概念　指太阳经证不解,邪与水结,膀胱气化不利,水液停蓄,以发热恶寒、小便不利等为主要表现的证候。

临床表现　发热恶寒,小便不利,小腹满,口渴,饮入即吐,脉浮。

主症分析　太阳经证不解,故见发热、恶寒、脉浮等表证;邪热内传膀胱,气化失职,水液停蓄,故见小便不利,小腹满;水停而气不化津,津液不能上承,故口渴;饮多则水停于胃,胃失和降,可见饮入即吐。

辨证要点　本证以太阳经证与小便不利、小腹满并见为辨证依据。

（2）太阳蓄血证

概念　指太阳经证不解,邪热传里,与血相结于少腹,以少腹急结或硬满、大便色黑等为主要表现的证候。

临床表现　少腹急结或硬满,小便自利,如狂或发狂,善忘,大便色黑如漆,脉沉涩或沉结。

主症分析　太阳经证失治,邪热随经内传,与血相结,瘀热结于下焦,故见少腹急结或硬满;瘀热内结,上扰心神,故见神志错乱如狂,或发狂,善忘;病在血分,未影响膀胱气化功能,故小便自利;瘀血下行,随大便而出,则大便色黑如漆;脉沉涩或沉结,是因瘀热阻滞,脉气不利所致。

辨证要点　本证以少腹急结、小便自利、大便色黑等为辨证依据。

(二) 阳明病证

指伤寒病发展过程中,阳热亢盛,胃肠燥热所表现的证候,又可分为阳明经证和阳明腑证。

1. 阳明经证

概念　指邪热亢盛,充斥阳明,弥漫全身,肠中尚无燥屎,以高热、汗出、口渴、脉洪等为主要表现的证候。

> 阳明为多气多血之经,阳气旺盛,邪入阳明最易化燥化热。阳明病证为邪正斗争的极期阶段,属里实热证。
> 链接

临床表现　身大热,不恶寒,反恶热,汗大出,大渴引饮,心烦躁扰,面赤,气粗,苔黄燥,脉洪大。

主症分析　里热炽盛,弥漫全身,蒸腾于外,故见身大热,不恶寒,反恶热;邪热炽盛,迫津外泄,故汗大出;热盛伤津,且汗出复伤津液,故大渴引饮;邪热上扰,心神不宁,则见烦躁;气血涌盛于面,故面赤;热迫于肺,呼吸不利,故气粗;脉洪大有力,苔黄燥,为阳明里热炽盛之象。

辨证要点　本证以大热、大汗、大渴、脉洪大为辨证要点。

2. 阳明腑证

概念　指邪热内盛,与肠中糟粕相搏,燥屎内结,以潮热汗出,腹满痛,便秘,脉沉实等为主要表现的证候。

临床表现　日晡潮热,手足濈然汗出,脐腹胀满疼痛,拒按,大便秘结,甚则神昏谵语,狂躁不得眠,舌苔黄厚干燥,或起芒刺,甚至苔焦黑燥裂,脉沉实或滑数。

主症分析　阳明经气旺于日晡,四肢禀气于阳明,肠腑实热弥漫,故日晡潮热,手足濈然汗出;邪热与糟粕结于肠中,腑气不通,故脐腹胀满而痛,大便秘结;邪热上扰心神,则见神昏谵语,甚则狂乱不安;苔黄厚干燥有芒刺,或焦黑燥裂,为燥热内结之象;邪热亢盛,有形之邪阻滞,脉气不利,故脉沉而有力,若邪热迫急则脉滑数。

辨证要点　本证以潮热汗出,腹满痛,便秘,脉沉实等为辨证要点。

(三) 少阳病证

概念　指邪犯少阳胆腑,枢机不运,经气不利,以寒热往来,胸胁苦满等为主要表现的证候。

临床表现　口苦,咽干,目眩,寒热往来,胸胁苦满,默默不欲饮食,心烦,欲呕,脉弦。

主症分析　邪在少阳半表半里,出表与阳争,正胜则发热;入里与阴争,邪胜则恶寒,邪正相争,故见寒热往来;胆热扰心则心烦,上炎则口苦,灼津则咽干,上扰清窍则头目晕眩;邪郁少阳,经气不利,故胸胁苦满;邪热扰胃,胃失和降,则见默默不欲饮食,欲呕;脉弦为肝胆病征。

辨证要点　本证以寒热往来、胸胁苦满等为辨证依据。

(四) 太阴病证

概念　指脾阳虚弱,寒湿内生,以腹满而痛,不欲食,腹泻等为主要表现的虚寒证候。

太阴病证可由寒湿之邪直接侵犯脾胃而成,亦可因三阳病治疗失当,损伤脾阳所致。太阴病为三阴病之轻浅阶段,属于里虚寒证。

临床表现　腹满而吐,食不下,下利,口不渴,时腹自痛,四肢欠温,脉沉缓或弱。

主症分析　脾阳虚弱,寒湿内生,气机阻滞,故腹满时痛;脾失健运则食不下;寒湿下注则大便泄泻;寒湿犯胃,胃失和降,故见呕吐;阳虚不能温煦,故四肢欠温;脾阳虚弱,鼓动无力,故脉沉缓或弱。

辨证要点　本证以腹满时痛、腹泻等虚寒表现为辨证要点。

（五）少阴病证

指伤寒病变后期,全身阴阳衰惫所表现的证候。少阴病证的病位主要在心肾。病性从阴化寒则为少阴寒化证;从阳化热则为少阴热化证。

1. 少阴寒化证

概念　指心肾阳气虚衰,阴寒独盛,病性从阴化寒,以畏寒肢凉、下利清谷等为主要表现的虚寒证候。

临床表现　畏寒,但欲寐,四肢厥冷,下利清谷,呕不能食,或食入即吐,或身热反不恶寒,甚至面赤,脉微细。

主症分析　心肾阳虚,失于温养,故见畏寒,嗜睡,四肢厥冷;阳虚无力鼓动脉气,则脉微细;肾阳虚,火不暖土,脾胃纳运、升降失职,故下利清谷,呕不能食,或食入即吐;若阴盛格阳,则见自觉身热反不恶寒,面赤。

辨证要点　本证以畏寒肢厥、下利清谷、脉微细等为辨证依据。

2. 少阴热化证

概念　指心肾阴虚阳亢,病性从阳化热,以心烦不寐,舌尖红,脉细数等为主要表现的虚热证候。

临床表现　心烦不得眠,口燥咽干,舌尖红,脉细数。

主症分析　邪入少阴,水不济火,心火独亢,侵扰心神,故心烦不得眠;阴虚失润,则口燥咽干;阴虚而阳热亢盛,故舌尖红,脉细数。

辨证要点　本证以心烦不得眠,以及阴虚证候为辨证依据。

（六）厥阴病证

概念　指伤寒病发展传变的较后阶段,表现为阴阳对峙、寒热错杂的证候。

临床表现　消渴,气上撞心,心中疼热,饥而不欲食,食则吐蛔。

> **链接**
> 厥阴病为六经之末,多由他经传变而成,其基本病理变化为上热下寒。

主症分析　邪入厥阴,心包之火炎上则上热;热灼津伤,故消渴饮水。厥阴之脉夹胃,火性炎上,肝气上逆,故见气上撞心,心中疼热。又因下焦有寒,脾失健运,更因肝木乘犯,故饥不欲食,强食则吐,内有蛔虫者,常可吐出蛔虫。

辨证要点　本证以消渴、心中疼热、饥不欲食为辨证依据。

二、六经病证的传变

六经病证可以相互传变,从而表现为传经、直中、合病、并病等。

病邪自外侵入,逐渐向里发展,由某一经病证转变为另一经病证,称为"传经"。其中若按伤寒六经的顺序相传者,即太阳病证→阳明病证→少阳病证→太阴病证→少阴病证→厥阴病证,称为"循经传";若是隔一经或两经以上相传者,称为"越经传";若相互表里的两经相传者,称为

"表里传",如太阳病传少阴病等。

因少阳位于表里之间,太阳病证→少阳病证→阳明病证→太阴病证→少阴病证→厥阴病证,亦为"循经传"。

伤寒初起病邪不从三阳经传入,直入三阴者,称为"直中"。

伤寒病不经过传变,两经或三经同时出现的病证,称为"合病",如太阳阳明合病、太阳太阴合病等。

伤寒病一经病证未罢,又见他经病证者,称为"并病",如太阳少阴并病,太阴少阴并病等。

第3节 卫气营血辨证

卫气营血辨证,是清·叶天士创立的一种适用于外感温热病的辨证方法。将外感温热病发展过程中不同病理阶段所反映的证候,分为卫分证、气分证、营分证、血分证四类,用以说明病位的浅深、病情的轻重和传变的规律,并指导临床治疗。

卫气营血辨证就其病位及层次、病变发展趋势而言,卫分证主表,邪在肺与皮毛,为外感温热病的开始阶段;气分证主里,病在胸、膈、胃、肠、胆等脏腑,为邪正斗争的亢盛期;营分证为邪热陷入心营,病在心与心包络,病情深重;血分证则为病变的后期,邪热已深入心、肝、肾等脏,重在耗血、动血,病情更为严重。

一、辨卫气营血证候

(一) 卫分证

概念 指温热病邪侵袭肤表,卫气功能失调,肺失宣降,以发热、微恶风寒、脉浮数等为主要表现的表热证候。

临床表现 发热,微恶风寒,少汗,头痛,口干微渴,舌边尖红,苔薄黄,脉浮数,或有咳嗽、咽喉肿痛。

主症分析 温热之邪侵及卫表,卫气被遏不能布达于外,故发热,微恶风寒;卫阳与温热邪气郁蒸,故多发热重而恶寒轻。温邪上犯,肺气上逆,则咳嗽;温邪上灼咽喉,气血壅滞,故咽喉红肿疼痛;上扰清窍,则头痛;邪在肺卫之表,津伤不重,故口干微渴;舌边尖红,苔薄黄,脉浮数,为热在卫表的征象。

辨证要点 本证以发热而微恶风寒、舌边尖红、脉浮数等为辨证要点。

(二) 气分证

概念 指温热病邪内传脏腑,阳热亢盛所表现的里实热证候。根据邪热侵犯肺、胸膈、胃、肠、胆等脏腑的不同,而兼有不同的表现。

临床表现 壮热口渴,汗出,心烦,尿赤,舌红,苔黄,脉数有力。或兼咳喘胸痛,咳痰黄稠;或兼心烦懊憹,坐卧不安;或兼潮热,腹胀痛拒按,或时有谵语、狂乱,大便秘结或热结旁流,苔黄燥,甚则焦黑起刺,脉沉实;或见口苦,胁痛,心烦,干呕,脉弦数等。

主症分析 温热邪气内传,邪正剧争,里热炽盛,故壮热;热灼津伤,则口渴,尿赤,苔黄;热扰心神,则心烦;热盛血涌,则舌红,脉数有力。

若邪热在肺,肺失肃降,肺气不利,则见咳喘胸痛,咳痰黄稠。

若热扰胸膈,心神不宁,则心烦懊侬,坐卧不安。

若热结肠道,腑气不通,则见日晡潮热,腹部胀痛拒按。邪热与燥屎相结,浊气上扰心神,则谵语、狂乱;燥屎结于肠中,邪热迫津从旁而下,则下利稀水,秽臭不堪,此即"热结旁流";实热内炽,燔灼津液,故苔黄而干燥,甚或焦黑起刺,脉沉实。

若热郁胆经,胆气上逆,则口苦;经气不利,故胁痛;扰心则烦;胆热犯胃,胃失和降,故干呕;脉弦数为胆经有热之象。

辨证要点　气分证以发热不恶寒、舌红苔黄、脉数有力为辨证要点。

（三）营分证

概念　指温热病邪内陷,营阴受损,心神被扰,以身热夜甚、心烦不寐、斑疹隐隐、舌绛等为主要表现的证候。

> 营分证是温热病发展过程中较为深重的阶段。可由气分证不解,邪热传入营分,或由卫分证直接传入营分而成,称为"逆传心包";亦有营阴素亏,初感温热邪盛,来势凶猛,发病急骤,起病即见营分证者。
> **链接**

临床表现　身热夜甚,口不甚渴或不渴,心烦不寐,甚或神昏谵语,斑疹隐隐,舌质红绛无苔,脉细数。

主症分析　邪热入营,灼伤营阴,阴虚则身热夜甚;邪热蒸腾营阴上润口腔,故口不甚渴,或不渴;邪热深入营分,侵扰心神,故见心烦不寐,神昏谵语;热伤血络,则见斑疹隐隐;舌质红绛无苔,脉细数,为热灼阴伤之象。

辨证要点　本证以身热夜甚、心烦不寐、舌绛、脉细数等为辨证要点。

（四）血分证

概念　指温热病邪深入血分,耗血、伤阴、动血、动风,以发热、谵语神昏、抽搐或手足蠕动、斑疹、吐衄、舌质深绛等为主要表现的证候。

临床表现　身热夜甚,躁扰不宁,甚或谵语神昏,斑疹显露、色紫黑,吐血、衄血、便血、尿血,舌质深绛,脉细数;或抽搐,颈项强直,角弓反张,目睛上视,牙关紧闭,脉弦数;或见手足蠕动、瘛疭等;或持续低热,暮热早凉,五心烦热,神疲欲眠,耳聋,形瘦,脉虚细。

主症分析　邪热入血,灼伤阴血,阴虚内热,夜间阳入于阴,故身热夜甚;血热内扰心神,故躁扰不宁,甚或谵语神昏。

> 血分证是温热病发展过程中最为深重的阶段,病变主要累及心、肝、肾三脏。主要表现为热盛动血、热盛动风、热盛伤阴三大类型。
> **链接**

邪热迫血妄行,则有吐血、衄血、便血、尿血等出血诸症;邪灼津伤,血行壅滞,故斑疹紫黑,舌质深绛,脉细数。

若血分热炽,燔灼肝经,筋脉挛急,则见抽搐、颈项强直、角弓反张、目睛上视、牙关紧闭等动风诸症。若肝阴不足,筋失所养,则见手足蠕动、瘛疭等虚风内动之象。

若邪热久羁,劫夺肝肾之阴,阴虚内热,则见低热,或暮热早凉,五心烦热;阴津不能上承,故口干咽燥,舌红少津;肾阴亏耗,耳窍失养故耳聋,神失所养则神疲欲眠,形体失养则体瘦,脉虚细,为精血不充之象。

辨证要点　本证以身热夜甚、谵语神昏、抽搐或手足蠕动、斑疹、吐衄、舌质深绛、脉细数等为辨证要点。

二、卫气营血证的传变

温热病的整个发展过程,实际上就是卫气营血证候的转变过程。卫气营血证候的传变秩序,一般有顺传和逆传两种形式。

顺传指病变多从卫分开始,依次传入气分、营分、血分。它反映了温热病发展演变的一般规律。

逆传指邪入卫分后,不经过气分阶段而直接深入营、血分,病情更加急剧、重笃。

此外,由于病邪和机体反应的特殊性,温病的传变也有不按上述规律传变者。如发病之初无卫分证,而径见气分证或营分证;卫分证未罢,又兼气分证,而致"卫气同病";气分证尚存,又出现营分证或血分证,称"气营两燔"或"气血两燔"。

第4节　三焦辨证

三焦辨证,是清·吴鞠通在《温病条辨》中对外感温热病进行辨证的一种方法。

上焦病证主要包括手太阴肺和手厥阴心包的病变,中焦病证主要包括手阳明大肠、足阳明胃和足太阴脾的病变,下焦病证主要包括足少阴肾和足厥阴肝的病变。

手太阴肺的证候多为温病的初起阶段;脾胃同属中焦,阳明主燥,太阴主湿,邪入阳明从燥化,多呈现里热燥实证;邪入太阴从湿化,多为湿温病证;下焦病证多为肝肾阴虚之候,属温病的末期阶段。

一、辨三焦病证候

（一）上焦病证

概念　指温热之邪侵袭手太阴肺和手厥阴心包,以发热汗出,咳嗽气喘,或谵语神昏等为主要表现的证候。

临床表现　发热,微恶风寒,头痛,汗出,口渴,咳嗽,舌边尖红,脉浮数;或见但热不寒,咳嗽,气喘,口渴,苔黄,脉数。甚则高热,大汗,谵语神昏或昏愦不语,舌謇肢厥,舌质红绛。

主症分析　温热之邪犯表,卫气失和,肺气失宣,故见发热、微恶风寒、咳嗽、舌边尖红、脉浮数等症;温邪上扰清窍则头痛,伤津则口渴,迫津外泄则汗出。

邪热入里,则身热不恶寒;邪热壅肺,肺失肃降而上逆,则见咳嗽气喘;口渴、苔黄、脉数均为邪热内盛之征。

若肺经之邪不解,病情严重时,温热之邪可逆传心包。邪陷心包,热扰心神甚或热闭心神,则见谵语神昏,或昏愦不语,舌謇;里热炽盛,蒸腾于外,故见高热,大汗;阳热内郁,不达四肢,故肢厥;灼伤营阴,则舌质红绛。

辨证要点　本证以发热汗出、咳嗽气喘、或谵语神昏等为辨证的主要依据。

（二）中焦病证

概念　指温热之邪侵袭中焦脾胃,邪从燥化和邪从湿化,以发热口渴、腹满便秘,或身热不扬、呕恶脘痞、便溏等为主要表现的证候。

临床表现　身热面赤,呼吸气粗,腹满,便秘,神昏谵语,渴欲饮冷,口干唇裂,小便短赤,苔黄燥或焦黑起刺,脉沉实有力。或身热不扬,头身重痛,胸脘痞闷,泛恶欲呕,大便不爽或溏泄,舌苔黄腻,脉濡数。

　　主症分析　邪入阳明从燥化,热炽津伤,胃肠失润,燥屎内结,故见腹满、便秘;邪热蒸腾,则身热面赤、呼吸气粗;热扰心神,故见神昏谵语;灼津耗液,则见渴欲饮冷、口干唇裂、小便短赤;苔黄燥或焦黑起刺,脉沉实有力,为燥热内结,津液被劫之征。

　　邪入太阴从湿化,湿热郁阻中焦,脾失健运,胃失和降,故见胸脘痞闷、泛恶欲呕、大便不爽或溏泄;湿遏热伏,郁于肌腠,故身热不扬;湿性重着,湿热郁阻,气机不畅,故头身重痛;苔黄腻,脉濡数,为湿热内蕴之象。

　　辨证要点　本证以发热口渴、腹满便秘,或身热不扬、呕恶脘痞、便溏等为辨证的主要依据。

(三) 下焦病证

　　概念　温热之邪犯及下焦,劫夺肝肾之阴,以身热颧红、手足蠕动或瘛疭、舌绛苔少等为主要表现的证候。

　　临床表现　身热颧红,手足心热,口燥咽干,神倦,耳聋。或见手足蠕动、瘛疭,心中憺憺大动,舌绛苔少,脉细数或虚大。

　　主症分析　温病后期,邪传下焦,损及肝肾之阴。肾阴亏耗,耳失充养,故耳聋;神失阴精充养,故神疲;阴亏不能制阳,虚热内生,则见口燥咽干,手足心热,舌绛苔少,脉虚大;热邪久羁,真阴被灼,水亏木旺,筋失所养,虚风内扰,以致出现手足蠕动,甚或瘛疭,心中憺憺大动等症。

　　辨证要点　本证以身热颧红、手足蠕动或瘛疭、舌绛苔少等为辨证的主要依据。

二、三焦病证的传变

　　三焦病证多由上焦手太阴肺经开始,传入中焦,进而传入下焦,此为"顺传",标志着病情由浅入深,由轻到重的病理进程。若病邪从肺卫而传入心包者,称为"逆传",说明邪热炽盛,病情重笃。

　　三焦病证自上而下的传变,是一般的规律。临床亦有上焦病证未罢而又见中焦病证者,或自上焦而径传下焦者,或起病即见下焦病证者;还有两焦病证错综互见和病邪弥漫三焦者。因此,对三焦病证的判断,应根据临床资料,全面分析。

小结

　　病位辨证主要包括脏腑辨证、六经辨证、卫气营血辨证和三焦辨证等。

　　各种辨证方法有其特定的适用范围,须根据临床病证的性质特点加以选择。一般内伤杂病多选择脏腑辨证。脏腑辨证在认识脏腑生理功能及病理特点的基础上,对疾病所反映的临床症状和体征进行分析,判断病位、辨别病性。它重视脏腑气血阴阳变化,重视各脏腑之间在生理病理上的相互影响,是临床辨证的基本方法,是其他各种辨证方法的基础和前提。

　　外感疾病当选择六经辨证、卫气营血辨证和三焦辨证,在具体应用时还有所侧重,一般伤寒用六经辨证,其重点在于分析外感风寒所引起的病理变化及其传变规律。温病用卫气营血和三焦辨证,前者借用卫、气、营、血生理概念,将温热之邪侵袭人体分为由浅入深传变的四个阶段;后者依据三焦所属部位的概念,阐明温热病发展过程中不同阶段的病理变化。

目 标 检 测

一、解释题

1. 心阳虚脱　2. 心脉痹阻　3. 痰火扰神　4. 燥邪犯肺　5. 风水相搏　6. 脾虚气陷　7. 脾不统血
8. 肝阳上亢　9. 胆郁痰扰　10. 肾精不足　11. 肾气不固　12. 肾不纳气　13. 心肾不交　14. 太阳
中风　15. 太阳伤寒　16. 阳明经证　17. 阳明腑证　18. 直中　19. 合病　20. 并病　21. 逆传

二、问答题

1. 试述脏腑辨证的基本方法。
2. 试述心火亢盛证的临床表现。
3. 试述引起心脉痹阻证的常见原因及其各自的证候特点。
4. 试述风水相搏证的临床表现。
5. 试述大肠湿热证的临床表现。
6. 试述肝郁气滞证的临床表现。
7. 试述胆郁痰扰证的临床表现。
8. 试述肾气不固证的临床表现。
9. 试述肾不纳气证的临床表现。
10. 试述膀胱湿热证的临床表现。
11. 试述心肾不交证的临床表现。
12. 试述心脾气血虚证的临床表现。
13. 试述肝火犯肺证的临床表现。
14. 试述脾肾阳虚证的临床表现。
15. 试述食滞胃肠证的临床表现。
16. 试述心血虚证与心阴虚证的临床表现有何异同。
17. 试述心气虚证、心阳虚证与心阳虚脱证的临床表现有何异同。
18. 试述心阴虚证与心火亢盛证的临床表现有何异同。
19. 试述痰蒙心神证与痰火扰神证的临床表现有何异同。
20. 试述风寒犯肺证与风热犯肺证的临床表现有何异同。
21. 试述燥邪犯肺证与肺阴虚证的临床表现有何异同。
22. 试述风热犯肺证与肺热炽盛证的临床表现有何异同。
23. 试述肺热炽盛证与痰热蕴肺证的临床表现有何异同。
24. 试述脾气虚证与脾阳虚证的临床表现有何异同。
25. 试述脾阳虚证与寒湿困脾证的临床表现有何异同。
26. 试述寒湿困脾证与湿热蕴脾证的临床表现有何异同。
27. 试述胃阴虚证与胃热炽盛证的临床表现有何异同。
28. 试述肝血虚证与肝阴虚证的临床表现有何异同。
29. 试述肝火炽盛证与肝阳上亢证的临床表现有何异同。
30. 试述肝风内动四证的临床表现有何异同。
31. 试述肝胆湿热证与湿热蕴脾证的临床表现有何异同。
32. 试述肾阴虚证与肾精不足证的临床表现有何异同。
33. 试述太阳中风证与太阳伤寒证的临床表现。
34. 试述少阴病证的病位及其分类。
35. 试述六经辨证循经传的顺序。
36. 试述气分证的辨证要点。
37. 试述中焦病证的辨证要点。
38. 试述卫气营血病证的逆传与三焦病证的逆传有何区别。

《中医学基础》教学大纲

教学要求	教学内容

绪论

1. 掌握中医学的基本特点。
2. 了解中医学理论体系的形成和发展。

1. 中医学理论体系的形成和发展
2. 中医学的基本特点：整体观念、辨证论治

上篇 中医基础理论

第1章 中医学的哲学基础

1. 掌握阴阳的基本概念和阴阳学说的基本内容。
2. 掌握五行的基本概念和五行学说的基本内容。
3. 理解阴阳学说和五行学说在中医学中的应用。

第1节 阴阳学说
  概说：阴阳的基本概念
  1. 阴阳学说的基本内容
  2. 阴阳学说在中医学中的应用
第2节 五行学说
  概说：五行的基本概念
  1. 五行学说的基本内容
  2. 五行学说在中医学中的应用

第2章 藏象

1. 掌握藏象的基本概念。
2. 掌握五脏及六腑共同的功能特点。
3. 掌握五脏的主要功能。
4. 掌握六腑的主要功能。
5. 掌握脑和女子胞的主要功能。
6. 理解五脏和形体官窍之间的特定关系。
7. 理解脏与脏、腑与腑、脏与腑之间的生理联系。
8. 了解藏象学说的概念、形成和特点。
9. 了解奇恒之腑的概念。
10. 了解心包和命门学说。

概述
  1. 藏象的基本概念
  2. 中医学对内脏的分类：分为脏、腑和奇恒之腑
  3. 藏象学说的形成和特点
第1节 五脏
  一、心
    1. 心的主要功能：主血；藏神
    2. 心与形体官窍的联系
    附：心包络
  二、肺
    1. 肺的主要功能：主气，通调水道，朝百脉、主治节
    2. 肺与形体官窍的联系
  三、脾
    1. 脾的主要功能：主运化；主统血
    2. 脾与形体官窍的联系
  四、肝
    1. 肝的主要功能：主疏泄；主藏血
    2. 肝与形体官窍的联系
  五、肾
    1. 肾的主要功能：藏精，主生长、发育与生殖；主水；主纳气；濡养、温煦其他脏腑
    2. 肾与形体官窍的联系
    附：命门
第2节 六腑
  1. 胆：贮存和排泄胆汁
  2. 胃：受纳、腐熟水谷；主通降
  3. 小肠：受盛化物；泌别清浊
  4. 大肠：传化糟粕
  5. 膀胱：贮尿和排尿
  6. 三焦：通行元气和津液；上、中、下三焦部位的划分及其各自的功能特点

教学要求	教学内容

	第3节 奇恒之腑
	本节只讨论脑和女子胞,其他如胆、脉、骨与髓已在前面相
	关内容中介绍
	  1. 脑:脑的主要功能;脑与五脏的关系
	  2. 女子胞:女子胞的主要功能;女子胞与脏腑经脉的关系
	第4节 脏腑之间的关系
	  1. 脏与脏的关系
	  2. 腑与腑的关系
	  3. 脏与腑的关系

第3章 气血津液
1. 掌握气的生理功能及分类,掌握元气、宗气、营气、
卫气的生成、分布与主要功能。
2. 掌握血的基本概念、生成、运行和生理功能。
3. 掌握津液的基本概念、生成、输布与排泄及其生理
功能。
4. 理解气、血、津液之间的关系。
5. 了解气的基本概念、气的生成、气机的概念及气运
动的基本形式。
	第1节 气
	  1. 气的基本概念
	  2. 气的生成
	  3. 气的运动
	  4. 气的功能:推动、温煦、防御、固摄、气化
	  5. 气的分类:元气、宗气、营气、卫气的生成、分布与主要功能
	第2节 血
	  1. 血的基本概念
	  2. 血的生成
	  3. 血的功能
	  4. 血的运行
	第3节 津液
	  1. 津液的基本概念
	  2. 津液的生成、输布与排泄
	  3. 津液的功能
	第4节 气、血、津液之间的关系
	  1. 气与血的关系
	  2. 气与津液的关系
	  3. 血与津液的关系

第4章 经络
1. 掌握经络的基本概念。
2. 掌握十二经脉的走向、交接、体表分布、表里关系、
流注次序。
3. 掌握经络的生理功能和奇经八脉的功能特点。
4. 熟悉经络系统的组成。
5. 了解十二经脉和奇经八脉的大体循行路线。
6. 了解经别、别络、经筋与皮部的概念、循行分布及功
能特点。
7. 了解经络学说在病理、诊断、治疗上的应用。
	概述:经络、经络学说的基本概念
	第1节 经络系统的组成
	  1. 经脉
	  2. 络脉
	第2节 经络的循行分布
	  1. 十二经脉的循行分布
	  2. 奇经八脉的循行分布
	  附:经别、别络、经筋、皮部的循行分布
	第3节 经络的生理功能
	  1. 经络的基本功能
	  2. 奇经八脉的功能特点
	  附:经别、别络、经筋、皮部的功能特点
	第4节 经络学说的临床应用
	  1. 阐释病理变化
	  2. 指导疾病的诊断
	  3. 指导疾病的治疗

第5章 病因 1. 掌握六淫的概念、六淫致病的一般特点、六淫各自 的性质与致病特点。 2. 掌握七情内伤的概念及致病特点。	概述:病因和病因学说的基本概念,中医探求病因的方法 第1节 外感病因 一、六淫

续表

教学要求	教学内容
3. 掌握痰饮、瘀血的基本概念、形成原因和致病特点。 4. 理解疠气的概念及其致病特点。 5. 了解饮食失宜、劳逸失当的致病特点。 6. 了解外伤病因的基本内容。	（一）六淫的概念及其致病的共同特点 （二）六淫各自的性质和致病特点 　　1. 风邪:风性轻扬开泄,善行而数变,主动,为百病之长 　　2. 寒邪:寒为阴邪,易伤阳气,凝滞,收引 　　3. 暑邪:暑性炎热,升散,多挟湿 　　4. 湿邪:湿性重浊,湿为阴邪,易阻遏气机,损伤阳气,黏滞,趋下 　　5. 燥邪:燥性干涩,易伤津液,易伤肺 　　6. 热(火)邪:炎热,易伤津耗气,易生风动血,易内扰心神,易致疮痈 　二、疠气 　　1. 疠气的基本概念 　　2. 疠气的致病特点(传染性强,易于流行;发病急骤,病情较重;症状相似) 第2节　内伤病因 　　1. 七情内伤:七情内伤的基本概念;七情内伤的致病特点 　　2. 饮食失宜:饥饱失常;饮食不洁;饮食偏嗜 　　3. 劳逸失当:过劳;过逸 第3节　其他病因 　　1. 外伤病因 　　2. 继发病因:痰饮;瘀血
第6章　病机 1. 掌握发病的基本原理。 2. 掌握邪正盛衰对虚实变化和疾病转归的影响。 3. 掌握阴阳偏盛、偏衰、互损、格拒和亡失的基本病机。 4. 了解气血津液失常的基本病机。	第1节　发病机理 　　1. 正气不足是疾病发生的内在根据 　　2. 邪气侵犯是疾病发生的重要条件 第2节　病变机理 　　1. 邪正盛衰:邪正盛衰与虚实变化;邪正盛衰与疾病转归 　　2. 阴阳失调:阴阳偏盛;阴阳偏衰;阴阳互损;阴阳格拒;阴阳亡失 　　3. 气血津液失常:气的失常;血的失常;津液代谢失常;气血津液关系失常
第7章　防治原则 1. 掌握预防的基本原则。 2. 掌握治病求本、扶正祛邪、标本先后、正治反治、调整阴阳和因人因地因时制宜等治则。	第1节　预防原则 　　1. 未病先防:增强正气,提高机体抗邪能力;外避病邪,防止邪气侵害 　　2. 既病防变:早期诊治;先安未受邪之地 第2节　治疗原则 　概说:治则的基本概念,治病求本 　　1. 扶正祛邪 　　2. 标本先后 　　3. 正治反治 　　4. 调整阴阳 　　5. 因人因地因时制宜

下篇　诊法辨证

第1章　概论 1. 理解诊法辨证的主要内容,诊法辨证的基本原理。 2. 知道诊法辨证的学习方法。	1. 诊法辨证的含义。 2. 诊法辨证的主要内容,包括诊法、辨证、病案,症、病、证的概念。 3. 诊法辨证的基本原理:司外揣内、见微知著、以常衡变。 4. 诊法辨证的学习方法。

教学要求	教学内容
第2章　问诊 1. 理解问诊的意义、内容、方法及注意事项。 2. 掌握主诉、常见现在症的表现及临床意义。	1. 问诊的意义、方法及注意事项。 2. 问诊的内容：一般情况、主诉、现病史、既往史、个人生活史、家族史的含义，询问的意义，询问的方法与要求。 3. 问现在症：问寒热、问汗、问疼痛、问头身胸腹、问耳目、问睡眠、问饮食口味、问二便、问经带、问小儿等的内容，常见症状的表现及临床意义。
第3章　望诊 1. 掌握望神、望色的基本内容和临床意义。 2. 掌握望舌的方法，正常舌象和病理舌象的表现和临床意义。 3. 理解望异常形体、姿态舌的形态结构、舌诊原理和舌象分析要点；望排出物、望小儿指纹的基本内容和临床意义。 4. 知道望诊诊断病证的原理，局部望诊的主要表现。	1. 望诊的概念，望诊的方法，望诊的原理。 2. 全身望诊： 望神：得神、少神、失神、假神、神乱的表现及其临床意义。 望色：正常色泽和病色的区别，五色主病。 望形：异常形体的表现及其临床意义。 望态：异常姿态的表现及其临床意义。 3. 局部望诊： 望头颈、五官、躯体、四肢、皮肤、下窍等异常表现及其临床意义。 4. 望排出物： 望排出物的原理和意义，注意事项，望排出物的内容及其临床意义。 5. 望小儿指纹： 望指纹的方法。 正常指纹。 指纹变化的临床意义。 6. 望舌： 舌的形态结构，舌诊原理，舌诊的方法和注意事项，正常舌象及其生理变异。 舌诊的内容：常见舌质（色、形、态）与舌苔（苔质、苔色）的特征与临床意义。 舌质与舌苔的综合分析。舌诊的临床意义。
第4章　闻诊 1. 掌握常见病变声音的一般规律、特点及意义。 2. 理解常见病体气味的特点和临床意义。 3. 知道正常声音的特点，病室气味所主的常见病证。	1. 听声音：正常声音。病变声音的临床意义。 2. 嗅气味：病体气味与病室气味的临床意义。
第5章　切诊 1. 掌握寸口诊脉的方法，正常脉象的特征，常见脉象的特征和临床意义，相兼脉的组合与主病规律。 2. 理解脉诊的原理，脉象的生理变异；知道妇人脉、小儿脉的特点。 3. 理解按诊的方法，按脘腹的内容和意义。 4. 知道按诊的意义，按胸胁、按肌肤、按手足、按腧穴的内容和临床意义。	1. 脉诊的原理，脉诊的意义。 2. 诊脉部位和方法。 3. 正常脉象：正常脉象的含义、特点和临床意义，脉象的生理变异。 4. 常见病脉及临床意义。（浮脉、沉脉、迟脉、数脉、虚脉、实脉、洪脉、细脉、滑脉、涩脉、弦脉、紧脉、缓脉、濡脉、弱脉、微脉、结脉、促脉、代脉等19种的脉象）。 5. 脉象类比与相兼。 6. 诊妇人脉和小儿脉。 7. 脉诊的临床运用及意义。 8. 按诊的方法、注意事项、临床意义。 9. 按诊的方法、内容与临床意义。
第6章　八纲辨证 1. 理解八纲、八纲辨证、八纲证候相兼、错杂、转化、真假等概念。 2. 掌握八纲基本证候的临床表现。 3. 理解证候分析。	1. 八纲、八纲辨证的概念与源流。 2. 表里辨证：表证、里证、半表半里证的概念、临床表现、证候分析、鉴别要点。 3. 寒热辨证：寒证、热证的概念、临床表现、证候分析、鉴别要点。

续表

教学要求	教学内容
	4. 虚实辨证:实证、虚证的概念、临床表现、证候分析、鉴别要点。 5. 阴阳辨证:阴证、阳证的概念、临床表现、证候分析、鉴别要点。 6. 八纲证候相兼、错杂、转化、真假的含义、辨证要点。 7. 八纲辨证的意义。
第7章　病性辨证 1. 知道病性、病性辨证的概念。 2. 掌握辨六淫证候、辨阴阳虚损证候、辨气血证候、辨津液证候常见证型的概念与临床表现。	1. 病性及病性辨证的概念。 2. 辨六淫证候:六淫证候的概念、临床表现、证候分析。 3. 辨阴阳虚损证候:阴阳虚损证候的概念、临床表现、证候分析。 4. 辨气血证候:气血证候的概念、临床表现、证候分析。 5. 辨津液证候:津液证候的概念、临床表现、证候分析。
第8章　病位辨证 1. 理解脏腑辨证的概念、意义、运用范畴。 2. 掌握脏腑辨证的基本方法;各脏腑证候的病变范围、常见症状、病机特点;各脏腑常见证的概念、临床表现及相关证的鉴别。 3. 解六经辨证、卫气营血辨证、三焦辨证、经络辨证的概念。 4. 知道各自的主要内容。	1. 脏腑辨证的概念、适用范围和意义,脏腑辨证的基本方法。 2. 心与小肠病辨证的病变范围、常见症状、病机特点;心与小肠病常见证的概念、临床表现、证候分析。 3. 肺与大肠病辨证的病变范围、常见症状、病机特点;肺与大肠病常见证的概念、临床表现、证候分析。 4. 脾与胃病辨证的病变范围、常见症状、病机特点;脾与胃病常见证的概念、临床表现、证候分析。 5. 肝与胆病辨证的病变范围、常见症状、病机特点;肝与胆病常见证的概念、临床表现、证候分析。 6. 肾与膀胱病辨证的病变范围、常见症状、病机特点;肾与膀胱病常见证的概念、临床表现、证候分析。 7. 脏腑兼证辨证的概念,常见脏腑兼证的概念、临床表现、证候分析。 8. 六经辨证的概念,六经各证候的概念、临床表现、证候分析,六经病证的传变。 9. 卫气营血辨证的概念,卫、气、营、血各证候的概念、临床表现、证候分析,卫气营血证候的传变。 10. 三焦辨证的概念,上焦、中焦、下焦各证候的概念、临床表现、证候分析,三焦病证的传变。

《中医学基础》课时分配

（总计 108 课时）

内容	课时		备注
绪论	1		
上篇　中医基础理论			
第1章　中医学的哲学基础	8		
第1节　阴阳学说		4	
第2节　五行学说		4	
第2章　藏象	14		
第1节　五脏		7	
第2节　六腑		2	
第3节　奇恒之腑		2	
第4节　脏腑之间的关系		2	
第3章　气血津液	8		
第1节　气		2	
第2节　血		2	
第3节　津液		2	
第4节　气、血、津液之间的关系		2	
第4章　经络	5		
第5章　病因	8		
第6章　病机	5		
第7章　防治原则	5		
第1节　预防原则		1	
第2节　治疗原则		4	
下篇　诊法辨证			
第1章　概论	1		
第2章　问诊	9		
第3章　望诊	12		包含见习课时2
第4章　闻诊	2		
第5章　切诊	6		包含见习课时1
第6章　八纲辨证	6		
第7章　病性辨证	6		
第8章　病位辨证	12		

使用说明：

1. 本大纲主要应用于中医药高职高专药学类各专业。

2. 各章节讲授顺序可据实际情况进行调整。

3. 讲授课时包括多媒体教学课时,见习课时包括实物教学课时。见习教学的内容可据各校实际进行适当安排。